U0300659

职业教育"十三五"规划教材

临床护理情境模拟演练

（第二版）

季兰芳　刘小玲　主编

化学工业出版社

·北京·

内 容 提 要

《临床护理情境模拟演练》(第二版)包括入院护理、晨间护理、压力性损伤防治、降温护理、管饲护理、用氧护理、排痰护理、排尿护理、排便护理、药物过敏试验及注射、静脉输液综合护理、静脉置管护理、静脉输血综合护理、过敏性休克抢救、急性肺水肿抢救配合、出院护理十六个部分。每个情境下设有若干护理场景,对操作前评估与解释、操作中指导和操作后的嘱咐用语及具体操作步骤均进行了详尽描述,并将相关的理论知识以链接的形式穿插在各个场景中。

本教材为具有丰富立体化资源的新形态教材。全书配有 76 个护理操作视频,各情境末尾附有测试题,均以二维码形式呈现,并有配套的"学生实践技能训练手册"。

《临床护理情境模拟演练》(第二版)可作为职业院校护理、助产、临床医学等专业对基础护理、综合护理技能学习与训练的教材及毕业实习指导用书,又可作为临床护理人员技能培训、考核与竞赛的参考书。

图书在版编目(CIP)数据

临床护理情境模拟演练/季兰芳,刘小玲主编. —2 版.
—北京:化学工业出版社,2020.7(2024.1重印)
职业教育"十三五"规划教材
ISBN 978-7-122-36707-5

Ⅰ.①临… Ⅱ.①季…②刘… Ⅲ.①护理学-高等
职业教育-教学参考资料 Ⅳ.①R47

中国版本图书馆 CIP 数据核字(2020)第 082187 号

责任编辑:章梦婕 李植峰   装帧设计:关 飞
责任校对:栾尚元

出版发行:化学工业出版社(北京市东城区青年湖南街 13 号 邮政编码 100011)
印   刷:北京云浩印刷有限责任公司
装   订:三河市振勇印装有限公司
787mm×1092mm 1/16 印张 16¼ 字数 455 千字 2024 年 1 月北京第 2 版第 4 次印刷

购书咨询:010-64518888   售后服务:010-64518899
网   址:http://www.cip.com.cn
凡购买本书,如有缺损质量问题,本社销售中心负责调换。

定   价:48.00 元
版权所有 违者必究

《临床护理情境模拟演练》（第二版）编写人员

主　编　季兰芳　刘小玲

副主编　范晓江　陈小萍　陈桂园

编　者　（以姓氏笔画为序）

于　倩（金华职业技术学院）

王亚萍（衢州市人民医院）

王丽华（金华职业技术学院）

方露燕（金华职业技术学院）

朱淑芸（绍兴职业技术学院）

刘小玲（泉州华光职业学院）

吴玉美（金华职业技术学院）

吴霞云（衢州市人民医院）

汪海英（浙江省永康卫生学校）

张亚当（金华市中心医院）

陈小萍（绍兴文理学院）

陈桂园（金华职业技术学院）

范晓江（衢州职业技术学院）

季兰芳（金华职业技术学院）

周佩艳（金华市人民医院）

周爱君（金华职业技术学院）

庞　璐（衢州市人民医院）

郑丹娟（金华市中心医院）

郑淑凤（金华市人民医院）

胡　莘（金华市人民医院）

饶　艳（衢州职业技术学院）

莫敏玲（上海市第六人民医院）

贾宝芳（衢州职业技术学院）

黄利全（金华职业技术学院）

颜喜梅（金华市中心医院）

潘惠英（金华职业技术学院）

前　言

《临床护理情境模拟演练》自 2012 年出版以来深受广大院校师生的青睐，并于 2017 年获评浙江省普通高校"十二五"优秀教材。《国家职业教育改革实施方案》倡导使用新型活页式、工作手册式教材并配套开发信息化资源。党的二十大报告提出"推进教育数字化"的目标要求。为树立以学习者为中心的教学理念，落实以实训为导向的教学改革，我们此次修订将其改版成为具有丰富教学化资源的立体化教材。全书配有 76 个护理操作视频，各情境末尾附有测试题，均以二维码形式呈现，同时配备"学生实践技能训练手册"。

《临床护理情境模拟演练》（第二版）为基于工作过程的理实一体化的任务驱动式教材。根据临床护理工作情境设置教学内容，全书设有：入院护理、晨间护理、压力性损伤防治、降温护理、管饲护理、用氧护理、排痰护理、排尿护理、排便护理、药物过敏试验及注射、静脉输液综合护理、静脉置管护理、静脉输血综合护理、过敏性休克抢救配合、急性肺水肿抢救配合、出院护理共十六个情境，每个情境下设有与本项护理相关的若干护理场景，并把相关的理论知识以链接的形式穿插在各个场景中。每个情境均以"学习目标"开篇，以临床案例作为"情景导入"，以解决病人的实际问题为主线，以临床真实的护理情境来展现"情境演练"过程，突出技能训练与语言沟通，便于开展情境式教学。

此次修订，在"能力拓展"栏内增加了：压力性损伤的分期特点及处理原则、冰毯全身降温仪使用、经皮内镜下胃造口术、无创正压通气、全肠道灌洗、肠道准备新进展、皮试宝定向药透仪、输液泵使用技术、成分输血护理、现场心肺复苏、体外自动除颤仪（AED）、新生儿抚触等新技术、新方法的相关知识、技能和科研成果，供学生自主学习、开阔视野。篇末有"学习评价"与"学习目标"相呼应，并附有相关护理情境的护理质量标准与扣分细则。

《临床护理情境模拟演练》（第二版）为具有丰富数字化资源的新形态教材。全书配有76 个临床实景或模拟演练操作视频，章末附有测试题，均以二维码形式呈现。只要在教材相应位置扫描二维码，就能呈现出相关的操作视频或测试题，为广大读者的自主学习提供了极大的便利。我们还编写了与教材配套的《学生实践技能训练手册》，每个工作任务中设有任务计划单、任务实施单及任务评价单，为开展"教、学、做、评"一体化的教学提供了优质实用的平台。

我们以一版《临床护理情境模拟演练》为蓝本，创建了护理综合实训微信公众号，目前关注量已近两万人。作为基于整体护理工作过程的改革创新性教材，我们组建了多学科联动、行业精英加盟的编写团队。第一主编单位为中国特色"双高"建设单位（A 档）、国家示范性高职院校。吸纳具有行业工作经历和丰富护理教学经验的双师型教师和临床护理一线的护理精英组成了基础护理、成人护理、急危重症护理、母婴护理多学科联合的编写团队。26 位编委中，10 位来自临床一线的护理骨干，行业人员占总编写人员的 1/3 以上。教材中的护理操作视频绝大多数由临床一线的护理骨干出演（除了参与主教材编写的 7 位编委外，金华市中心医院的潘利飞、卢斌华、郑伟芬、蒋莲萍、金宝园、姚荣欢、方燕飞、吕佩娟、叶莉芬、张戈、王学英、陈丽君、曹倩倩，金华市人民医院的腾智等参与了教学视频的拍摄），为开发贴近临床护理工作实际的工学结合的教材奠定了坚实的基础。在此，对各位编委所在单位给予的大力支持致以最诚挚的感谢！

本书适用面广、实用性强，可作为职业院校护理、助产、临床医学等专业对基础护理、综合护理技能学习与训练的教材及毕业实习指导用书，又可作为临床护理人员技能培训、考核与竞赛的参考用书。

本教材融合了基础护理、各专科护理、临床营养支持常用护理技术，改革创新力度较大，书中难免存有不妥之处，敬请各位同仁和广大读者不吝赐正。谨致谢意！

季兰芳

第一版前言

护理工作是知识、技能、责任与爱心的结合，学生必须在实验室操练好后才能下临床服务于病人。而传统的技能教学多注重于操作步骤的规范与训练，大部分护理专业的学生及部分在职护士在护理操作过程中缺乏对病人的关注，存在沟通能力的欠缺和不自如。《临床护理情境模拟演练》的作者本着"以人为本"及系统化整体护理的理念，将人文关怀和沟通技巧的言行举止融入技能操作过程中，使护理操作更加严谨及人性化，独特的模拟场景取之于临床护理真实情境，形成了具有"传统技术与新兴技术相结合、基本护理操作与专科护理操作相结合、单项操作与整体护理相融合"特色的创新性教材。

本教材根据临床护理工作情境设置教学内容，全书设有：入院护理、晨间护理、降温护理、管饲护理、用氧护理、排痰护理、排尿护理、排便护理、药物过敏试验及过敏性休克抢救、静脉输液及急性肺水肿抢救配合、静脉置管护理、静脉输血综合护理、出院护理共十三个情境，每个情境下设有与本项护理相关的若干护理场景，如静脉置管护理分解为输液备药、病人评估、输液加药、静脉留置针穿刺、冲管与封管、已封管留置针的启用、并发症的观察与处理、拔管这八个场景，充分体现了静脉置管系统化整体护理的全过程，对操作前评估与解释、操作中指导和操作后的嘱咐用语及具体操作步骤均进行了详尽的描述，展现了优质护理服务规范用语与标准化的护理操作过程，并把相关的理论知识以链接的形式穿插在各个场景中。每个情境均以"学习目标"开篇，以临床案例作为"情境导入"，以解决病人的实际问题为主线，以临床真实的护理情境来展现"情境演练"过程，突出技能训练与语言沟通，便于开展情境式教学。在"能力拓展"栏内增加了亚低温治疗、经外周置入中心静脉导管术、经皮内镜下胃造口术、无创正压通气、心电监护、输液泵使用等新技术、新方法的相关知识、技能和科研成果，供学生自主学习、开阔视野。篇末有"学习评价"与"学习目标"相呼应，并附有相关护理情境的护理质量标准与扣分细则，为检测学习效果提供了很好的考核标准，能充分开展"教、学、做、评"一体化的教学活动。

本书适用面广、实用性强，可作为大中专院校护理、助产、临床医学等专业本科、高职高专及中专学生对综合护理技能学习与训练的实训教材及毕业实习指导用书，又可作为临床护理人员技能培训、考核与竞赛的指导参考用书。

作为基于整体护理工作过程的改革创新的尝试之作，本书吸纳具有行业工作经历和丰富护理教学经验的教师和临床一线的护理人员组成了强大的编写队伍，同时得到了行业专家的精心指教与大力支持。在此，对各位专家和编委的辛勤劳动和精诚合作致以最诚挚地感谢！

限于编者的能力与水平，加之改革力度之大，书中难免存有不妥之处，敬请各位同仁和广大读者不吝赐正，以便今后进一步修订和完善。谨致谢意！

编者
2012 年 1 月

目　录

数字资源目录

情境一　入院护理

◎ 学习目标

知识目标：

1. 掌握门诊就诊的流程、门诊预约挂号的方式方法及一般病人入病区后的初步护理。

2. 熟悉住院病人安排床位的原则、急诊手术后病人入病区的初步护理。

3. 了解急危重症病人入病区的初步护理。

技能目标：

1. 能熟练地进行铺暂空床、测量生命体征等操作。

2. 能规范地进行轮椅的使用、血氧饱和度的测量，以及痰标本、大便标本、小便标本的留取指导。

思政目标：

1. 热情迎接病人，周到服务，给病人留下良好的第一印象。

2. 演练过程中，角色分配合理、任务明确，有很好的团队合作精神。

◎ 情境导入

某高校女生，因淋雨后发烧、咳嗽、咳痰三天，经门诊就诊后拟按"右下肺炎"收入呼吸内科进一步治疗。住院处、病区护士共同完成住院处入院护理、护送病人入病区、床单位准备、入病区接待、生命体征测量、相关表格处理、入院评估、处理入院医嘱等入院护理全过程。

◎ 场景准备

一、角色分配

由学生分别扮演门诊医生、住院处护士、病区主班护士及责任护士、病人及家属。

二、用物准备

1. 转运病人用物：轮椅、毛毯。

2. 准备床单位：备用床、病员服、氧气表、湿化瓶、氧气导管、脸盆、热水壶。

3. 测量生命体征用物：治疗车、治疗盘〔容器两个（一个为清洁容器，一个为盛放使用后体温计的容器）、手表（有秒针）、体温计（水银柱已甩至35℃并检查），必要时准备棉球（测量呼吸时用）、血压计、听诊器、血氧饱和度测量仪、记录单、笔〕。

4. 医嘱处理用物：记录单、笔、各种小卡、留取标本的容器。

三、病室环境

安静、整洁、舒适、美观、安全。

◎ **情境演练**

场景一　门诊接诊

【预检分诊】

某高校女生杨某由其同学搀扶来到某医院门诊大厅，同学四下张望寻找挂号台。门诊预检护士主动迎上前。

预检护士："您好，请问您哪里不舒服？要看什么病？"

同学："护士，你好，我同学前几天淋了雨，有点感冒，先是发烧，然后咳嗽，咳痰是黄色的，该挂哪个科的号？"

预检护士："我建议您挂呼吸内科的号，您先过来填一下就诊者信息，这是挂号凭证，请您到对面的挂号窗口挂一下号，然后到门诊2楼呼吸内科看病。"

同学："好的，谢谢你。"

预检护士："不用谢。"

【挂号就诊】

同学到挂号窗口帮杨某挂了呼吸内科的号。

门诊预约挂号的方式方法

目前，门诊预约挂号的方式有：窗口排队、自助服务、在线平台预约、手机APP、电话预约等。

1. 窗口排队：凭医保卡或医院就诊卡到医院窗口排队挂号是最传统和最常用的挂号方法。

2. 自助服务：到了医院，病人或家属可以在自助服务机上进行自助挂号。把社会保障卡插入社保卡窗口，点击"当日挂号"，再按"读社会保障卡"，跳出卡号后点击"继续"，选择门诊诊区，再选择该诊区门诊科室，然后选择科室坐诊医生和时间，仔细核对姓名后继续，点击"银行卡支付"，屏幕显示"确定要挂本号吗？"点击"确定"，插入银行卡，付费后便挂号成功。

3. 在线平台预约：登录各省市或各医院在线诊疗服务平台，选择就诊医院，选择就诊科室、就诊医生及就诊时间，在"可预约号源信息"中选定就诊序号，点击"下一步"，屏幕上出现"预约挂号信息核对"，点击"确认预约"即可。

4. 手机APP：点击手机APP，选择"预约挂号"，选择就诊医院，选择科室、专家门诊、就诊医生，再选择就诊的时间，点击"预约"，确认预约。

5. 电话预约：病人或家属只需要通过电话拨打"12580"并按"语音提示"及"转人工"两种方式即可实现预约挂号操作。

【候诊就诊】

杨某在其同学的搀扶下到呼吸内科诊室外候诊、就诊。

诊室护士：给杨某测量了耳温，39.6℃，并记录在门诊病历上。"现在轮到您二位了，二位可以进去了。"

医生对病人进行初步诊察后，开出胸部CT检查。

【检验检查】

杨某在其同学的搀扶下到放射科去做CT检查。

【回诊开方】

杨某及其同学手拿胸部CT报告，再次来到呼吸内科诊室。医生查看病人胸部CT报告。

医生："胸部 CT 报告显示病人有肺部感染，需要住院治疗。我开好住院证，你们到住院处办一下住院手续吧。"

门诊诊治的流程

1. 预检分诊：首先到导医台或预检分诊处进行预检分诊。
2. 预约挂号：病人或家属到挂号收费处或自助服务机进行预约挂号。
3. 候诊就诊：病人到相关的诊室候诊就诊。
4. 检验检查：有的病人还需到检验科进行血液、尿液等化验检查；或到放射科、B 超室等科室做相关的检查。
5. 回诊开方：取了检验检查报告单后再到原先的诊室回诊开方。
6. 取药治疗：待医生开完处方后到门诊药房取药。有的病人或许会在门诊进行注射、雾化吸入等治疗；有的病人需住院进一步检查治疗。

0101 视频二维码：
门诊诊治流程

场景二　住院处入院护理

住院处护士登记病人信息，进行初步卫生处置，打电话通知呼吸内科病区准备迎接新病人。

住院处护士："您好，您需要住院吗？请出示您的住院证和就诊卡。"

同学递上住院证和就诊卡。住院处护士登记病人信息。

住院处护士："哪一位是病人？"

同学："这位是病人，是我同学。"

住院处护士："您叫什么名字？"（核对病人）

病人："杨某。"

住院处护士：核对医保卡上的各项信息是否与病人相符（尤其是照片是否一致）。

住院处护士："请您跟我到处置室来。"

同学扶着杨某来到处置室，住院处护士对其进行了剪指甲等初步的卫生处置。

住院处护士打电话给呼吸内科病区。

主班护士："您好，这里是呼吸内科。"

住院处护士："您好，我们是住院处，有一位'大叶性肺炎'的女性病人将于 15min 后到达你们病区，请做好迎接新病人的准备。"

主班护士："好的。"

场景三　护送病人入病区

住院处护士推着轮椅护送病人入病区。

住院处护士："小杨，我要送你去呼吸内科病区住院，病区护士已经为你准备好床位了，我们现在过去可以吗？"

病人："可以。"

住院处护士："嗯，好的。"

住院处护士："小杨，住院部离这里还有一段距离，我看你身体比较虚弱，我推轮椅送你过去，你看可以吗？"

病人："太好了，谢谢您。"

检查轮椅性能：护士检查车轮、椅背、脚踏板、制动闸等部件性能，确保安全。

放置轮椅：护士将轮椅推至病人座位旁边，扳制动闸将轮椅制动，翻起脚踏板。

协助上轮椅：护士将双臂伸入病人腋下，嘱病人双手放于护士肩部，护士慢慢将病人扶持站起，并一起转向轮椅，协助病人坐于轮椅正中。

护士："请您尽量往后坐，身体靠在椅背上，双手扶好扶手。"

护士翻下脚踏板，让病人双脚置于其上。

推送病人：观察病人，确定无不适后，放松制动闸，推送病人至呼吸科病区。

推送过程中，护士始终注意观察病人病情，下坡时减速，上坡或过门槛时将前轮翘起，使病人头颈部后倾，并抓住扶手，以免发生意外。

场景四　床单位准备

【安排床位】

主班护士接到住院处通知后根据病情、性别为病人安排床位，通知责任护士为其准备床单位。

> **住院病人安排床位的原则**
> 1. 病情较轻者，安排在离护士站较远的病房。
> 2. 病情较重者，安排在离护士站较近的病房。
> 3. 病情严重者，安排在重症监护病房。

【准备床单位】

责任护士为病人准备床单位。

1. 将备用床改为暂空床。

（1）移开床旁椅放于床尾，将枕头放于椅面上。

（2）将备用床的盖被上端内折 1/4，然后扇形三折于床尾，并使之平齐。如病人有呕吐，其床头加铺橡胶单和中单；如病人大小便失禁，在距床头 45～50cm 加铺橡胶单和中单。

（3）将枕头放回床头。

（4）移回床旁椅。

2. 准备好热水瓶、脸盆等生活用品，放洁净病员服于盖被上。

3. 检查床头设备带

检查氧气、负压吸引、呼叫器及床头灯等是否处于备用状态。

0102 视频二维码：
床单位准备

场景五　入病区接待

住院处护士用轮椅推着病人进入病区护士站，护士在主班护士站笑迎新病人。

【病情交接】

主班护士："你好！"

住院处护士："你好，这是新病人杨某。"

主班护士："好的。你好，叫杨某哦。"

病人："嗯。"

责任护士对住院处护士："谢谢你送病人过来，还有其他什么要交班的吗？"

住院处护士："病人基本情况还好，没有特别要交班的问题，病人就交给你们了。杨某同学，你在这里安心养病啊。"

【迎接新病人】

主班护士："杨某，欢迎你到我们科室来，接下来我们互相配合，争取让你早点康复出院，好吗？"

病人："好的。"

主班护士接过病人的住院证和门诊病历，进行核对。核对无误后，主班护士通知责任护士。

主班护士："小颜，4 床来了新病人，你来接待一下。"

责任护士："好的。"

责任护士走到病人身旁。

责任护士："你好！你叫什么名字？"

病人："杨某。"

责任护士："杨某，您好！这里是呼吸内科，我是您的责任护士小颜，您住院期间的护理工作主要由我负责，您有什么事情都可以找我，我一定尽心尽力为您做好服务。"

病人："好的，谢谢！"

【系手腕带】

护士协助病人系上手腕带。

责任护士："这是您的手腕带，上面有医院名称、科室、床号、住院号，以及您的姓名、年龄、性别等信息，我现在给您戴上去，您不要自行取下来，您以后在这里做任何治疗护理之前都要核对这个腕带。"

病人："好的。"

【测量体重和身高】

协助病人称体重、量身高。

责任护士："请您到这里量一下身高和体重，请站稳。"

责任护士："您的体重是 55kg，身高 162cm。"

记录病人身高、体重的数值。

【介绍病区环境】

责任护士与住院处护士共同推送病人进入病房，边走边简要地介绍病区环境。

责任护士："这里是我们的护士站，那边是医生办公室，走廊尽头是污物间，生活垃圾、大小便标本、痰标本都放在那里。这里是开水间，您可以在这里打开水、洗碗，医院里订餐的餐盘、筷子都可以放在这里。"

病人："嗯，好。"

【协助病人上床休息】

责任护士与住院处护士推送病人至 4 床前。

责任护士："您的床位是 4 床，已经到了。"

推轮椅至床边，椅背与床尾平行，面向床头，拉车闸固定。翻起脚踏板，协助病人站立，并转身坐于床沿上。脱掉鞋子与外衣，为病人取舒适卧位，盖好被子。

【介绍认识】

责任护士为病人介绍管床医生及同室病友，给病人以宾至如归的感觉，以增强病人的安全感和对护士的信任。

责任护士："杨某同学，您的病床是 4 床。您的管床医生姓陈，等一会儿我会通知他来看您。旁边住的这位是姓向的阿姨，是您的同室病友。"

【介绍病床设备带】

责任护士："这是病床设备带，有氧气和负压装置，如果有需要，我们会帮你吸氧。这是呼叫器，按一下这里就会有铃声响起来。如果我不在病房，您有什么事可以按铃。"

【介绍规章制度】

责任护士介绍医院有关规章制度，包括陪客、探视及请假制度等，指导病人尽快适应病人角色。

责任护士："您现在身体比较虚弱，晚上需要有人陪在医院吗？"

病人："我想让我同学晚上陪我，行吗？"

责任护士："好的，等一会儿，让您同学到护士台，我开陪客证给她。为了规范医院管理，我院规定探视时间是下午 3～7 点，其他时间不允许探视，希望您能配合。"

病人："好的。"

责任护士："为了保证您的安全，请不要随意离开医院，如果有事必须离开，要向管床医生请假，并保证按时回到病房。贵重的东西您自己放好，尤其手机、钱这些东西要随身携带。"

病人："好的，我知道了，谢谢您。"

责任护士："不用客气。您先休息一下，过一会儿我要给您测一下体温、脉搏、呼吸和血压。"

0103 视频二维码：
入病区接待

场景六 生命体征测量

责任护士在治疗室准备好测量生命体征所需的用物→洗手戴口罩→推治疗车携用物进入病房。

【测量体温】

责任护士："杨某同学，现在我给您测一下体温、血压等，给您测量腋温好吗？"

病人："好的。"

责任护士拿出一支洁净体温计，检查刻度是否清晰，水银柱是否甩到 35℃ 以下。

责任护士："杨某同学，您腋窝有汗吗？"

病人："没有。"

责任护士："我把体温计放到您腋窝中心，您屈臂过胸夹紧体温计，坚持 10min。"

病人："好的。"

（目前临床上许多科室也使用耳温枪测温。耳温枪测温的方法详见"情境四　降温护理"。）

【测量脉搏】

责任护士："接下来我给您测一测脉搏。请您放松手臂，掌心向上"。护士将示指、中指、无名指的指端放在病人的桡动脉表面，计数 30s 脉搏次数，乘以 2 得出每分钟脉搏次数。

【测量呼吸】

测量脉搏后，护士手仍然按在病人的手腕上，观察病人胸部的起伏，一呼一吸为一次，计数为 30s 乘以 2 得出每分钟呼吸次数。男性病人以腹式呼吸为主，测量呼吸的时候观察腹部；呼吸微弱的病人，用少许棉花置于病人鼻孔前，观察棉花被吹动的次数。

【测量血压】

责任护士："杨某同学，现在我给您测血压了，请您平躺在床上，伸出一侧手臂。"协助病人取平卧位，使病人被测肢体的肱动脉、心脏、血压计零点处于同一水平位置（卧位时平腋中线，坐位时平第四肋）。

责任护士为病人测量血压，协助病人暴露被测肢体。

（1）打开血压计开关，驱尽袖带内空气，正确捆绑袖带于测量部位（袖带下缘距肘窝上 2～3cm；袖带松紧度以能够放一指为宜），用手暖和一下听诊器胸件，并置于肱动脉搏动处，轻加压（操作者弯腰下蹲，目光与水银柱平齐）。

（2）松开气门匀速缓慢放气，速度以 4mmHg 为宜，双眼平视水银柱下降所指刻度，同时听搏动音。当听到第一声搏动，所指刻度数值为收缩压；继续放气，当听到声音突然减弱或消失时，所指的刻度为舒张压。

（3）测量完毕，收起听诊器及血压计。收起血压计前，放气至水银柱为 0，向右倾斜血压计，关闭水银柱开关，避免水银漏出。

【体温计读数】

责任护士取出病人的体温表，读取数值，放入盛装污体温表的器皿中，记录。

责任护士："杨某同学，您的体温、脉搏和呼吸都很正常。血压是 120/80mmHg，也是正常的。"

病人："谢谢。"

责任护士："不客气，也谢谢您的配合。"同时整理床单位。

0104 视频二维码：
测量生命体征

【测量皮肤血氧饱和度】

责任护士："杨某同学，现在为您测量皮肤血氧饱和度。"

病人："好的。"

责任护士："杨某同学，请您手指自然伸展，指甲盖朝上，夹在您的无名指上可以吗？"

病人："好的。"

责任护士用皮肤血氧饱和度指夹，夹在病人无名指上，指甲盖对向血氧探头内红色指示灯的位置，然后松开血氧指夹，让其自然夹住手指即可，3～5s 内仪器可自动进行测量，显示血氧饱和度百分比。

责任护士："您的血氧饱和度正常，请放心。"

病人："好的，谢谢您。"

责任护士规范洗手后记录体温、脉搏、呼吸、血压、血氧饱和度等数值。推治疗车回治疗室，处理用物。

场景七　入院护理评估

1. 责任护士根据入院护理评估单对病人进行入院评估

责任护士携带入院护理评估单及记录笔来到病床前。

责任护士："杨某，您好，下面我来向您了解一下病史及相关问题，以利于以后整个治疗护理过程中我们能够顾及，希望您能配合，好不好？"

病人："好的。"

责任护士："您这次是哪里不舒服来住院的？"

病人："3 天前因淋雨后发烧、咳嗽、咳痰，吃了一些感冒药，也没有多大效果，就来医院看门诊。门诊的大夫说要住院，这不，就到了这里来了。"

责任护士："您现在还有哪儿不舒服？"

病人："我感觉发烧、头痛、咳嗽、咳痰。"

责任护士："咳出来的痰是什么颜色的？"

病人："有点黄色的。"

责任护士："您现在有没有胸痛？"

病人："现在不痛。"

责任护士："您发病以来食欲好吗？"

病人："还可以。"

责任护士："最近一段时间体重有没有变化？"

病人："好像没有。"

责任护士："您平时吃东西有没有特别的爱好或者不吃的？"

病人："没有。"

责任护士："你牙齿有没有脱落的或者镶过的？"

病人："没有。"

责任护士："大小便情况好吗？"

病人："正常。"

责任护士："大便一天几次？"

病人："1 次。"

责任护士："平时晚上睡觉睡得好吗？"

病人："挺好的。"

责任护士："您以前患过什么严重疾病？"

病人："没有。"

责任护士："您以前有没有手术过？"

病人："没有。"

责任护士："您有什么药物过敏或者吃了会不舒服的食物？"

病人："没有。"

责任护士："您家里人有什么慢性病吗？"

病人："没有。"

责任护士："您今年多大了？"

病人："21 岁。"

责任护士："您是汉族人吗？"

病人："是的。"

责任护士："你现在是学生吗？"

病人："嗯。"

责任护士："文化程度是大专吧。"

病人："嗯。"

责任护士："您的电话是不是这个，我报一遍，因为您在住院单上已经留下来了。"

病人："对的。"

责任护士："好的，等一会儿，我来给您做一下体格检查。"

责任护士拉好床帘为病人进行体格检查并记录。

入院护理评估项目

入院护理评估除了以上常规性的护理评估外，还应根据病人的具体情况增加：高危跌倒、压力性损伤评估、疼痛评估、生活自理能力评估、营养评估、住院病人静脉血栓栓塞症（VTE）风险评估等六大块评估。

---

2. 责任护士根据护理风险评估单对病人进行跌倒评估。

责任护士："杨某同学，您之前有没有跌倒过？"

病人："没有。"

责任护士："平时吃东西、上厕所等需要别人帮忙吗？"

病人："不用的，自己可以。"

责任护士："要用拐杖之类的辅助用具吗？"

病人："不用。"

责任护士："视力没问题吧？"

病人："还好。"

责任护士："您最近有没有吃一些镇静安眠的药？"

病人："没有。就只吃了一些治咳嗽和化痰的药，都在这里，您帮我看看。"

3. 责任护士根据评估结果对病人进行健康教育。

责任护士："杨同学，刚才我给您做了一些评估和检查。您现在得的是肺炎，在住院过程中，您要注意以下几点。第一，您有不舒服的时候一定要跟我们说，比如说头痛、胸痛等。第二，平时要多喝开水，每天 $2000\sim3000\,\mathrm{mL}$，也就是说要喝掉两三壶的温开水，不能吃得太冰了。第三，平时如果出汗较多，要及时更换衣服。第四，您在我们医院订餐，订了以后我们会根据您的病情专门给您配制一些发烧病人的食物，吃完后，盘子放在配餐间的开水间就可以了，吃容易消化的东西，其他太油腻的食物就先不吃好不好？"

0105 视频二维码：
入院护理评估

病人："好的，谢谢您。"

场景八　处理入院医嘱

医生诊察病人后开出新病人入院医嘱。主班护士处理新病人入院医嘱。入院医嘱内容如下：

长期医嘱单

姓名　杨某　　科别　呼吸内科　　床号　4　　住院号　02132　　　　第 1 页

日期	时间	医嘱	医生	护士	日期	时间	医生	护士
2019-12-3	10AM	呼吸内科护理常规	陈某					
		二级护理	陈某					
		半流质	陈某					
		0.9% NaCl 20mL	陈某					
		硫酸庆大霉素 8U　雾化吸入 bid	陈某					
		糜蛋白酶 400U	陈某					
		0.9% NaCl 250mL	陈某					
		头孢呋辛钠 3g　ivgtt tid	陈某					
		络活喜❶ 20mg po qd	陈某					

(表头跨列：开始 / 停止)

临时医嘱单

姓名　杨某　　科别　呼吸内科　　床号　4　　住院号　02132　　　　第 1 页

日期	时间	医嘱	医生签名	执行时间	执行者签名
2019-12-3	10AM	血常规	陈某		
		肝、肾功能	陈某		
		尿常规	陈某		
		大便常规	陈某		
		痰常规	陈某		
		床边心电图检查	陈某		
		血气分析 st	陈某		

　　主班护士进入医嘱管理系统，打开医嘱，先对医嘱进行审核，审核无误后，将医嘱转抄到医嘱记录本上，然后在长期医嘱单上签名。临时医嘱单由责任护士执行后再签名。

　　电话通知心电图室："你好，呼吸内科 4 床需要做床边心电图。"

　　如果医院已实行电子病历，那么长期医嘱中的治疗将由计算机自动转抄到治疗单、口服给药单、注射单上，供责任护士进行核对。如果医院未实行电子病历，主班护士还要将相应的医嘱转抄到各种记录单上。

　　主班护士处理好医嘱后，在计算机中进行排药处理。

　　病区药房接到排药通知后，将病人当天的用药核对好后送到病房。

---

❶ 络活喜：药品"苯磺酸氨氯地平片"的商品名。

主班护士通知责任护士进行医嘱的执行。

责任护士根据医嘱记录本上的内容对医嘱逐项执行。

（1）将病人一览表中4床杨某的诊断小卡处做好二级护理的标志。

（2）在病人饮食单上做好4床杨某半流质的记录。

（3）准备二级护理、半流质的小卡。

责任护士携带好上述物品来到病房。

责任护士："杨同学，您的护理级别是二级，二级护理的具体服务内容您可以看墙上的宣传栏，我们每隔1～2个小时会来看您一次，您有什么需要帮助的随时可以按铃叫我们。"

病人："好的，谢谢你们。"

责任护士："您现在的饮食是半流质饮食，您吃的食物稍微清淡点，可以吃点面条、稀饭之类的，您要在我们医院订饭吗？"

病人："要的。"

责任护士："那好，等一会儿我通知营养科今天中午给您加一份饭。"

病人："好的，谢谢你。"

责任护士将二级护理与半流质的小卡插入病人床尾牌内。

责任护士电话通知营养室为病人订餐。

（4）责任护士准备好留取痰常规标本、尿常规标本和大便常规标本的容器给病人，进行标本留取指导。

【痰常规标本留取指导】

责任护士："您明天早上起床后，先用开水漱漱口，然后深吸一口气后用力咳出深部的痰，吐到这个痰标本容器里面，口水不要吐进去，这个盖子打开以后，您的手只能接触外面不能接触里面，痰吐进去盖好盖子。"

病人："好的。"

【尿常规标本留取指导】

责任护士："这个是小便留置容器，明天早上起床后第一次的中段尿留到这尿杯里，然后倒一点到这支试管里，试管上有刻度，留到这里就可以了。"

病人："好的。"

【大便常规标本留取指导】

责任护士："这个是大便标本留置容器，您明天早上大便解好了以后就把盖子打开，用这个小勺子挖取花生米大小的一小块，并盖好盖子。"

病人："好的。"

责任护士："这三种标本留好了以后，把标本容器放到我前面跟您讲过的那个污物间里面的标本框里。如果您找不到的话，可以到护士站问问我们的护士怎么样放、放哪里。"

责任护士："杨同学，明天早上6点左右夜班护士会给您抽静脉血，做一下常规检查。另外，医生还给您开了心电图检查，今天下午会有心电图室的医生来做。"

病区药房将4床杨某的药送至呼吸内科病区。责任护士为4床病人准备雾化吸入与静脉输液用品，为病人进行治疗。

0106 视频二维码：
检验标本留取指导

责任护士执行好住院医嘱后，在相应的医嘱单上签字。

场景九　相关表格处理

责任护士填写住院病历和有关护理表格

（1）填写入院登记、诊断小牌（挂于病人一览表上）、床头卡（置于床尾牌内）。

（2）填写体温单眉栏各项目。用红色水笔在当日体温单40～42℃之间相应时间栏内竖写入院时间；将测量好的体温、脉搏、呼吸描绘在体温单上，将血压、体重等数据填在相应格子里。

（3）填写长期及临时医嘱记录单、化验单眉栏各项目及页码，按住院病历排列顺序，夹在病历夹内。

> **住院病历排列顺序**
>
> ①体温单，②医嘱单，③入院记录，④病史及体格检查，⑤病程记录，⑥特殊诊疗记录单（包括术前小结、麻醉记录、手术记录、特殊治疗记录等），⑦会诊单，⑧特殊检查报告单，⑨检验报告单，⑩护理病历（入院护理评估表、住院病人健康指导表、临床护理记录单、危重病人护理计划单等），⑪门诊病历，⑫住院证。

（4）书写入院护理评估单；填写住院病人跌倒危险因素评估量表（见表1-1）及住院病人压力性损伤的危险因素评估表（见"情境三　压力性损伤防治表3-1　Braden评估量表"）。

病人入院护理评估单

姓名　杨某　　　床号　4　　　科别　呼吸内科　　　住院号　02132

（一）一般资料

姓名　杨某　　性别　女　　年龄　21岁　　职业　学生

民族　汉　　籍贯　金华　　婚姻　未婚　　文化程度　大专

宗教信仰　无

联系地址　××市××街123号

入院时间　2019-12-3　入院方式：步行　扶行　轮椅√　平车

入院医疗诊断　大叶性肺炎

入院原因：咳嗽、咳痰3天，加重1天，肺部CT：两肺感染，门诊拟"大叶性肺炎"收住我科

既往史：　无　过敏史：无√　有（药物　　食物　　其他）

家族史：高血压病　冠心病　糖尿病　肿瘤　癫痫　精神病　传染病　遗传病　其他　无

（二）生活状况及自理程度

1. 饮食

食物：普食　软饭　半流质√　流质　禁食

食欲：正常√　增加　亢进　天/周/月　下降/厌食　天/周/月

近期体重变化：无√　增加/下降　kg/　月（原因　　　　）

2. 休息/睡眠

休息后体力是否恢复：是√　　否（原因　　　　）

睡眠：正常√　入睡困难　易醒　早醒　多梦　噩梦　失眠

辅助睡眠：无√　药物　其他方法＿＿＿＿＿＿＿＿

3. 排泄

排便：＿＿1＿＿次/天　　性状：正常√/便秘/腹泻/便失禁/造瘘

排尿：颜色＿黄＿　尿量＿1500～2000mL＿/24h　尿失禁　有　无√

4. 烟酒嗜好

吸烟：无√　偶尔吸烟　经常吸烟＿＿＿年＿＿＿支/天　已戒＿＿＿年

饮酒/酗酒：无√　偶尔饮酒　经常饮酒＿＿＿年＿＿＿/天　已戒＿＿＿年

5. 活动

自理：全部√　障碍（进食　沐浴　卫生　穿着　修饰　如厕）

步态：稳√　不稳（原因＿＿＿＿＿＿＿＿＿＿＿＿＿＿＿＿＿）

医疗/疾病限制：医嘱卧床　持续静滴　石膏固定　牵引　瘫痪

6. 其他＿＿＿＿＿＿＿＿＿＿＿＿＿＿＿＿＿

（三）体格检查

体温＿38.5℃＿　脉搏＿96＿次/min　呼吸22次/min　血压＿120mmHg/80mmHg＿

身高＿162cm＿　体重＿55kg＿

1. 神经系统

意识状态：清醒√　意识模糊　嗜睡　谵妄　昏迷

语言表达：清醒√　含糊　语言困难　失语

定向能力：准确√　障碍（自我　时间　地点　人物）

2. 皮肤黏膜

皮肤颜色：正常√　潮红　苍白　发绀　黄染

皮肤温度：温√　热　凉

皮肤湿度：正常√　干燥　潮湿　多汗

完整性：完整√　皮疹　出血点　其他＿＿＿＿＿＿＿＿＿＿

压疮（Ⅰ/Ⅱ/Ⅲ度）（部位/范围＿＿＿＿＿＿＿＿＿＿）

口腔黏膜：正常√　充血　出血点　糜烂　溃疡　疱疹　白斑

3. 呼吸系统

呼吸方式：自主呼吸√　机械呼吸

节律：规则√　异常　频率＿22次/min＿　深浅度：正常√　深　浅

呼吸困难：无√　轻度　中度　重度

咳嗽：无　有√

痰液：无　容易咳出　不易咳出√　痰（色＿黄＿量＿多＿黏稠度＿黏＿）

4. 循环系统

心率：规则√　心律不齐＿＿＿＿＿＿＿次/min

水肿：无√　有（部位/程度＿＿＿＿＿＿＿）

5. 消化系统

胃肠症状：无√恶心　呕吐　颜色　性质　次数　总量

嗳气：反酸　烧灼感腹痛（部位/性质＿＿＿＿＿＿）

腹部：软√　肌紧张　压痛/反跳痛　可触及包块（部位/性质＿＿＿＿＿＿）

腹腔积液：（腹围＿＿＿cm）

6. 生殖系统

月经：正常√　紊乱　痛经　月经量过多　绝经

7. 认知/感受

疼痛：无√　有（部位/性质＿＿＿＿＿＿）

视力：正常√　远/近视　失明（左/右/双侧）

听力：正常√　耳鸣　重听　耳聋（左/右/双侧）

触觉：正常√　障碍（部位＿＿＿＿＿＿）

嗅觉：正常√　减弱　缺失

思维过程：正常√　注意力分散　远/近期记忆力下降　思维混乱

（四）心理社会方面

1. 情绪状态：镇静√　易激动　焦虑　恐惧　悲哀　无反应

2. 就业状态：固定职业　丧失劳动力　失业　待业√

3. 沟通：希望与更多人交往√　语言交流障碍　不愿与人交往

4. 医疗费用来源：自费　劳保　公费　医疗保险√　其他

5. 与亲友关系：和睦√　冷淡　紧张

6. 遇到困难最愿向谁倾诉：父母√　配偶　子女　其他

表 1-1　住院病人跌倒危险因素评估量表

项目	评分内容		评分日期
	评分		
	0 分	1 分	
生活自理能力	有	无	0
肢体活动能力	有	无	0
表达能力正常	有	无	0
睡眠正常	有	无	0
视力正常	有	无	0
辅助用具	有	无	0
跌倒史	有	无	0
药物（近期使用酊制剂造成头晕、步态不稳、体位性低血压等药物）	有	无	
评分结果			0
评分者			颜××

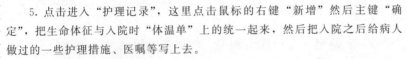

护理电子病历构建

1. 进入护士工作站，点击病人姓名后，进入护理电子病历。

2. 护理电子病历中包括各种护理记录单：入院评估单、一般护理记录单、危重护理记录单、护理体温单等。

3. 点击进入体温单，体温单界面中有"数据录入"和"体温单"显示。进入"数据录入"界面，根据提示填写入院时间，病人的身高、体重、入院时的生命体征等。填好以后进入"体温单"显示，就会看到描绘好的体温单。

4. 点击进入"入院护理单"，把收集来的资料录进去，全部录好之后检查一遍然后保存。

5. 点击进入"护理记录"，这里点击鼠标的右键"新增"然后主键"确定"，把生命体征与入院时"体温单"上的统一起来，然后把入院之后给病人做过的一些护理措施、医嘱等写上去。

0107 视频二维码：
护理电子病历构建

6. 注意：填好后及时保存，以免数据丢失。

◎ 能力拓展

一、急危重症病人的入院护理

在临床上经常会遇到一些紧急或危重症病人入院，如意外事故造成的大出血、大面积烧伤、急性胃肠道穿孔等。急危重症病人入院护理与一般病人入院护理不同。急危重症病人需要医务人员给予即刻的处理，以减轻病人的损伤或挽救病人的生命。住院手续、入院介绍等可以待病人病情稳定后予以补办。

（一）急诊接诊

1. 预检分诊

急危重症病人被送至急诊室时，要求预检护士及时评估病人，了解病人病史，进行合理分诊。合理分诊包括正确判断病人疾病所属科别，并按病情的轻、重、缓、急安排就诊顺序。病情危重者边紧急处理边通知医护人员；成批伤员就诊时要马上通知科主任及上级，请求其他部门的援助。对于转送来的病人，应与护送人员一起搬运病人到诊室或抢救室。预检护士分诊后登记病人信息。急诊分诊要求熟练、迅速，一般在 2～5min 之内完成。

2. 抢救工作

（1）需要紧急抢救的病人由抢救室护士与分诊护士共同安置病人于抢救床上。

（2）在医生未到之前，抢救室护士根据病情需要，予以适当、及时地紧急处理，如外伤失血的病人给予止血，迅速建立静脉通路、吸氧、心电监护等。

（3）医生到来之后，抢救室护士协助医生进行抢救工作。抢救过程中要求态度严肃认真、动作迅速准确。执行口头医嘱时，须向医生复述一遍，双方确认无误后方可执行。

（4）抢救完毕须及时由医生补写医嘱和处方。抢救中各种药物的空安瓿、输液空瓶、输血袋应集中放置，以便统计和查对。一切抢救工作都应做好记录，要求字迹清晰、及时准确、全面详细，并注明时间和执行者。

（5）抢救物品使用后，要及时清理，归还原处和补充，并保持整齐清洁。

（二）护送病人入病区（平车转运法）

急危重症病人病情稳定后，由急诊医生开具转入病区医嘱。急诊室护士携带病人急诊病史、治疗剩余药物及"急危重症病人转运单"与病人家属一起将病人送入病区。转运过程中为确保病人安全，至少由 2 名人员陪同；当病人病情不稳定时需要由接受过专门培训的医师陪同。转运前安置各种导管，根据病人病情配备转运设备，包括简易呼吸器、氧气源、除颤仪等。

1. 将病人转移到平车上

（1）挪动法　病情许可，能在床上配合动作者，可用此法。

① 检查平车有无损坏。

② 移开床旁桌、椅，推平车紧靠床边。

③ 护士在旁抵住平车，按上身、臀部、下肢的顺序协助病人移向平车。安置病人于舒适位置。

④ 用大单或盖被包裹病人，露出头部，先盖脚部，然后盖好两侧上层边缘及两侧向内折叠，使之整齐美观。

（2）单人搬运法　适用于患儿及病情许可、体重较轻者。

① 将平车推至床尾，使平车前端与床尾成钝角。

② 搬运者一侧手臂自病人腋下伸至肩部外侧，一侧手臂伸入病人股下，病人双臂交叉，依附于搬运者颈部并双手用力握住搬运者。

③ 搬运者抱起病人，移步转身，将其轻轻放于平车上，盖好盖被。

（3）两人、三人搬运法　适用于不能自己活动、体重较重者。

① 平车放置同单人搬运法。

② 松开盖被，将病人上肢交叉置于胸前。

③ 两人搬运时，甲托住病人颈肩部与腰部，乙托住臀部与腘窝处；三人搬运时，甲托住病人头颈、肩背部，乙托住腰、臀部，丙托住腘窝、腿部，同时用力抬起病人，并使其身体稍向搬运者倾斜移至平车上，盖好被盖。

（4）四人搬运法　用于危重或颈椎、腰椎骨折病人。

① 移开床旁桌、椅，将铺好棉被的平车紧靠床边。在病人腰、臀下铺大单或中单（布质应牢固）。

② 甲站于床头，托住病人的头与肩部，乙立于床尾托住病人双腿，丙和丁分别站在病床及平车的两侧，四人抓紧大单或中单四角，同时抬起病人，轻轻将其放在平车中央，盖好盖被。

2. 推平车转运病人

（1）速度不宜太快。

（2）为了促进舒适，病人头置大轮端，上坡时头置于高处。

（3）护士在头端注意观察病人面色及脉搏改变。

（4）转运过程中，平车避免碰撞房门。

（三）急诊直接送入病区后的初步护理

病区护士接到急危重症病人入病区通知后立即做如下准备。

（1）根据病人情况选好床位，尽量安置在重危病室或抢救室。如重危病室或抢救室没有床位，可安置在靠近护士站的病室，便于医护人员进行病情观察和抢救。如病区床位已满，应及时与医生联系设法调整床位，保证急危重症病人的入院和治疗。

（2）通知有关医生，根据病人病情准备好急救药品及器材，如氧气、吸引器、输液用具、抢救车、除颤仪、呼吸机等。将备用床改为暂空床（同一般病人入院护理），在床上加铺橡胶单和中单。

（3）病人入病区后，与护送人员交接病人病情、治疗情况及有关物品。安置好病人，配合医生做好急救工作。

（4）病人安置好后，通知病人家属或陪送人员补办入院手续。

（5）对意识不清的病人或婴幼儿需暂留家属及陪护人员以便询问病史。

二、急诊手术病人入院护理

（一）急诊接诊

1. 预检分诊

对于一些需要紧急手术的病人，如急性胃肠穿孔、急性脑出血等。预检护士进行分诊后立即通知抢救室护士根据医嘱为病人做好术前准备工作。

2. 急诊术前准备

急诊术前准备工作，包括更换衣裤、备皮、备血、补液、打术前针等，清醒病人做好术前宣教及心理护理，并电话通知病区做好迎接手术后病人的准备。

3. 护送病人入手术室

急诊室护士携带病人急诊病历，按平车转运病人的方法护送病人进手术室，并与手术室巡回护士做好病人的交接工作。

（二）急诊手术病人入病区的初步护理

病区护士接到急诊手术通知后，准备迎接手术病人。

1. 准备麻醉床

【铺麻醉床】

（1）评估准备 检查床单位各设施是否完好，折叠好各单、按使用先后顺序摆放于护理车上。护士洗手、戴口罩。

（2）移开床旁桌椅 把床旁椅移至床尾，移开床旁桌距床 20cm。

（3）翻转床垫 上缘紧靠床头。

（4）铺大单和中单

① 将大单依序打开，先铺床头一角后铺床尾，再拉紧床沿中段大单呈扇形塞入床垫下。

② 将一次性中单对好中线铺在床中部，上端距床头 45～50cm，边缘塞入床垫下。

③ 根据病情和手术部位的需要，可将另一条一次性中单铺在床头或床尾，铺床头时，上端与床头平齐，下端压在中部一次性中单之上；转至对侧，按同法依次铺好大单和一次性中单。

（5）铺被套 套好被套，铺成被筒，被头齐床头，两侧边缘向内折叠与床沿平齐，尾端向内折叠与床尾平齐，盖被扇形三折于距门远侧床边。

（6）套枕套 拍松枕芯，套上枕套，横立于床头。

（7）桌椅放置 椅子放于盖被折叠同侧，麻醉护理盘置于床旁桌上，其他急救物品放于妥当处。

【将备用床改为麻醉床】

（1）移出床旁桌椅。

（2）根据病人病情及手术部位加铺橡胶单及中单。

（3）盖被尾端从床垫下拉出，向里或向外横向折叠与床尾齐；将盖被纵向折叠于床的一侧，开口处向门。

（4）将枕头横立于床头。

（5）移回床旁桌，椅子放于盖被折叠侧。

（6）麻醉护理盘放于床旁桌上。

0108 视频二维码：
铺麻醉床

2. 根据病人病情及手术情况备好相应的物品及器材。

3. 急诊手术后病人入病区的初步护理工作

（1）协助手术室转运人员一起将病人转移到床上。

（2）与运送人员交接病人情况，包括术后生命体征、伤口情况、病人麻醉方式及麻醉是否清醒、各种导管情况、术中出血及补液情况等。

（3）及时处理术后医嘱，填写入院护理登记、住院病历和有关护理表格。

（4）做好术后护理，观察病人术后病情变化、定时测量病人生命体征，注意有无出血、发热等并发症。

（5）根据病人情况进行术后健康教育，书写护理记录单。

◎ 学习评价

1. 接待病人主动、热情，与病人沟通过程中尊重、关爱病人。

2. 各项护理操作熟练、规范，生命体征的测量方法恰当、数值准确。

3. 角色分工合理，配合默契，充分体现团队合作精神。

4. 入院护理质量标准及其评分细则，见表1-2。

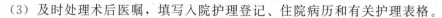

表1-2　入院护理质量标准及其评分细则

项目	分值	质量要求	评分细则	扣分值
准备工作	5	1. 护士着装整洁,符合护士角色要求 2. 用物准备齐全、摆放有序 3. 环境整洁、宽敞	衣服、鞋、帽不整洁或头发不符合要求,浓妆或戴装饰品各扣1分;用物缺一件扣0.5分	
住院处入院护理	5	1. 态度和蔼 2. 语言得体	态度生硬、语言欠妥酌情扣1~2分	
护送病人入病区(轮椅)	10	1. 检查轮椅性能 2. 放置轮椅正确 3. 协助病人上轮椅方法正确 4. 推送病人正确 5. 注意保暖	未检查轮椅性能者扣2分,缺一项扣0.5分;放置轮椅未制动扣2分;协助上轮椅方法不正确扣2分;推送过程速度不合理,未观察病人扣2分;未注意给病人保暖扣2分	
床单位准备	5	1. 床单位物品齐全 2. 改暂空床流程正确 3. 检查设备带	物品不全扣2分;改暂空床流程不熟悉扣2分;设备带未检查扣1分	
入病区接待	20	1. 核对病人正确 2. 接待热情、有序,关心病人 3. 病区、制度介绍得体 4. 正确测量身高、体重	未核对病人扣5分,介绍病区、医院制度缺一项扣3分,病人身高、体重未测量各扣5分,接待语言不合理酌情扣分	

续表

项目	分值	质量要求	评分细则	扣分值
生命体征测量	20	1. 用物检查 2. 体温测量正确,交代位置、时间、注意事项 3. 脉搏测量正确 4. 呼吸测量正确 5. 血压测量正确:收缩压、舒张压测量准确、测完后血压计关闭	用物检查方法不正确扣5分,体温、脉搏、呼吸、血压测量方法不正确各扣5分。测完后未关闭扣1分	
相关表格处理	10	各种标注正确、无漏项	入院登记、诊断小卡、床头卡、入院图章、体温、脉搏、呼吸、血压、身高、体重缺一项各扣1分	
入院评估	10	1. 语言得体 2. 评估完整 3. 记录准确 4. 健康教育恰当	语言、评估完整各占2分,记录和教育各占3分,酌情给分	
处理入院医嘱	10	医嘱处理方法正确	每项医嘱处理错误扣2分	
团队合作	5	1. 角色分工合理,配合默契 2. 充分体现团队精神	团队成员有不合作现象扣2分	
总得分	100	—	—	

0109 测试题二维码

(吴玉美、季兰芳、颜喜梅)

情境二　晨间护理

◎ 学习目标

知识目标：

1. 掌握常用漱口溶液的作用、昏迷病人口腔护理的注意事项、翻身的注意事项。
2. 熟悉口腔护理的目的、适应证，以及晨晚间护理内容、方法与质量要求。
3. 了解各种翻身的方法及注意事项。

技能目标：

1. 能熟练地进行口腔护理、更换引流袋、床单位整理及更换的操作。
2. 能规范地进行便器的使用、会阴冲洗等操作。

思政目标：

1. 晨间护理时主动问候病人，以改善病人生活品质为己任。
2. 演练过程中，角色互换地位，相互配合。

◎ 情境导入

护士小张，工作第三年，平时上班认真，护理服务热情周到，深受病人喜爱，今天她又提前半小时上班参与晨间护理，所负责的 05、06 房间大部分病人生活已能自理，有两位病人病情较重，小张为其实施了全面的晨间护理，病例如下。

成某，男，教师，70 岁，因脑卒中导致左侧偏瘫，意识清楚，生活不能自理。检查：口腔左侧口角溃烂，右颊部有 0.3cm×0.2cm 大小的溃疡，感觉疼痛，上牙有活动义齿 4 枚，生命体征基本稳定。

李某，女，40 岁，因脑出血昏迷而入院。检查：体温 37℃，脉搏 90 次/min，呼吸 22 次/min，血压 154/98mmHg，右侧肢体瘫痪，大小便失禁，现予留置导尿，尾骶部皮肤发红，解除压力 30min 后皮肤颜色不恢复，轻度水肿，无水疱和硬结。

◎ 场景准备

一、角色分配

由学生分别扮演治疗护士，病人成某，女病人丈夫，邻床病人老陈。

二、用物准备

（一）护理车上置

1. 口腔护理用物：消毒治疗巾铺成的清洁盘内放治疗碗 1 个（内盛含有漱口溶液的棉球大于 15 只、弯血管钳 1 把、镊子 1 把）、压舌板 1 根、治疗巾 1 块（或病人自备干毛巾）、弯盘 1 只、杯子 1 只（内盛温开水）、吸水管 1 根。

2. 更换引流袋用物：治疗盘备血管钳 1 把、别针 1 个、无菌一次性引流袋若干、无菌容器 1 只（内放消毒纱布）无菌持物镊 1 把、5%PVP 碘液 1 瓶、棉签 1 包。

3. 会阴冲洗用物：冲洗壶、无菌弯盘 2 只、无菌大号镊子 2 把、无菌大棉球若干、碘伏棉球若干，一次性治疗巾。

4. 护理篮内备：床刷 1 只、电筒 1 个、棉签 1 包、纱布或纸巾少许、外用药适量（遵医嘱）、液体石蜡瓶（或病人自备润唇膏）、梳子、剪刀、50％乙醇。

5. 另备：清洁衣裤、大毛巾 2 块、清洁大单、中单、被套、枕套。

（二）护理车下置

装有温水的水壶。

（三）病人自备

脸盆、毛巾、便盆。

三、病室环境

安静、清洁，光线充足，邻床床旁桌上有未加遮盖的食物。

◉ **情境演练**

场景一　便器使用

治疗班护士推着护理车进入病房。

护士："成老师，早上好！我是您的责任护士小张，昨晚睡得还好吗？"

病人："还好，就是觉得嘴巴有点痛，背有点酸。"

护士："这样啊，那等会我给您检查一下，然后帮您做一下口腔护理，背部按摩按摩。现在您要不要先解大小便？"

病人："要的。"

环顾四周，发现邻床有一食物未遮盖……走向邻床病人："老陈您好，待会我们要整理床单位了，我先帮您盖上盖子，以免弄脏了您的红枣汤。"

老陈："好的好的，谢谢。"

关好门窗，拉好床帘。

0201 视频二维码：
便盆放置法

护士：取出一清洁便盆（如气候寒冷时应先用热水冲洗，使之温热）、尿壶备用，协助病人将裤子脱下，"成老师，我先帮您翻个身，好，右手抓住床沿"，把便盆对着病人臀部，护士一手紧按便盆，另一手帮助病人向回转身至便盆上……"这样垫着舒服吗？"

> **如何选择放置便盆的方法**
>
> 　　能配合的病人，嘱其屈膝，双脚向下蹬在床上，同时抬起臀部，护士一手托起病人臀部，另一手将便盆置于臀下。如病人不能配合，应先将病人转向一侧，把便盆对着病人臀部，护士一手紧按便盆，另一手帮助病人回转身至便盆上。

病人："还行"。

护士："那好，成老师，尿壶给您，手纸放在这儿，我在门外等，好了您叫我。"

病人："好的。"

……

病人："小张，好了。"

护士：将尿壶的壶颈向上倾斜取出，以防尿液溅出污染床单，协助擦净肛门，穿回裤子。及时倒掉排泄物，洗净便器，放回原处。必要时需观察排泄物性状、颜色、量及异常情况，留取标本送验，做好记录。

场景二　口腔护理

护士按七步洗手法规范洗手，将口腔护理盘端至床旁桌上。

护士："成老师，您嘴巴有点烂了，我帮您洗洗，上点药。我洗的时候要配合我，请您张嘴时要张开，漱口液不要吞下去，沿着口角吐到弯盘里。"

常用漱口溶液及作用	
名称	作用
生理盐水	清洁口腔、预防感染
复方硼砂溶液	除臭、抑菌
1%～3%过氧化氢溶液	遇有机物时，放出新生氧，抗菌除臭
2%～3% 硼酸溶液	防腐、抑菌
1%～4%碳酸氢钠	破坏细菌生长环境，用于真菌感染
0.02%呋喃西林溶液	清洁口腔，广谱抗生素
0.1%醋酸溶液	用于铜绿假单胞菌感染
0.08%甲硝唑溶液	用于厌氧菌感染

病人："好的。"

护士：协助病人头侧向护士，治疗巾（或干毛巾）围于病人颌下，放弯盘于病人口角边。

1. 润唇观察：打开治疗巾，戴上手套，用血管钳夹取干湿合适的棉球湿润口唇，特别是口角。"成老师，请您张嘴，让我看看"。一手持压舌板轻轻撑开颊部，一手用手电筒观察口腔情况。"成老师，先把您上面的假牙取下来洗一洗"。取下活动义齿，用牙刷刷净后浸于清水中。

义齿的护理

（1）定时取戴　使用假牙者应白天持续佩戴，对增进咀嚼的功能、说话与保持面部形象均有利；晚间应卸下，可以减少对软组织与骨质的压力。卸下的假牙浸泡在冷水中，以防遗失或损坏。不能自理者由护士协助，操作前洗净双手，帮助病人取下上腭部分，再取下面的假牙放在冷水杯中。早上让病人漱口后戴上假牙。

（2）正确清洗　假牙也会积聚食物碎屑，必须定时清洗，用牙刷刷洗假牙的各面，用冷水冲洗干净，洗刷时应放点牙膏用牙刷顺齿缝刷清。

（3）恰当保存　暂时不用的假牙，可泡于冷水杯中加盖，每日更换一次清水。不可将假牙泡在热水或酒精内，以免假牙变色、变形和老化。如遇假牙松动、脱落、破裂、折断，但未变形时，应将损坏的部件保存好。

（4）正确使用 假牙一般承受力为 2～3kg 左右，因此最好不要吃带硬壳的食品。少食糯米、软糖之类黏性的食品，防止将假牙粘住，使之脱离牙床。尽量少用门牙部位的假牙啃苹果、梨等食物，以防止假牙脱下。

（5）处理不适 在初戴假牙 1～2 周内若有疼痛、不适，应去医院复查。全口假牙每隔 3～6 个月要去医院检查一次。

2. 漱口：吸水管一头放于漱口液中，另一头伸入病人口腔，用弯盘靠紧病人一侧口角。"成老师，您慢慢吸水，不要咽下去，漱一下口后顺口角吐到弯盘里。"

3. 正确擦洗：让病人咬合上下齿，用压舌板轻轻撑开一侧颊部，以弯血管钳夹取含漱口液的棉球（挤至不滴水）从内侧向门齿纵向擦洗。同法擦洗对侧。用张口器张开病人口腔，依次擦洗牙齿的上内侧面、上咬合面、下内侧面、下咬合面，弧形擦洗颊部。同法擦洗对侧。由内向外擦洗舌面、舌下，弧形擦洗硬腭。

4. 观察漱口：擦洗完毕，再次观察口腔情况，同法漱口，拭去口角处水渍。

5. 酌情用药："成老师，您口腔右侧有一个小溃疡，别担心，我给您涂点锡类散，这样会好得快点。"口唇涂液体石蜡，撤去治疗巾。

护士："好了，现在有没有觉得舒服点，这是漱口液，给您放在抽屉里，东西吃过后漱漱口？"

病人："舒服多了，谢谢你。"

6. 洗手记录。

7. 将口腔护理用物撤至护理车下层。

口腔护理注意事项

（1）动作轻柔 擦洗过程中应动作轻柔，避免损伤病人口腔黏膜及牙龈，特别是对凝血功能差的病人。

（2）昏迷病人 禁忌漱口，以防误吸。张口器从白齿处放入，牙关紧闭者不可使用暴力，以免造成损伤。擦洗时用血管钳夹紧棉球，每次一个，防止棉球遗留在口腔内。棉球不可过湿，防止水分过多造成误吸。

（3）消毒隔离 接触病人体液时戴一次性手套。如是传染病病人，按传染病消毒隔离方式进行。

0202 视频二维码：口腔护理

场景三 头面部护理

移开床旁桌离床约 20cm，凳子移至合适处，取出病人脸盆与毛巾，放在床旁桌上，倒入温度合适的热水。

护士："成老师，接下来我再帮您洗洗脸。"松开领扣，将干毛巾铺于颈前，将微湿毛巾缠于手上成手套状，依次擦洗眼睑（由内眦向外眦）、额、鼻翼、面颊、耳郭、耳后直至下颌及颈部。再用较干的毛巾用同样的方法和顺序擦洗一遍，注意耳郭、耳后及颈部皮肤皱褶处。

取出大毛巾铺于近侧床边，将脸盆放于毛巾上，拉起病人衣袖露出前臂，先擦洗一只手的前臂，再擦洗另一只手的前臂，用毛巾裹住病人手掌轻轻擦洗，注意洗净指缝。

为病人洗手同时应观察病人的指甲是否太长。如太长应帮助病人剪去指甲。

擦洗完毕，倒去污水后将脸盆放回床旁桌上，用大毛巾轻轻擦干病人双手，帮助病人拉下衣袖，收卷干毛巾，置于护理车下层。

待床单位整理好后，协助病人抬头，将毛巾铺于枕上，帮助病人梳头。

场景四　卧有病人床整理

护士："成老师，我看床单有点皱了，我帮您把床整理一下。"

拉起对侧床栏，松开被尾。

护士："成老师，我先帮您翻个身……好，右手抓住床沿，如果不舒服请及时告诉我。"

观察病人背部皮肤。

整理时应注意观察病人的病情变化，如出现面色苍白、头晕、心悸或其他病人不能坚持的情况应及时停止并报告医生。

1. 整理近侧床单

松开近侧各层单子，扫净中单、橡胶单，并搭在病人身上，再从床头至床尾扫净大单上的渣屑，注意枕下及病人身下各层彻底扫净。最后将大单、橡皮中单、中单逐层拉平铺好。

护士："成老师，这边已经整理好了，现在可以躺平了。"

拉起近侧床栏，转至对侧。

2. 整理对侧床单

护士："成老师，接下来我来帮您翻向另外一侧，我把这边也整理一下。"

放下床栏，协助病人翻身侧卧于扫净一侧，用同样的方法整理好各层被单，协助病人平卧。

3. 整理被套

护士："成老师，刚才您配合得很好，被头的虚边我也给您整理一下……右手伸出来被头帮我抓一下可以吗？"

病人："好的。"

整理好虚边后至床尾拉平，折成被筒。

4. 整理枕头

取出枕头，拍松后放回。

护士："成老师，床已经为您整理好了，您还有其他需要吗？"

病人："没有了，谢谢你，小张。"

护士："床头铃在这儿，有什么需要打个铃，我们会马上过来的。"

护士走向另一女病房……

两人法卧有病人床整理

临床上晨间护理时常常两人配合进行卧有病人床整理。

1. 核对解释：携用物至床旁，向病人解释，说明需要病人配合的地方，以取得合作。

2. 移开床旁桌椅：两位护士分别站于病人两侧，拉起右侧床栏，松开被尾。

3. 整理左侧床单（左侧护士操作）：移枕至右侧，协助病人右侧卧位，右侧护士一手扶病人肩背部一手扶腰臀部，确保病人安全舒适；观察病人左侧背部、臀部、肢体皮肤情况。松开左侧大单，评估一次性中单，如可继续使用，扫净

0203 视频二维码：
卧有病人床整理法

后搭在病人身上（有必要按更换法更换），再从床头至床尾扫净大单上的渣屑，注意枕下及病人身下各层彻底扫净。最后将大单、一次性中单逐层拉平，左侧边大单平整垫于床垫下，拉起左侧床栏。

4. 整理右侧床单（右侧护士操作）：右侧护士将右侧床栏放下，协助病人翻身侧卧于扫净左侧，用同样的方法整理好各层被单，协助病人平卧。

5. 床头、床尾大单打结固定：左侧护士将左侧床头预留的大单一角递于右侧护士，并协助抬高病人头部床垫。右侧护士将两侧床头大单两角打结固定，拉紧中线部位大单；两护士移动至床尾，同法固定床尾大单。

6. 整理被套：两位护士分别将被头左右两角对齐被套后整理虚边，后至床尾拉平，折成被筒。

7. 整理枕头：一位护士协助病人抬头，另一位护士取出枕头，整理虚边，拍松后放回。

8. 移回床旁桌，整理桌面。

场景五　昏迷病人晨间护理

护士："先生，您好！我是您爱人的责任护士小张，现在我要为您爱人做晨间护理，有些地方需要您的帮忙，请您配合好吗？"

病人丈夫："好的。"

【会阴擦洗】

护士："因为您爱人插着导尿管，现在我要帮她冲洗和消毒一下，然后换一只引流袋。"

放置便盆，臀下放置便盆。

1. 右手持镊子夹取无菌干棉球，左手持冲洗壶，依次冲洗阴阜、大腿内上三分之一、大阴唇、小阴唇、尿道口、会阴、肛门，边冲边洗，必要时更换棉球，直至清洁。

2. 夹取干棉球擦干外阴，依次为尿道口、小阴唇、大阴唇、阴阜、大腿内上三分之一、臀、会阴、肛门。

3. 换镊子夹取碘伏棉球依次消毒尿道口、小阴唇、大阴唇。

4. 撤去便盆。

护士："现在我已经帮她洗干净了，因为她大便还不能控制，如果拉出来了请及时帮她清洗干净或告诉我们，否则她已经发红的皮肤很容易烂起来。"

病人丈夫："好的。"

【更换尿袋】

1. 暴露引流管，松开别针。

2. 检查引流袋是否过期、密封，撕开引流管，检查引流管正常后将引流袋挂好，将引流袋的内层翻开后放于引流管接口下方。

3. 捏挤引流管，在离接口上方3cm处用血管钳钳夹引流管。三根棉签蘸碘伏分别环行消毒引流管接口和上下方2.5cm。

4. 用左手取无菌纱布捏住引流管接口部分，脱开连接处，用碘伏棉签消毒管口。

5. 连接无菌引流袋，松开血管钳，捏挤引流管，检查引流通畅后固定。

【口腔护理】

护士按七步洗手法规范洗手，将口腔护理盘端至床旁桌上。

护士：协助病人头侧向护士，治疗巾（或干毛巾）围于病人颌下，放弯盘于病人口角边。

1. 湿润口唇：打开治疗巾，戴上手套，用血管钳夹取干湿合适的棉球湿润口唇，特别是口角。

2. 正确擦洗：用压舌板轻轻撑开一侧颊部，用手电筒观察颊部黏膜后以弯血管钳夹取含漱口液的棉球（挤至不滴水）从内侧向门齿纵向擦洗，同法擦洗对侧。"现在我要用张口器将您爱人的嘴巴张开，您别担心，我保证动作轻柔，她不会感到痛苦的"。一手持压舌板轻轻撑开病人牙齿，另一手将张口器从臼齿处放入后慢慢张开病人口腔，用手电筒观察口腔情况。依次擦洗牙齿的上内侧面、上咬合面、下内侧面、下咬合面，弧形擦洗颊部。同法擦洗对侧。由内向外擦洗舌面，舌下，弧形擦洗硬腭。

3. 观察：擦洗完毕，再次观察口腔情况。

4. 酌情用药：口唇涂液体石蜡油，撤去治疗巾。

护士："好了，嘴巴已经洗干净了，如果您发现她的嘴唇很干可以用棉签蘸点水给她湿润一下，也可以涂点润唇膏。"

病人丈夫："好的，谢谢你。"

5. 洗手记录。

6. 将口腔护理用物撤至护理车下层。

【头面部护理】

同上。

【更换卧位】

护士："接下来我要帮她做背部皮肤护理，这样可以促进皮肤的血液循环，对防止压疮的发生很有好处。现在我需要您的帮助，我们一起来将您爱人翻向那边。"

拉起对侧床栏……

1. 将病人两手放于腹部。

2. 护士与家属站在床的同一侧，"现在您把手伸进去托住您爱人的颈肩部和腰部，等会听我口令一起先将她移近再翻身。"护士托住病人臀部和腘窝部后喊口令，两人同时将病人抬起移向近侧。

3. "很好，然后您扶着她的肩、腰。"护士扶住病人的臀和膝部位后喊口令轻轻将病人翻向对侧。

4. 将病人安置成稳定卧位。

【卧有病人床更换床单】

撤去大毛巾，取出清洁衣服，穿上近侧衣袖并塞至病人身下。

1. 松单扫垫：松开近侧各单，将污中单卷入病人身下，扫净橡胶中单后搭于病人身上。将污大单向上卷入病人身下，从床头至床尾扫净褥垫。

2. 铺近侧单：中线与床中线对齐，正面向上，靠近侧的半幅大单展开，另一半塞于病人身下，自床头、床尾、中间先后展平拉紧，折成斜角或直角塞入床垫下，放平橡胶中单，铺清洁中单，连同橡胶中单一起塞入床垫下。

"这边换好了，现在我们一起帮她躺平"。

3. 更换衣裤：转至对侧，更换衣裤。

"来，现在我们再用前面的方法将她翻向那边。"

4. 铺对侧单：松开对侧各层单，撤出污中单卷至床尾，扫净橡胶中单，搭于病人身上，将污大单由床头卷至床尾撤出与中单一起投入污物袋，扫净褥垫，依次将清洁大单、橡皮中单、中单逐层拉平铺好。

"大单换好了，现在我们一起帮她躺平。"

5．更换被套：解开被套端带子，从开口处将棉胎一侧纵行向上折叠1/3，同法折叠对侧棉胎，将清洁被套正面向外铺在污被套上，打开尾端呈一菱形，手持棉胎前端，呈"S"形折叠拉出塞入清洁被套内，同备用床法套好被套，封口端与被头平齐，撤出污被套，系被尾带子，叠成被筒为病人盖好。

0204 视频二维码：
卧有病人床
更换床单法

6．更换枕套：将清洁枕套铺于床上，取出枕头，取下污枕套，拍松枕芯，换清洁枕套，横立于床头。

7．整理：将病人头偏向一侧，移回床旁桌椅。

【平卧换单法】 适用于不能翻身侧卧的病人

（1）核对解释 携用物至床旁，向病人解释，说明需要病人配合的地方，以取得合作。

（2）移开桌椅 移开床旁桌椅，如病情许可，放平床头及床尾支架，便于彻底清扫。清洁被服按顺序放椅上置床尾。

（3）取枕松单 一手托起病人头部，另一手取出枕头，放于床尾椅上，松开盖被、大单、中单及橡胶中单，横卷成筒式，将污大单卷至肩下。

（4）卷式换单 将清洁大单横卷成筒状铺床头，中线对齐，铺好床头大单，然后抬起病人上半身，如骨科病人可利用牵引架上拉手抬起身躯。将各层污单从床头卷至病人臀下，同时将清洁大单从床头拉至臀部。

（5）撤污铺单 放下病人上半身，抬起臀部，迅速撤出各层污单，将清洁大单拉至床尾，拉平铺好。先铺好一侧清洁中单及橡胶中单，余下半幅塞于病人身下，转至对侧以同法铺好。

（6）更换被套、枕套同上法。

护士："晨间护理做好了，像您爱人这种情况，您还是需要多同她说说话，这样可以有助于她疾病的康复，如果您有什么需要，可以随时找我们。"

病人丈夫："好的好的，谢谢！"

回去后分类处理用物。

两人法卧有病人床更换床单

临床上晨间护理时常常两人配合进行卧有病人床更换床单。

（1）核对解释：携用物至床旁，向病人解释，取得病人配合。

（2）移开床旁桌椅，两位护士分别站于病人两侧。

（3）拉起右侧床栏，松开被尾，移枕至右侧，协助病人右侧卧位，右侧护士一手扶病人肩背部、一手扶腰臀部，确保病人安全舒适。

（4）将污染的一次性中单卷入病人身下，松开左侧大单，将污大单向上卷入病人身下，观察病人左侧背部、臀部、肢体皮肤情况；扫净中单、橡胶单，并搭在病人身上，从床头至床尾扫净大单上的渣屑，注意枕下及病人身下各层彻底扫净。

（5）铺左侧床单：中线与床中线对齐，正面向上，靠近侧的半幅大单展开，另一半塞于病人身下，自床头、床尾、中间先展平拉紧，一侧床单塞入床垫下。根据病人病情及个体化需要将一次性中单放置合适位置，中线与床中线对齐，近侧半幅展开平整。拉起左侧床栏。

（6）铺右侧床单：右侧护士放下床栏，协助病人翻身侧卧左侧，移枕至左侧，观察病人左侧背部、臀部、肢体皮肤情况。同样方法松开右侧大单，撤出污染的一次性中单弃置垃圾桶内，将污大单由床头卷至床尾撤出与中单一起投入污物袋，扫净褥垫，依次将清洁大单、一次性中单拉平铺好（可协助病人平卧或保持左侧卧位）。

（7）床头床尾大单打结固定：左侧护士将左侧床头预留的大单一角递予右侧护士，并协助抬高病人头部床垫。右侧护士将两侧床头大单两角打结固定，拉紧中线部位大单；两护士移动至床尾，同法固定床尾大单。右侧护士将该侧边大单塞入床垫下。

（8）更换被套：解开被套端带子，将清洁被套正面向外铺在污被套上，两位护士同时从污染被套开口处将被头两角拉出，棉胎呈"S"形折叠拉出塞入清洁被套内，封口端与被头平齐，撤出污被套，系被尾带子，叠成被筒为病人盖好。

（9）更换枕套：将清洁枕套铺于床上，一位护士协助病人抬头，另一位取出枕头、取下污枕套，拍松枕芯，换清洁枕套，垫回病人头下。

（10）移回床旁桌椅。整理桌面。

◎ 能力拓展

协助病人翻身的技巧

一、一般病人翻身法

（一）一人协助病人翻身法

适用于体重较轻者。

1. 核对姓名、床号，向病人解释操作目的，取得合作。

2. 将各种导管及输液装置等安置妥当，防止翻身引起导管连接处脱落或扭曲受压。

3. 病人仰卧，两手放于腹部。

4. 将病人肩部、臀部移向护士侧床缘，护士立于病人右侧，两腿分开 11～15cm，以维持平衡及重心恒定。移上身（上身重心在肩背部）。将病人右肩稍托起，一手伸入肩部，用手臂扶托颈项部；另一手移至对侧肩背部用合力抬起病人上身移向近侧。双手托起，将病人臀部移近床缘，并将双下肢移近并屈膝，使病人尽量靠近护士。

5. 一手托肩，一手扶膝，将病人轻轻转向对侧，背靠护士，安置病人体位于侧卧姿势。

6. 病人的背部、胸前及两膝间垫上软枕，使病人舒适又安全。

（二）二人协助病人翻身法

适用于体重较重或病情较重的病人。如截瘫、偏瘫、昏迷等。

1.～3. 同上。

4. 将病人肩部、臀部移向护士侧床缘，并将双下肢移近并屈膝，使病人尽量靠近护士。

5. 护士二人站在床的同一侧，一人托住病人颈肩部和腰部，另一人托住病人臀部和腘窝部，两人同时将病人抬起移向近侧。分别托扶病人的肩、腰、臀和膝部位，轻轻将病人翻向对侧。

6. 病人的背部、胸前及两膝间垫上软枕，使病人舒适又安全。

二、轴线翻身法

适用于颅骨牵引、脊椎损伤、脊椎手术、髋关节术后的病人在床上翻身。

1. 核对病人，帮助病人移去枕头，松开被尾。

2. 三位操作者站于病人同侧，将病人平移至操作者同侧床旁。

3. 病人有颈椎损伤时，一操作者固定病人头部，沿纵轴向上略加牵引，使头、颈随躯干一起缓慢移动，第二操作者将双手分别置于肩部、腰部，第三操作者将双手分别置于腰部、臀部，使头、颈、肩、腰、髋保持在同一水平线上，翻转至侧卧位。病人无颈椎损伤时，可由两位操作者完成轴线翻身。

4. 将一软枕放于病人背部支持身体，另一软枕放于两膝之间并使双膝呈自然弯曲状。

三、脊柱手术后病人翻身法

（一）操作方法

按照翻身护士的人数可分为一人翻身法和两人翻身法。

1. 一人翻身法：护士立于病床一侧，双手托扶住病人的肩部及臀部，将病人翻转成侧卧位，面朝向护士，然后移一手扶住病人的腰背部，另一手拿枕垫于病人肩背部，使病人上身略向后偏靠，下腿稍微屈膝，上腿屈髋屈膝位，两膝盖间夹一软枕，此方法适用于腰椎手术后的翻身。

2. 两人翻身法：两名护士分别立于病床两侧，先嘱病人屈膝，一名护士扶托住病人远侧肩部及臀部，将病人躯干呈轴线翻转至自己一侧，另一名护士用枕垫抵住病人腰背部，双膝间放一软枕，此方法适用于胸、腰椎手术后的翻身。

（二）注意事项

1. 始终保持脊柱的稳定性，即翻身时保持脊柱成一水平位，防止脊柱扭转、滑脱、移位及植入骨脱落等。

2. 减少不必要的翻身，给病人擦澡、换药、注射尽量与翻身时间同步进行。

3. 按时翻身，白天1～2h翻身一次，不可超过2h，夜晚可适当延长时间以保证病人睡眠。翻身次数应白天勤，夜晚少。

4. 翻身角度，一般来说，90°病人往往难以接受，因一侧肢体受压，病人肢体发麻及疼痛难以坚持长久。45°～60°病人感到舒适，同时又避免了局部皮肤长期受压。开始先翻至45°，然后逐渐增大翻身角度至60°，使病人逐渐适应。脊柱侧凸矫治手术后翻身的角度不可超过60°，避免由于脊柱负重增大而引起上关节突骨折。

5. 翻身后注意摆正病人的功能位。如使双足保持踝关节90°，一是使病人舒适；二是预防足下垂，关节畸形等并发症。

四、颈椎手术后病人翻身法

要点：颈椎与脊柱保持垂直轴线，必须戴好颈围。

方法：区别颈围上下缘，以上缘托住下颌角，下缘中部贴至胸骨柄，两侧紧贴锁骨使颈部保持中立位为标准，周径以不影响呼吸吞咽、睡眠为宜。

（一）翻身方法

一般三人协助翻身。一人托颈围，协助转头并垫枕头（枕头与肩同宽），其余两名护士分别立于病床两侧，先嘱病人屈膝，一名护士扶托住病人远侧肩部及臀部，将病人躯干呈轴线翻转至自己一侧，另一名护士用枕垫抵住病人腰背部，双膝间放一软枕，床头的护士要与另外两名护士同步行动，保持颈椎与胸腰椎始终成一直线，不可使颈部左右偏斜或扭转。

（二）注意事项

每次翻身时要保护好受伤部位，保持脊柱中立位，侧卧时注意将夹垫高度与脊柱保持同一水平，防止脊柱扭曲，避免造成新的损伤。

五、颅骨牵引病人翻身法

要点：必须维持牵引力；头颈与躯干要保持垂直。

（一）翻身方法

一人一只手牵拉牵引弓，保持反作用力，另一手协助头颈的转动，另一人将病人双手放于胸前，并协助病人屈膝，翻身时两人同时用力。

（二）注意事项

翻身时要特别注意头部、躯干及下肢三点成一线，注意牵引器不要碰床栏，要随时观察病人的反应，若翻身不当，有可能加重脊髓损伤。

六、髋部术后病人翻身法

（一）翻身方法

病人术后 1～3d 最好采取两人翻身法，操作者分别站在病人患侧的床边，先将病人的双手放于胸前，让病人屈曲健侧膝关节，操作者一人双手分别放至病人的肩和腰部，另一人将双手分别放至病人的臀部和患肢膝部，并让病人健侧下肢配合用力，同时将身体抬起移向患侧床沿，然后让病人稍屈曲健侧膝关节，在两膝间放置 2～3 个枕头，高度以病人双侧的髂前上棘之间的距离再加上 5cm，操作者一人双手分别放至病人的肩和腰部，另一人双手分别放置臀部和患肢膝部同时将病人翻向健侧，将患肢置于两膝间的枕头上，保持患肢呈展 15°～20°、屈髋 10°～20°、屈膝 45°，然后在病人的背部垫一软枕，胸前放一软枕置上肢，注意保持病人的舒适。

（二）注意事项

侧身后仍保持肢体外展 15°～20°、屈髋 10°～20°、屈膝 45°。由于手术后病人患肢要求保持一定的功能位置和髋关节的一定角度，单侧髋关节置换术后仅翻身于健侧，侧身时间一般为 60min。

七、四肢骨折的翻身法

（一）四肢石膏外固定病人的翻身方法

1. 翻身方法：一人托扶石膏（一手托于长骨部位、一手托于关节部位），如病人能自己活动可让病人自己翻身；如病人活动受限，则由另一人协助翻身，待病人翻到合适位置后，在打石膏的肢体下垫软垫，使患肢位置舒服。

2. 注意事项：必须用手托扶石膏，不能拿捏；石膏下应垫软垫，上面不能压盖重物。

（二）胫骨结节，跟骨结节病人的翻身方法

1. 翻身方法：一人牵拉牵引弓，协助患肢转动，另一人垫枕头。

2. 注意事项：翻身时应维持牵引力，下肢应保持中立位。

◎ **学习评价**

1. 爱伤观念强，能同情病人疾苦。

2. 各项操作熟练、规范。

3. 有良好的沟通能力，经解释病人或家属理解、合作良好。

4. 晨间护理质量标准及其评分细则，见表 2-1。

表 2-1　晨间护理质量标准及评分细则

项目	分值	质量要求	评分细则	扣分值
准备工作	5	1. 护士着装整洁，符合护士角色要求 2. 用物准备齐全，摆放有序 3. 环境整洁，符合治疗要求	衣服、鞋、帽不整洁或头发不符合要求、浓妆、戴装饰品各扣 1 分；用物缺一件扣 0.5 分	

续表

项目	分值	质量要求	评分细则	扣分值
便器的使用	10	1. 注意保护病人隐私 2. 便盆放置方法正确	未注意保护病人隐私扣2分；放置便盆方法错误或有强塞硬拉等动作扣3分	
口腔护理	30	1. 能根据病情准备用物、漱口液、外用药 2. 正确使用压舌板、开口器 3. 夹取棉球方法正确，棉球湿度适宜 4. 擦洗方法、顺序正确 5. 口腔疾患处理正确	漱口液、外用药选择错误扣3分； 压舌板、张口器的使用不正确扣2分；棉球过湿或过干扣2分；夹取和传递棉球未注意无菌操作扣2分；擦洗方法、顺序错误酌情扣2～5分	
头面部护理	15	1. 水温适宜 2. 擦洗顺序正确，头面部干净 3. 床单位干燥	水温不符合要求扣2分；擦洗顺序错误扣1分；面部未洗净扣5分；床单位变湿扣2分	
床单位的整理及更换	35	1. 撤、扫、铺近侧各单顺序正确，扫床垫须从床头至床尾 2. 撤、扫、铺对侧各单顺序正确，污面向内卷，不抖污大单 3. 更换被套节力、保暖、清洁面不污染 4. 病人感觉舒适，未受凉，无过多的灰尘飞扬 5. 动作有条不紊，无多余动作，操作时间≤10min	顺序错误一处扣2分；扫床垫顺序错误扣2分、扫向护士扣1分；撤、扫、铺过程中动作幅度过大导致尘埃飞扬扣5分；未注意保暖致病人暴露酌情扣3～5分；清洁面污染酌情扣3～5分；不注意节力，小动作较多扣2分；质量不符合要求酌情扣1～10分；每超过1min扣1分	
质量控制	5	1. 护患沟通良好 2. 操作顺序安排合理	问候、解释、说明不到位扣2分；顺序安排不合理扣3分	
总得分	100	—	—	

0205 测试题二维码

（周爱君、张亚当、郑丹娟）

情境三　压力性损伤防治

◎ 学习目标

知识目标：

1. 掌握无菌换药的原则、气垫床使用的注意事项、体位摆放的注意事项、背部皮肤护理的注意事项。

2. 熟悉背部皮肤护理的目的、适应证及压力性损伤防治的内容、方法与质量要求。

3. 了解压力性损伤的换药方法及注意事项。

技能目标：

1. 能熟练地进行体位摆放、背部皮肤护理等操作。

2. 学会气垫床的使用及各期压力性损伤的处理。

思政目标：

1. 背部皮肤护理、协助病人变换卧位时注意为病人保暖，关心爱护病人。

2. 演练过程中配合默契，具有爱伤观念。

◎ 情境导入

病人，刘某，女，82岁，因"左侧肢体活动障碍一天"入院，入院时病人神志清醒，精神疲软，左侧肢体肌力1级、右侧肢体肌力5级，双下肢无浮肿，右侧髋部有一5cm×3cm的3期压力性损伤，基底呈黄色，表面少量腐肉覆盖，有渗液。护士经压力性损伤的危险因素评估，认定为压力性损伤高危病人，遵医嘱予创面局部换药、气垫床使用、体位的合理摆放及背部皮肤护理等预防压力性损伤护理。

◎ 场景准备

一、角色分配

由学生分别扮演责任护士、病人、家属。

二、用物准备

1. 压力性损伤换药用物：治疗车、换药包（含镊子2把和1把剪刀）、一次性换药碗2只、一次性治疗巾一块、无菌生理盐水、20mL注射器、无菌纱布、干棉球、医用胶布、手套2副（1副无菌）、纸尺/测量尺、治疗巾、床帘或屏风。

2. 体位摆放用物：气垫床、翻身枕、脚垫。

3. 背部皮肤护理用物：床刷1只、50%乙醇、清洁衣裤1套、大毛巾1块、小毛巾1块。

三、病室环境

安静、清洁，光线充足，温度适宜。

◎ 情景演练

场景一 压力性损伤评估

责任护士接到新病人后，给病人安置好床位，对病人进行压力性损伤的危险因素及局部伤口评估。

2016 年美国国家压疮咨询委员会（NPUAP）将压疮更名为压力性损伤，是指皮肤和深部软组织的局部损伤，通常位于骨隆突部位或与医疗器械等相关，其可以表现为完整的皮肤或开放性溃疡，可能伴有疼痛。

Braden 评估量表是目前国内外用来预测压力性损伤发生的最常用的方法。Braden 评估量表是由美国的 Braden 博士于 1987 年制订，该表具有较好的信度、效度，对压力性损伤高危者的预测灵敏度为 90%～100%，具有准确的量化指标，分别从感觉、潮湿程度、活动能力、移动能力、营养状况等 5 个方面进行评估。详见表 3-1 Braden 评估量表。

表 3-1 Braden 评估量表

评分因素	1分	2分	3分	4分
1. 感觉	完全受限	非常受限	轻度受限	未受限
机体对压力相关不适的感受能力	对疼痛刺激没有反应（没有呻吟、退缩或紧握），或者绝大部分机体对疼痛的感觉受限	只对疼痛刺激有反应，能通过呻吟和烦躁的方式表达机体不适，或者机体一半以上的部位对疼痛或不适感觉障碍	对其讲话有反应，但不是所有时间都能用言语表达不适，或者机体的一到两处肢体对疼痛或不适感觉障碍	对其讲话有反应，机体没有对疼痛或不适的感觉缺失
2. 潮湿程度	持续潮湿	非常潮湿	偶尔潮湿	极少潮湿
皮肤处于潮湿状态的程度	由于出汗、小便等原因，皮肤一直处于潮湿状态，每当移动病人或给病人翻身时就可发现病人的皮肤是湿的	皮肤经常但不是总是处于潮湿状态。床单每班至少换一次	每天需要额外地换一次床单	通常皮肤是干的，只要按常规换床单即可
3. 活动能力	卧床不起	局限于椅	偶尔行走	经常行走
躯体活动的能力	限制在床上	行走能力严重受限或没有行走能力。不能承受自身的重量和/或在帮助下使用座椅或轮椅	白天在帮助或无需帮助的情况下偶尔可以走一段路。每班大部分时间在床上或椅子上度过	每天至少 2 次室外行走，白天醒着的时候至少每 2h 行走 1 次
4. 移动能力	完全无法移动	严重受限	轻度受限	不受限
改变和控制躯体位置的能力	没有帮助的情况下不能完成轻微的躯体或四肢的位置变动	偶尔能轻微地移动躯体或四肢，但不能独立完成经常或显著的躯体位置变动	能经常独立地改变躯体或四肢的位置，且变动幅度不大	独立完成经常性的大幅度的体位改变

续表

评分因素	1分	2分	3分	4分
5. 营养	非常差	可能不足	足够	非常好
平常的食物摄入模式	从来不能吃完一餐饭，很少能摄入所给食物量的 1/3。每天能摄入 2 份或以下的蛋白量（肉或者乳制品），很少摄入液体，没有摄入流质饮食或者禁食和/或清液摄入或静脉输注 >5d	很少吃完一餐饭，通常只能摄入所给食物量的 1/2。每天蛋白摄入量是 3 份肉或者乳制品，偶尔能摄入规定食物量，或者可摄入略低于理想量的流质或者是管饲	可摄入供给量的一半以上，每天 4 份蛋白（肉或者乳制品）。偶尔会拒绝肉类，如果供给食品通常会吃掉。或者管饲或 TPN 能达到绝大部分的营养物质	每餐能摄入绝大部分食物，从来不拒绝食物，通常吃 4 份或更多的肉类和乳制品，两餐间偶尔进食，不需要其他补充食物

【压力性损伤的危险因素评估表使用说明】

1. 在入院/转入时完成对所有风险人群/病人评估，当病情发生改变时随时复评。

（1）Braden 评分≤9 分为极高度危险：每班评估记录 1 次。

（2）9 分＜Braden 计分≤12 分为高度危险：每日评估记录 1 次。

（3）12 分＜Braden 计分≤18 分为轻中度危险：病情稳定时，每周评估记录 1 次，病情变化随时再评估。

（4）Braden 计分＞18 分为无风险：至少每周再评估 1 次，病情变化随时再评估。

2. 高危人群管理：当 Braden 评分≤12 分者为高危人群，需采取下列措施。

（1）告知病人及家属发生压力性损伤的风险，填写"高危压力性损伤告知书"并由家属签字，取得他们的配合。

（2）每 2～4h 翻身一次（除非病情特殊不允许或有医嘱外），皮肤情况每班评估记录并严格交接班。

（3）使用压力性损伤预防用具，如气垫床、溃疡贴等。

（4）保持皮肤清洁与干燥。

（5）加强全身营养。

【伤口局部评估】

压力性损伤属于慢性伤口，伤口评估内容如下。

（1）位置　正确的伤口解剖位置的描述，能为确定伤口的病因提供线索。在骨突、关节等不易固定的伤口，为敷料的弹性和裁剪提供参考。

（2）伤口大小、形状　评估伤口大小，包括伤口的长度、宽度和深度的测量，以及伤口有无潜行、窦道和瘘管的评估。伤口长度的测量应与身体的长轴平行，宽度的测量应与身体的长轴垂直，深度是指伤口垂直的最深度。

（3）伤口基层组织　伤口基底颜色采用 RYB 分类❶的方法，将创面分为红、黄、黑及混合型。伤口基底层红色，提示伤口内有健康的肉芽组织生长，伤口可能处于愈合过程

---

❶ RYB 分类：是国际常用的创面评估方法，由 Guzzell 等于 1988 年提出。它依据伤口基底颜色将创面分为红期、黄期、黑期，以反映创面的动态修复过程。

中；伤口基底层黄色，提示伤口内有坏死组织，伤口可能存在感染；基底层黑色，提示伤口有坏死组织或结痂，无愈合倾向。部分伤口属于混合型伤口，伤口内由不同的颜色组成。

（4）渗出液　伤口渗出液的评估内容包括伤口渗液量、渗出液性状及渗液气味的评估。

（5）伤口周围皮肤　伤口周围皮肤的评估包括颜色、质地、皮肤的温度及周围皮肤的完整性，如有无受损、是否受到浸渍，以及有无红斑、丘疹和脓疱等。

场景二　压力性损伤换药

该病人入院时右侧髋部带入一 3 期的压力性损伤，局部有渗液，遵医嘱给予换药。

护士："奶奶您好，我是您的责任护士，您叫什么名字？您的腕带让我看下，好吗？"护士用 PDA 扫描核对信息。"奶奶，因为您髋部破损的地方有渗液，接下来我帮您换一下药，好吗？"

病人："哦，好的好的，是要换一下药了，感觉湿嗒嗒的，很不舒服！"

0301 视频二维码：
压力性损伤换药

1. 评估创面　评估创面部位、大小、基层组织、渗出液、伤口周围皮肤等。

2. 用物准备　检查无菌物品的名称、消毒日期、有效期。打开一次性换药碗，检查无菌生理盐水：①瓶签上的药名、剂量、浓度和有效期；②瓶盖有无松动，瓶身有无裂缝；③对光检查溶液有无沉淀、混浊或变色。用启瓶器打开瓶盖，消毒瓶塞，取无菌纱布覆盖瓶塞打开瓶塞。手持溶液瓶，瓶签朝向掌心，倒出少量溶液冲洗瓶口，再由原处倒出溶液至换药碗内。盖好瓶塞，注明开瓶日期及时间并签名，已开启的无菌溶液瓶内的溶液，24h 内有效。盖好一次性换药碗，备用。

3. 环境准备　调节室温，围屏风或拉床帘。

4. 安置体位　协助病人取左侧卧位，暴露伤口部位。"奶奶，我们来翻个身，"并将治疗巾垫于伤口部位下。

5. 换药步骤

（1）戴清洁手套，慢慢地将原敷料胶布朝顺毛发方向撕下，"奶奶，现在我帮您把纱布拿下来，可能会有点疼，您坚持一下"。若敷料粘在伤口上，可用生理盐水沾湿敷料后，再移除敷料，以免伤及肉芽组织、破坏愈合进程，减轻局部组织的疼痛。

（2）以纸尺测量伤口的长×宽×深与潜行深度并记录。依据时钟方向测量潜行深度，观察伤口生长情况及愈合情形。

（3）洗手，打开无菌换药包，将一个弯盘垫于伤口部位下，在另一个弯盘内按无菌技术方法放入无菌干棉球，倒入生理盐水溶液浸湿棉球。

（4）"奶奶，现在我要给您消毒喽，可能会有点凉。"戴无菌手套，先用稀碘伏棉球消毒创面，再用无菌生理盐水棉球、从上到下、从内到外（对于感染性伤口，由外到内清洁），擦拭伤口周围，其范围大于伤口基部约 5cm，或用 20mL 注射器抽取生理盐水对伤口床进行涡流式冲洗，以移除伤口床的坏死组织、分泌物。如坏死组织较多，需采取清创处理。

清创的方法

① 当伤口内坏死组织比较松软时，可采用外科清创的方法。

② 当伤口坏死组织比较致密，且与正常组织混合时，首先选用水凝胶等自溶性清创，待坏死组织松软后再配合外科清创的方法。当坏死组织非常致密，采用其他方法无法清除时，可考虑使用化学性清创方法。

③ 当黑色焦痂覆盖伤口时，可在焦痂外做一些切口，再使用自溶性清创。

④ 当伤口内有较深潜行或窦道时，可采用机械性冲洗的方法，清除部分坏死组织。

（5）取无菌纱布包扎创面，用胶布妥善固定，每日更换；也可用溃疡贴或泡沫敷料包扎，注明换药时间，3～5d 更换一次敷料。

（6）摘除手套，协助病人平卧位，整理床单位。"奶奶，创面换药好了，现在帮您躺平好吧？请保持创面干燥，如果敷料湿了，请及时告诉我们；如果您有任何不适，也请您及时告诉我们！"

（7）做好记录，用物按医疗垃圾分类处理。

伤口渗液的处理

根据伤口愈合不同时期渗液的特点，进行伤口渗液的管理，可选择恰当的敷料，也可使用负压治疗，主要目的达到伤口液体平衡，细胞不发生脱水，也不会肿胀。

① 当黑色焦痂覆盖时，通常伤口渗液少或没有渗出，此时需要给伤口补充一定的水分才能溶解焦痂，因此，可使用水分较多的敷料，如水凝胶或离子持续交换型敷料。

② 当伤口有较多黄色坏死组织覆盖时，伤口渗液由少到多，可使用既具有吸收能力又有清创作用的敷料来吸收渗液和清创，如藻酸盐、美盐等敷料。

③ 当伤口有较多红色肉芽组织时，渗液较多，可选用吸收能力强的敷料以吸收伤口内过多的渗液，如藻酸盐类、亲水纤维敷料、泡沫敷料等。

④ 当伤口内肉芽组织填满伤口、部分上皮组织生长时，伤口渗液逐渐减少，可使用水胶体或薄色泡沫敷料以促进伤口愈合。

场景三　压力性损伤预防

该病人 Braden 评分为 10 分，属于压力性损伤极高危的病者，且右髋部已经发生了压力性损伤，为了避免其他部位再发生压力性损伤，遵医嘱予采用气垫床使用、体位安置以及背部皮肤护理等一系列预防措施。

一、气垫床的使用

责任护士规范洗手，拿气垫床用物至病房为病人使用气垫床。

护士："奶奶您好，我是您的责任护士，您叫什么名字？您的腕带让我看下，好吗？"护士用 PDA 扫描核对信息。"奶奶，您好，根据刚刚我对您的评估，您属于压力性损伤高危的病人，现在需要给您铺一张气垫床，这样可以更好地保护您的皮肤，预防其他部位压力性损伤的发生，可以吗？"

病人："嗯，好的。"

1. 准备　检查气垫床性能是否正常充气，有否漏气，各部位连接是否正常。

2. 铺气垫床　协助病人翻身侧卧，"奶奶，我们先来翻个身"，松大单，将气垫床正面朝上铺于大单下，同法铺好对侧。协助病人平卧，"奶奶，现在我来帮您躺平。"

3. **充气**　连接充气管，插电源，打开开关进行充气，调节强度（先调至强档，让气体迅速充满，再根据病人的情况调节所需要维持的强度匀速充气）。

4. **检查**　再次检查气垫床充气是否正常，定时观察病人皮肤受压情况。

5. **宣教**　"奶奶，气垫床给您铺好了，使用期间，请您及您的家人不要随意去调节开关，双侧护栏一定要拉好，防止坠床。如果您发现气垫床充气不足或有漏气情况，请您及时告诉我们，我们也会定时巡视的。"

6. **停止使用**　停用气垫床，先切断电源，取下气垫床，放气后用 75% 酒精消毒，待干后妥善保存。

二、体位变换与安置

经常变换卧位可间歇性地解除局部组织承受的压力。经常翻身是长期卧床病人简单而有效解除压力的方法，可使骨隆突处轮流承受身体重量，从而减少对组织的压力。

1. **体位变换的频次**　体位变换的频次，应根据病人的压力性损伤发生危险、皮肤耐受性、舒适情况、功能状态、病情及使用的减轻装置效果综合考虑后决定。

（1）对卧床病人，至少每 2h 变换体位 1 次。

（2）坐轮椅的病人，至少每 1h 变换体位 1 次。

（3）对于可自行变换体位的坐位病人，指导每 15min 变换体位 1 次以改变受力点（重心）。

2. **体位的安置方式**

（1）为限制于轮椅或坐位的病人放置体位时，应充分考虑病人身体重量的分布、身体的平衡及受压部位压力的分布情况，采用最有利于减压同时又能够使病人舒适的体位。

（2）侧卧位时，避免坐骨大转子处直接受压，建议采用 30°侧卧。

（3）半坐位时，床头抬高不超过 30°，持续时间不超过 30min，根据病人的病情，确定合适的抬高角度，或在腿部放置支撑垫，防止下滑过程产生的摩擦力和剪切力。

三、减压装置（支撑面）的选择

协助病人变换体位后，可采用软枕或表面支撑性产品垫于身体空隙处，使支撑面积加大，从而减少骨隆突处所承受的压力，保护骨隆突处皮肤。

（1）对压力性损伤发生的高危人群，选择合适的压力再分布器具，如减压床垫或坐垫。

（2）骨突处如膝盖、足踝部使用软枕或泡沫材质的楔形枕，避免局部受压。医疗设备接触处皮肤使用衬垫保护并常规进行皮肤检查。

（3）足跟下使用减压器具保护，对能配合的病人可以在小腿处垫枕头，以使足跟部抬离床面；长期卧床的病人，建议使用专门的足跟减压靴。

0302 视频二维码：
体位变换与安置

（4）避免使用气垫圈或圈状的装置用于局部减压，因研究表明，使用气垫圈或圈状的装置会增加局部压力和组织充血水肿。

四、背部皮肤护理

对长期卧床病人，在局部受压部位可进行适当按摩，改善局部血液循环，预防压力性损伤的发生。

责任护士携用物至病人床旁，核对身份，为病人做背部皮肤护理，关闭门窗，调节室温 21～26℃，拉好床帘。

护士："奶奶您好，我是您的责任护士，您叫什么名字？您的腕带让我看下，好吗？"，护士用 PDA 扫描核对信息。"奶奶，您好，接下来我要帮您做背部皮肤护理，这样可以促进皮肤的血液循环，对防止压力性损伤的发生很有好处。请您配合我一下好吗？操作过程中如有不舒服，请您及时告诉我。"

病人："好的。"

1. 准备热水　热水以不烫手为宜（温度为 40～45℃）。

2. 翻身　松开病人衣裤，协助病人取侧卧位，"奶奶，我们先来翻个身"，背部靠近床沿，脱去一侧衣袖垫于背下，脱裤至臀下，检查背部、尾骶部及骨突部位皮肤。取浴巾盖于背部，注意保暖（每次擦洗及按摩时拿下）。

3. 清洁背部　将微湿毛巾缠于手上呈手套状，左手固定肩部，右手持毛巾依次擦净病人的颈部、肩部、背部及臀部。

4. 背部按摩　"奶奶，接下来我给您背部按摩一下"，将热毛巾四折，从肩胛部开始直至尾骶部附近，避开发红部位，由左向右按摩。"这样的力度可以吗？""现在我再用 50％乙醇帮您按摩一下"。取适量 50％乙醇倒入掌心，润湿双侧大小鱼际后从尾骶部开始沿脊柱两侧向上按摩至肩胛部后环形向下，然后按摩骨隆突处，再用拇指指腹自下而上按摩脊柱棘突至第七颈椎，压力由轻到重，再由重到轻，力度要足够刺激皮肤。

5. 更换衣裤、刷床　撤去大毛巾，取出清洁衣服，穿上一侧衣袖并塞至病人身下。扫净大单上的渣屑，并拉平铺好，协助病人平卧。转至对侧，更换衣裤，协助病人翻身侧卧于扫净一侧，用同样的方法整理好各层被单，协助病人平卧。

6. 整理被套　整理好被套，折成筒。

7. 整理枕头　取出枕头，拍松后放回。

0303 视频二维码：
背部皮肤护理

护士："奶奶，背部皮肤护理帮您做好了。平时在床上，请您多翻翻身，我们每天也会过来检查您的皮肤的，请问您还有其他需要吗？"

病人："没有了，谢谢护士！"

◎ 能力拓展

压力性损伤的分期特点及处理原则

压力性损伤分为：深部组织损伤、1 期压力性损伤、2 期压力性损伤、3 期压力性损伤、4 期压力性损伤和不可分期六期。压力性损伤的分期特点及处理原则见表 3-2。

表 3-2　压力性损伤的分期特点及处理原则

分期	分期特点	各期处理原则
深部组织损伤	完整或破损局部皮肤出现持续地指压不变白，颜色为深红色、栗色或紫色，或表皮分离呈黑色伤口床或充血性水疱	1. 解除局部皮肤的压力与剪切力,减少局部的摩擦力。同时,密切观察局部皮肤的颜色变化,有无水疱、焦痂的形成 2. 伤口处理:局部皮肤完整时可给予赛肤润外涂,避免按摩。如出现水疱,可按 2 期压力性损伤处理;如果局部形成薄的焦痂,可按焦痂伤口处理;如发生较多坏死组织,则进行伤口清创,按 3 期、4 期压力性损伤处理

分期	分期特点	各期处理原则
1期压力性损伤	局部皮肤完整,指压时红斑不会消失,深肤色人群可能会出现不同的表现。局部呈现出的红斑或感觉、皮温、硬度的变化可能会先于视觉的变化	1. 局部可以不用任何敷料。避免再受压,观察局部发红皮肤颜色消退状况,对于深色皮肤的病人观察局部皮肤颜色与周围的皮肤颜色的差异性变化 2. 减小局部摩擦力,局部皮肤可给予透明薄膜或水胶体或赛肤润,观察局部皮肤颜色的变化。水胶体和赛肤润可改善局部皮肤的缺血、缺氧状况
2期压力性损伤	部分皮层缺损伴真皮层暴露。伤口床呈粉红色或红色,湿润,也可为完整或破裂的浆液性水疱。脂肪层和更深的组织未暴露	1. 水疱:直径小于 2cm 的小水疱,可以让其自行吸收,局部贴透明薄膜保护皮肤;直径大于 2cm 的水疱,局部消毒后,在水疱的最下端 4～5 号小针头穿刺并抽吸出液体,表面覆盖透明薄膜,观察渗液情况,如果水疱内再次出现较多液体,可在薄膜外消毒后直接穿刺抽液,薄膜每 3～7d 更换一次 2. 水疱破溃,暴露出红色创面,用稀碘伏消毒后再用生理盐水清洗伤口及周围皮肤,去除残留在伤口上的稀碘伏及表皮破损的组织;用无菌纱布轻轻拍干。创面渗液少,可选用水胶体敷料,根据渗液每 2～3d 更换一次;创面渗液中等或较多时,可用溃疡贴或泡沫敷料,每 3～5d 更换一次
3期压力性损伤	全层皮肤缺损,可见脂肪、肉芽组织和边缘内卷。有腐肉和(或)焦痂。深度按解剖位置而异;皮下脂肪较多的部位可能会呈现较深的创面,在没有皮下脂肪组织的地方是表浅的,包括鼻梁、耳朵、枕部和踝部。潜行和窦道也可能存在。无筋膜、肌腱、韧带、软骨与骨暴露	1. 清除坏死组织:3 期、4 期压力性损伤的创面通常覆盖较多坏死组织,因此,首先要进行清创处理 2. 控制感染:感染伤口可选择合适的消毒液清洗伤口,再用生理盐水清洁,纱布拍干,伤口可使用银离子敷料、藻酸盐、高渗盐的抗菌敷料 3. 伤口渗液处理:根据伤口愈合不同时期渗液的特点,进行伤口渗液的管理,可选择恰当的敷料,也可使用负压治疗,主要目的是达到伤口液体平衡,细胞不发生脱水,也不会肿胀 4. 伤口潜行和窦道的处理:在伤口评估时,如果发现伤口内有潜行或窦道,一定要仔细评估潜行的范围及窦道的深度,根据潜行和窦道深度及渗出情况选择合适的敷料填充或引流。常用的引流和填充的敷料有优拓、美盐、藻酸盐、加强型爱康肤银等 5. 关节处伤口的处理:保护好关节面是护理关节处伤口的关键,除了进行局部的减压外,还应保护关节面湿润的环境,避免关节面破坏后骨的直接暴露。必要时,清洁后进行手术治疗保护关节 6. 足跟部伤口的处理:由于足跟部组织的特殊性,往往伤口的颜色不够鲜红而误以为是伤口内坏死组织。位于足跟的压力性损伤,在处理过程中要注意保护伤口,避免清创,伤口以清洁干燥为主,注意减压
4期压力性损伤	全层皮肤和组织缺损,可见或触及筋膜、肌腱、韧带、软骨与骨骼,有腐肉和(或)焦痂,常有潜行或(和)窦道	
不可分期	全层皮肤和组织缺失,由于被腐肉或(和)焦痂掩盖,不能确认组织损伤程度。只有去除腐肉和(或)焦痂后,才能判断压力性损伤是 3 期还是 4 期	1. 当伤口因覆盖焦痂或坏死组织而无法进行界定时,应先清除伤口内焦痂和坏死组织,再确定分期 2. 伤口处理与 3 期、4 期压力性损伤方法相同

◎学习评价

1. 操作中动作轻柔，无并发症发生。
2. 态度认真，爱护病人。经解释，病人或家属理解，愿意合作，建立安全感。
3. 角色分工合理，配合默契，充分体现团队精神。
4. 压力性损伤防治质量标准及其评分细则，见表3-3。

表3-3　压力性损伤防治质量标准及其评分细则

项目	分值	质量要求	评分细则	扣分值
准备工作	5	1. 护士着装整洁、符合护士角色要求 2. 用物准备齐全，摆放有序 3. 环境整洁，符合操作要求	衣服、鞋、帽不整洁或头发不符合要求，浓妆、戴装饰品各扣1分；用物缺一件扣0.5分	
压力性损伤评估	10	1. 危险因素评估准确，压力性损伤风险等级判断正确 2. 伤口评估内容正确	Braden评估量表一处评估不到位一处扣2分，伤口评估内容不正确一处扣2分，压力性损伤风险等级判断不正确扣1分	
压力性损伤换药	20	1. 严格遵守无菌操作原则 2. 取无菌物品、戴无菌手套符合要求 3. 正确揭除脏敷料，无伤及肉芽组织、破坏愈合进程，病人感觉舒适 4. 创面评估正确 5. 用无菌生理盐水棉球，从上到下、从内到外擦拭伤口周围，其范围大于伤口基部约5cm；或用20mL注射器抽取生理盐水对伤口床进行涡流式冲洗 6. 选择合适的敷料包扎	违反无菌原则扣5分，取用、使用无菌物品一处不符扣2分，揭除脏敷料方法不正确扣5分，创面评估不正确扣2分，创面消毒方法不正确扣6分，敷料包扎、胶布固定不美观牢固扣2分	
气垫床使用	10	1. 检查气垫床性能是否正常充气，有否漏气，各部位连接是否正常 2. 采用正确方法铺气垫床 3. 连接充气管，插电源，打开开关进行充气，根据病人的情况调节所需要维持的强度匀速充气 4. 再次检查气垫床充气是否正常 5. 病人卧位舒适	仪器性能未检查扣2分，气垫床正反面铺错扣5分，充气管连接错误扣2分，压力调节不正确扣2分，未再次检查充气情况扣2分，病人卧位不舒适扣2分	
体位摆放	15	1. 变换体位间隔时间正确 2. 侧卧、半卧位角度小于30° 3. 骨突出辅助支撑物摆放正确合理 4. 病人卧位舒适	变换体位间隔时间不正确扣2分，卧位角度不符合要求扣2分，骨突出保护不到位一处扣2分，病人卧位不舒适扣3分	

续表

项目	分值	质量要求	评分细则	扣分值
背部皮肤护理	35	1. 注意保暖,室温、水温适宜 2. 正确安置卧位,垫大毛巾方法正确 3. 清洁背部方法正确,不遗漏 4. 热毛巾按摩顺序正确、用力适宜、时间充分,毛巾保湿、保温 5. 乙醇按摩背部手法和顺序正确、用力适宜、时间充分 6. 根据病人病情正确顺序穿脱衣裤	病人暴露过多或室温、水温不合要求各扣 1 分;未将病人安置成稳定卧位扣 2 分;清洁背部不充分、遗漏一处扣 1 分;按摩方法错误扣 5 分;用力不当(过轻或过重)扣 5 分;按摩时间不充分扣 2 分;穿脱衣裤顺序错误扣 5 分	
团队合作	5	1. 角色分工合理,配合默契 2. 充分体现团队精神	团队成员有不合作现象扣 2 分	
总得分	100	—	—	

0304 测试题二维码

(郑淑凤、陈小萍、季兰芳)

情境四　降温护理

◎ 学习目标

知识目标：

1. 掌握生命体征测量的注意事项，使用冰袋、冰囊、温水擦浴的注意事项及禁忌用冷的部位和风险防范。

2. 熟悉发热病人不同降温护理的方法。

3. 了解电子冰毯在临床的应用及注意事项。

技能目标：

1. 能熟练地完成生命体征测量、温水擦浴等操作。

2. 学会冰囊、冰袋的使用及正确绘制降温护理的体温单。

思政目标：

1. 降温护理时，主动与病人沟通交通，减轻病人疾苦。

2. 演练过程中，护患角色转换合理，服务细致周到。

◎ 情境导入

病人，王小小，女，26岁，因车祸外伤急诊入院，头颅CT显示：左侧硬膜下血肿。在行全身麻醉（简称全麻）下紧急行开颅血肿清除、去骨瓣减压术。术后转入脑外科11床进一步治疗，护士严密观察病人的生命体征。术后第二天病人出现持续高热，护士根据医嘱采取了冰袋、冰囊、温水擦浴等降温措施，有效地降低了体温，促进了脑细胞的恢复。

◎ 场景准备

一、角色分配

由学生分别扮演医生、责任护士、病人。

二、用物准备

生命体征测量用物：已消毒的体温计、浸有消毒液的纱布、内垫纱布的弯盘、血压计、听诊器、秒表、记录本和笔、手消毒液。必要时，备棉花。

冰袋物理降温用物：冰袋、布套、体温计。

温水擦浴用物：大毛巾、小毛巾、热水袋及套、冰袋及套。热水1壶、水温计、清洁病员服。

体温单描绘用物：蓝色水笔、红色水笔、尺。

三、病室环境

安静、清洁，光线充足，夜间备台灯。设有输液天轨或备有输液架。

◎ 情境演练

场景一 生命体征测量

病人术后转入脑外科11床，责任护士为病人测量生命体征。

责任护士在治疗室准备好测量生命体征所需用物。

治疗车上层放置已消毒体温计、纱布或纸巾，备血压计、听诊器；治疗车下层放置医疗垃圾桶，然后洗手、戴口罩，推治疗车进入病房。

【体温测量】

责任护士："您好，我是您的责任护士小张，请问您叫什么名字？"

病人："我叫王小小。"

责任护士："哦，让我看下您的腕带"，护士用PDA扫描腕带并予以核对。

责任护士："小小，您刚做完手术，让我帮您先测量一下生命体征。"

病人："好的。"

责任护士："您腋下有出汗吗？我帮您擦一下。"

病人："好的。"

责任护士拿纸巾擦干病人腋下。拿出一支洁净体温计，检查刻度是否清晰、水银柱是否甩到35℃以下。

责任护士："小小，您夹紧体温计，这样大概需要10min的时间。"将体温计水银端放于病人腋窝深处并紧贴皮肤，指导病人屈臂过胸夹紧。

> **哪些病人不宜测量腋温？**
> 1. 腋下有创伤、炎症，或是肩关节受伤或者极度消瘦等的病人不宜测量腋温。
> 2. 冷、热水澡（浴）后半小时内的病人不宜测量腋温。

责任护士："现在，我给您测一下脉搏。"

【脉搏测量】

协助病人手臂放松，掌心向上，护士将示指、中指、无名指的指端放在病人的桡动脉表面，计数30s脉搏次数，乘以2得出每分钟脉搏次数。

【呼吸测量】

测量脉搏后，护士手仍然按在病人的手腕上，观察病人胸部的起伏，一呼一吸为一次，计数为30s乘以2得出每分钟呼吸次数。男性病人以腹式呼吸为主，测量呼吸的时候观察腹部；呼吸微弱的病人，用少许棉花置于病人鼻孔前，观察棉花被吹动的次数。

【血压测量】

责任护士："小小，现在我给您测一下血压，平躺在床上就可以，伸出一侧手臂。"

责任护士协助病人暴露被测肢体。使病人被测肢体的肱动脉、心脏、血压计零点处于同一水平位置（坐位时平第四肋，卧位时平腋中线）。

责任护士："您平时血压高吗？"

病人："从来没高过。"

责任护士为病人测量血压

（1）打开血压计开关，驱尽袖带内空气，正确捆绑袖带于测量部位（袖带下缘距肘窝上2～3cm；袖带松紧度以能放入一指为宜），用手暖和一下听诊器胸件，并置于肱动脉搏动处，轻加压（操作者蹲下，使目光与水银柱平行）。

（2）松开气门匀速缓慢放气，速度以每秒4mmHg为宜，同时听搏动音并双眼平视水银柱下降所指刻度。当听到第一声搏动，所指刻度数值为收缩压；继续放气，当听到声音突然减弱或消失时，所指的刻度为舒张压。

（3）测量完毕，收起听诊器及血压计。收起血压计前，驱尽袖带内空气，放气至水银柱为0，向右倾斜血压计，关闭水银柱开关，避免水银漏出。

责任护士取出病人的体温表，读取数值，放入盛装污体温表的器皿中，记录。

0401 视频二维码：
测量生命体征

责任护士："小小，您的体温、脉搏和呼吸都很正常。血压是136/76mmHg，也是正常的。"

病人："谢谢。"

责任护士："不客气，也谢谢您的配合。"同时整理床单位。

责任护士记录体温、脉搏、呼吸、血压的数值。推治疗车回治疗室，处理用物。

场景二 冰袋、冰囊的使用

术后第二天，责任护士在巡视病房时见王小小面色潮红、呼吸急促，于是用手背触其额头，感觉额头很烫。

责任护士："小小，您可能发烧了，我先给您量一下体温。"

病人："好的，谢谢您。"

2min后，责任护士拿来耳温仪。

责任护士："小小，您不用太担心，手术后的病人多数都会出现体温升高。我现在用耳温仪给您量体温，这个快又准，来量这边的耳朵吧，让我看一下，里面没有塞东西吧?"

病人："好的，耳朵里没有东西。"

责任护士套上干净的探头帽，按下开机键，听到信号蜂鸣声，将耳郭向后上方拉，探头柔和放入耳道，按下开始键，听到一声长蜂鸣声，显示结果39.8℃。探头帽使用后丢入黄色垃圾袋，防止交叉感染。

责任护士："体温39.8℃，确实是发热了。小小，您等一等，我马上通知床位医生。"

病人："好的。"

医生查看过病人后，开医嘱：冰袋、冰囊物理降温。

责任护士评估治疗局部皮肤状况，确认有无感觉障碍及冷过敏。

责任护士准备冰袋、冰囊。冰箱内取出生物冰袋、冰囊若干，套上布套。

责任护士推治疗车入病房，治疗车上放冰袋。

> **自制冰袋、冰囊的简便方法**
> 首先保鲜袋装上水，调整成冰袋或冰囊状放冰箱速冻，冰袋、冰囊成型，套上干毛巾或布套即可使用。

责任护士："小小，刚才医生开了医嘱给您物理降温。这是冰袋，放在您的额头上，这些冰囊放在腋下、腹股沟、腘窝等体表大血管丰富的地方，时间半个小时左右，可以帮助您降温。"

责任护士一边说一边将冰袋、冰囊放好。

病人："好的。"

10min 后，责任护士巡视病房，查看放置冰袋、冰囊部位的皮肤。

半个小时后，责任护士推治疗车再次来到病房。

责任护士："小小，现在感觉怎样？时间差不多了。我来把冰袋、冰囊取出来。等一会儿我再来给您量一下体温，看效果怎么样。"

病人："好的。"

责任护士将冰袋与冰囊取出，放于治疗车下层。责任护士推车回治疗室。生物冰袋、冰囊按医疗垃圾处理。半小时后，责任护士为病人复测体温，39.6℃。

责任护士："小小，现在您体温 39.6℃，降温效果不是太好，但您不用担心，我们还有其他的降温办法。"

病人："好的，谢谢您。"

使用冰袋、冰囊注意事项

1. 每次使用冰袋不超过 30min；保护床单不受潮，也可用防水垫巾代替橡胶单。

2. 使用期间要注意观察局部皮肤变化，一旦出现局部皮肤苍白、青紫、麻木感等，立即停止用冷。

3. 观察冰袋或冰囊有无破损、漏水，冰块融化后，应及时更换或者添加。

4. 取下冰袋 30min 后测量体温，观察降温效果。

场景三　温水擦浴

床位医生检查病人后，开出医嘱：温水擦浴。

责任护士准备 60～70℃热水袋，装入布袋备用，冰袋套上布袋，两块大毛巾，两块小毛巾，病员服一套，脸盆装 32～34℃的温水。

【核对解释】

责任护士携带用物来到病房，与病人解释。

责任护士："请问您叫什么名字？让我看一下您的腕带好吗？"

病人："王小小。"

责任护士用 PDA 扫描腕带并予以核对。

责任护士："对的。您刚才冰袋降温效果不好，医生开出医嘱温水擦浴降温，擦浴的方法是用温热的毛巾擦拭您的四肢及背部，通过扩张体表大血管来带走热量，从而达到降温的目的。希望您能配合我。"

病人："好的。"

责任护士："您现在感觉热吗？有没有发抖的感觉？"

病人："有点热，没有发抖。"

责任护士："我先帮您关上门窗、拉好床帘，室温调节至 24～25℃。""再翻一下身，让我检查一下您身上的皮肤情况。"放下床栏。

责任护士："皮肤没问题，好像出汗比较多，那我来给您温水擦浴降温，好吧？"

病人："好的"。

【放置冰袋、热水袋】

责任护士："小小，擦之前要先放冰袋在您头部，帮助降温，同时防止头部充血引起的头痛；为了促进舒适，防止因头部充血引起的不适感，还要放一个热水袋在脚底。"

病人："好的。"

责任护士将准备好的冰袋外加布套置于病人头部，将热水袋外加布套置于病人足下。

【擦拭右上肢】

责任护士："小小，等会儿我就从右手臂开始擦，先脱掉这边的袖子，需要您配合我哦，不舒服的话就告诉我。"

病人："好的。"

责任护士：先脱去病人右侧的衣袖，暴露右侧上肢，放大毛巾在手臂下，小毛巾浸在温水中，拧干，包成手套状。"我先从脖子开始擦，这里大血管比较表浅，需要多擦一下"。自颈部侧面→上臂外侧→手背以离心方向擦拭，促进毛细血管扩张；再次浸湿小毛巾，沿侧胸→腋窝→上臂内侧→手心擦拭。右手臂擦好之后用大毛巾擦干。

【擦拭背部】

责任护士："小小啊，右边上肢擦好了，感觉舒服一点了吗?"

病人："感觉还好。"

责任护士："那接下来擦背部吧，翻一下身。"

病人："好的。"

责任护士协助病人翻身，处左侧卧位，将脏衣服垫在病人身下，露出背部，下垫大毛巾。从上往下按"S形"擦拭背部，避开后颈部，用大毛巾擦干。

责任护士："小小，背擦好了，我帮您右手先套上干净衣服。"

病人："好的。"

责任护士：套上右侧衣袖，将衣服垫在病人身下。"来，我帮您躺平吧，拉上这边的床栏。"

【擦拭左上肢】

责任护士："小小啊，接下来我到对面帮您擦左手臂哈。"

病人："好的。"

责任护士移至病人左侧，先脱去脏衣服，放在治疗车下层。同法擦拭左上肢，并为病人穿干净衣服。

责任护士："小小啊，上肢和背部都擦好了，您感觉怎么样?"

病人："舒服多了。"

【擦拭左下肢】

责任护士："下肢浅表大血管也很丰富，我帮您擦一擦，帮助降温，先从左下肢开始吧，先帮您把裤子脱了，需要您配合一下哦。"在病人左侧擦拭左下肢，脱去近侧裤腿，换另外一块小毛巾，分三个方向进行擦拭。从病人的髂部沿着大腿外侧、小腿外侧擦至外踝，再到足背；从腹股沟沿着大腿内侧、小腿内侧擦至内踝；再从股下沿着大腿的后方，经过腘窝沿着小腿的后侧，擦到病人的足跟。最后大毛巾擦干。拉上床栏。

【擦拭右下肢】

责任护士："小小，裤子咱们脱掉了，一会儿右边腿擦好我会帮您换上干净的裤子。"回到病人的右边，脱去脏裤子，放在治疗车下层。同样的方法擦拭右下肢。用倒"8"字穿裤法为病人穿上裤子。

禁忌用冷的部位

1. 枕后、耳郭、阴囊部忌冷，以防冻伤。

2. 心前区忌冷，以防反射性心率缓慢及房室传导阻滞等。

3. 腹部忌冷以防引起腹痛、腹泻。

4. 足底忌冷，以防反射性末梢血管收缩而影响散热或一过性冠状动脉收缩。

【整理用物】

责任护士："小小啊，温水擦浴擦好了，感觉舒服吗？"

病人："嗯，我舒服多了，护士姐姐辛苦啦！"

责任护士："不客气。现在先把热水袋、冰袋拿掉，您先休息，过半个小时再来量体温。"

病人："好的。"

责任护士：半个小时后，测量体温，结果为38℃。"小小啊，您的体温已经慢慢地降下来了，现在是38℃，要多喝点水哦。"

病人："太好了。谢谢！"

温水擦浴注意事项

1. 注意观察病人情况，出现异常应立即停止操作，通知医生做相应处理。

2. 温度应稍低于体温，以免过冷对机体造成刺激。

3. 擦拭动作轻柔敏捷，减少翻动次数，擦至如腋窝、腹股沟、腘窝等大血管经过人体体表处，应适当延长时间，以利于散热。但要注意颈动脉窦不能用力擦，否则会引起病人心率减慢。

4. 禁忌擦拭后颈部、胸前区、腹部和足底等处，以免引起不良反应。

5. 全程注意保暖、保护隐私、防止坠床。

6. 时间不宜过长，单处肢体控制时间在3～5min。总时间控制在20min左右。

0402 视频二维码：
温水擦浴

场景四　体温单绘制

一、电子体温单的绘制

1. 进入护士工作站，点击病人姓名后，进入护理电子病历。

2. 点击进入"体温单"界面。

3. 首先选择"测量时间"，2018年8月9日10点；"测量的方法"，腋温；依次输入体温、脉搏、呼吸的数值，39.8℃、96次/min、26次/min。

4. 降温体温的绘制，按该病例，除了选择2018年8月9日10点这个"测量时间"，选择耳温的"测量的方法"，还需勾选备注"降温后半小时"，输入"39.6℃"。

5. 然后点击"保存"。"查看"可以看到"体温单"绘制完成的页面。

0403 视频二维码：
体温单绘制

二、纸质体温单的绘制

护士将降温体温绘制到体温单上，以"红○"表示，并用红虚线与降温前的温度相连，下一次测量的体温应与降温前温度相连。

责任护士打开 11 床王小小的病历翻到"体温单"，进行体温单绘制。绘制内容如下。

2018 年 8 月 9 日：上午 10:30，39.8℃（腋温），脉搏 96 次/min，呼吸 26 次/min；上午 11:10，冰袋、冰囊物理降温后体温 39.6℃（耳温），脉搏 98 次/min，呼吸 26 次/min。

责任护士先在"体温单"上找到"2018 年 8 月 9 日 10 点"这一纵格，然后找到"体温 39.8℃"这一横格，纵格与横格相交的一点用蓝色笔画"×"；再找到"脉搏 96 次/min"这一横格，纵格与横格相交的一点划红色的"●"；最后再找到"呼吸 26 次/min"这一横格，纵格与横格相交的一点划蓝色的"○"。

降温前的体温、脉搏、呼吸描记好后，在"2018 年 8 月 9 日 10 点"这一纵格与"39.6℃"这一横格相交点画一红色的○，表示冰袋、冰囊物理降温后的体温。用红笔将蓝色×与红色○用虚线连接。再次降温的 38℃无需画在三测单上，只需要记录在"病情护理记录单"中。注意：下一次测量的体温应与降温前温度相连。

◎ 能力拓展

冰毯全身降温仪使用

医用冰毯全身降温仪（简称冰毯机）降温法是利用半导体制冷原理，将水箱内蒸馏水冷却，然后通过主机工作与冰毯内的水进行循环交换，促使毯面接触皮肤进行散热，达到降温目的。冰毯机全身降温法分单纯降温法及亚低温治疗法两种。单纯降温法适用于高热及其他降温效果不佳的病人；亚低温治疗法适用于重型颅脑损伤。

一、用物准备

1. 责任护士准备：着装整齐，规范洗手。

2. 仪器及用物准备：单纯降温法冰毯机 1 台、肛温或肤温传感器、传感器防护膜、肛表 1 支、液体石蜡少许、蒸馏水 8L、干毛巾。（亚低温治疗法同单纯降温法的物品，另备人工呼吸机 1 台、镇静剂或肌松剂、微电脑输液泵、床边监护仪 1 台）。

3. 病人准备：若病人清醒，解释操作目的，取得合作，安置病人平卧位，评估病人全身皮肤情况，重点关注枕部、背部、尾骶部及双足皮肤情况。先用温度计测肛温或腋温 1 次，并做记录。

二、冰毯使用操作步骤

1. 注水：将冰毯主机左侧溢水口旋盖拧下，经注水口向水箱注入蒸馏水约 8L，直到见溢水口有水溢出为止（或注水至主机显示的水位线）。

2. 铺降温毯：检查皮肤，按卧有病人更换床单法铺好冰毯，上面铺床单并保持平整，将冰毯置于病人整个背部，可以用毛巾垫在枕后、双肘部、双足跟。

3. 冰毯与主机连接，检查无漏水。

4. 接通电源，打开主机开关。

5. 放置温度传感器：连接肛温传感器，将传感器防护膜套于肛温传感器顶端后，置于肛门内 6～10cm 处，用胶布固定于会阴部及大腿内侧（或肤温传感器放于腋窝并紧贴皮肤）。

6. 校对：用测得的肛温进行校对冰毯温度传感器。

7. 调节：校对完毕，根据医嘱设置肛温（32～35℃），毯温根据病人体温调节，一般单纯用于降温时，上限设 37℃、下限设 36℃。将指示灯调节在"制冷"时，冰毯机将根据肛温自动切换"制冷"开关。当＞37℃时，机器开始"制冷"；当＜36℃时，机器自动停止"制冷"。如果是亚低温治疗，使用前先按医嘱使用镇静剂或肌松剂。

8. 观察并记录效果：包括降温开始时间、降温效果，有无寒战、面色苍白、镇静剂或肌松剂的不良反应，每半小时记录病人体温、心率、呼吸、血压变化。

9. 整理用物，洗手。

三、冰毯全身降温仪使用的注意事项

1. 观察冰毯的工作情况，保持正常运转状态。

2. 冰毯铺于病人肩部到臀部，不要触及颈部，以免因副交感神经兴奋而引起心动过缓。毯上不铺任何隔热用物，以免影响效果，但不要让病人与冰毯直接接触，避免引起寒战等不适症状。可用单层吸水性强的床单，及时吸除因温差存在产生的水分。床单一旦浸湿，要及时更换，以免引起病人的不适。

3. 定时为病人翻身擦背按摩皮肤，以每小时翻身 1 次为宜，避免低温下皮肤受压，血流循环速度减慢，局部循环不良，产生压疮。

4. 保障温度感受器的固定，防止脱落，必要时用肛表测肛温进行重新校对，及时调整机温上、下限。

5. 观察、记录降温的时间，每半小时测量一次病人体温、心率、呼吸、血压变化并记录。

6. 密切观察病人情况，如发生寒战、面色苍白和呼吸脉搏血压变化时，应立即停止使用。

7. 用亚低温治疗法时，根据医嘱先用镇静剂或肌松剂，再用冰毯降温，停冰毯后再停用镇静剂或肌松剂，防止寒战反应。注意观察镇静剂或肌松剂的不良反应。

8. 注意病人颅内压情况，在条件许可下应放置颅内压监护装置，动态观察颅内压变化，防止脑灌流不足，维持脑压在 2.7kPa（20mmHg）以下、脑灌注压在 8.0kPa（60mmHg）以上。

四、冰毯全身降温仪的日常维护

1. 洁净度维护及保养：表面应用无绒布或海绵浸湿于适当清洁溶液后（或消毒湿巾）进行擦拭。在擦拭过程中，机壳内部不能进入任何液体，表面防止出现划痕。清洁剂的选择最好在制造商的指导下使用。

2. 监护仪的安放条件，应放在避免振动受潮及阳光直接暴晒、表面不受尘土污染的通风干燥处。

3. 使用后妥善放置固定好，勿折叠受压以免线束在不经意之间折断。如果有风扇过滤网，应经常清洗，将过滤网取出放在自来水中漂清，甩掉网上水，用干布擦干（晾干）再装回仪器内。

◎ 学习评价

1. 生命体征测量方法正确，并合理解释测量结果和进行个性化健康教育。

2. 冰袋、冰囊的使用方法正确，具有指导病人正确冷疗的能力。

3. 温水擦浴方法和顺序准确，擦拭过程中注意保护病人的隐私。关心、体贴病人，注意高热病人的心理状况，做好心理护理。

4. 角色分工合理，配合默契。

5. 降温护理质量标准及评分细则，见表 4-1。

表 4-1　降温护理质量标准及其评分细则

项目	分值	质量要求	评分细则	扣分值
准备工作	5	1. 护士着装整洁，符合护士角色要求 2. 用物准备齐全，摆放有序 3. 环境整洁	衣服、鞋、帽不整洁或头发不符合要求，以及浓妆、戴装饰品各扣1分；用物缺一件扣0.5分	
生命体征测量	20	1. 用物检查 2. 体温测量正确，交代位置、时间、注意事项 3. 脉搏测量正确 4. 呼吸测量正确 5. 血压测量正确：收缩压、舒张压测量准确，测完后血压计关闭	用物检查方法不正确扣3分，体温、脉搏、呼吸、血压测量方法不正确各扣5分。测完后未关闭开关扣1分	
冰袋、冰囊的使用	10	1. 语言恰当，关心病人及家属 2. 准备、检查冰袋与冰囊方法正确 3. 冰袋、冰囊放置位置正确、降温时间控制合理	未检查冰袋、冰囊扣3分；制备方法不正确扣3分；放置位置不正确扣3分，宣教不到位扣3分，沟通不良扣3分	
温水擦浴	50	1. 用物齐全，配置方法正确 2. 擦拭顺序、方法合理 3. 沟通良好、保护隐私	用物不全，缺一样扣1分；擦拭顺序不正确，方法不正确各扣10分，沟通不良，未保护隐私各扣5分	
体温单绘制	10	1. 绘制准确 2. 符号、线条清晰	绘制错误一项扣5分；线条、符号不清酌情扣分	
团队合作	5	1. 角色分工合理，配合默契 2. 充分体现团队精神	团队成员有不合作现象扣2分	
总得分	100	—	—	

0404 测试题二维码

（周佩艳、朱淑芸、陈小萍）

情境五　管饲护理

◎ 学习目标

知识目标：

1. 掌握昏迷病人插胃管的注意事项、胃管误入气管的识别，以及处理、证明胃管在胃内的 3 种方法。

2. 熟悉管饲并发症的观察与处理。

3. 了解管饲的目的、适应证、管饲营养液的选择与制备。

技能目标：

1. 能熟练地进行对管饲病人的评估、插胃管、灌注营养液、拔胃管等操作。

2. 学会肠内营养泵连续滴注、管饲期的护理。

思政目标：

1. 插胃管操作动作轻柔，减轻病人不适。

2. 演练过程中角色互换到位，爱护模型器具。

◎ 情境导入

病人刘某，76 岁，女性，因胃癌入院，经手术治疗后，病情稳定。目前病人意识清醒，医嘱要求给予要素膳鼻饲，补充营养。请给刘某完成鼻饲、灌注药物、肠内营养液连续经泵输注、管饲并发症的观察与处理及拔胃管鼻饲等的系列操作。

◎ 场景准备

一、角色分配

由学生分别扮演主班护士、责任护士、病人、家属。

二、用物准备

1. 无菌巾内置：治疗碗、消毒胃管、镊子或血管钳、压舌板、纱布、50mL 注射器、治疗巾。

2. 无菌巾外置：液体石蜡油、剪刀、棉签、胶布、夹子或橡皮圈、别针、听诊器、手电筒、弯盘、无菌手套、鼻饲液（38～40℃）、温开水适量（也可取病人饮水壶内的水）。

三、病室环境

安静、清洁、光线充足。

◎ 情景演练

场景一　病人评估

主班护士处理饮食医嘱后交给责任护士；责任护士到病房，首先核对床号、姓名及饮食种类，然后评估病人。

护士："刘大妈，昨晚休息得好吗？会感觉肚子痛或胀么？"

病人："还好。就是很想吃东西。"

护士："哦，您现在还不能吃。我等会儿从您鼻腔插一根管子到胃里，然后从管子里灌营养液，这样既能保证您的营养，又有利于您的康复。"

病人："哦。是这样。"

管饲的目的

通过管饲供给食物和药物，保证病人摄入足够的热能、蛋白质等多种营养素，满足病人对营养和治疗的需要，促进康复。

护士："您了解了插管的目的，愿意配合插管吗？"

病人："愿意。"

护士："刘大妈，您紧张吗？"

病人："有点紧张。"

护士："刘大妈，您放心，只要您配合好，很快就可以插好的。现在我教您做深呼吸，好吗？用鼻子大口吸气，然后用嘴大口呼气，我做给您看看。"（示范深呼吸）

病人："我学一下。"（刘大妈试着做深呼吸）"这样行吗？"

护士："做得好。等会儿我给您插管时有恶心的话就这样做。请问您有可以取下来的假牙吗？"

病人："没有。"

护士："好的。让我看看您的鼻腔。"（检查鼻腔通畅，鼻黏膜无炎症、无肿胀，鼻中隔无偏曲，鼻腔无息肉；无食道静脉曲张、食道梗阻等禁忌证存在。）"您感觉鼻腔通畅吗？我检查一下。"按压一侧鼻翼，"来，吸气"，按压另一侧鼻翼"呼气"。稍下拉被头，观察喉部"刘大妈，咽一下口水试试。"

管饲适应证

1. 昏迷病人。
2. 口腔疾患、口腔手术后病人。
3. 不能张口的病人，如破伤风病人。
4. 拒绝进食的病人。
5. 早产儿。
6. 病情危重的病人。

场景二　管饲营养液的选择与制备

管饲营养液有要素膳、匀浆膳、特制的肠内营养制剂。

一、要素膳的配制

根据病人需要的浓度称量出一定量的要素制剂，先用少量50℃左右的温开水调成糊状，再用60～70℃温开水稀释到所需用量，并充分搅拌均匀（最大浓度25%，热量密度一般为1.0kcal/mL），放置10min后即可使用，每天配制一天用量，放入0～4℃冰箱冷藏，24h内用完，未用完应废弃。适用于危重病人或胃肠道疾患等。

刘大妈需使用的是要素膳。

二、匀浆膳的配制

根据配方选择天然食物按需要称量，牛奶、豆浆等煮沸消毒，将全部食物混合放入电动搅拌机中磨碎搅成匀浆，每天配制一天用量，放入0~4℃冰箱冷藏，24h内用完，未用完应废弃。匀浆膳纤维较多，适用于肠道功能正常的病人。

三、特制的肠内营养制剂

1. 氨基酸型：不刺激消化液分泌，不需要消化，吸收完全。如维沃、爱伦多。

2. 短肽型：需少许消化液帮助吸收，有少量纤维素成分。如通用型和百普力。

3. 整蛋白型：口感好，需要完全消化才能吸收。如能全力、瑞代、瑞能、瑞素。

（1）平衡型普通整蛋白肠内营养制剂　常见的商品名有肠内营养制剂 TP（安素）、肠内营养乳剂 TP（瑞素）等。该型制剂进入胃肠道后可刺激消化腺体分泌消化液，帮助消化、吸收，在体内消化吸收过程同正常食物，可提供人体必需的营养物质和能量的需要。

（2）疾病适用型整蛋白肠内营养制剂　有高蛋白、高能量肠内营养乳剂、糖尿病型肠内营养制剂、肺病型肠内营养混悬液、肾衰竭型肠内营养制剂、肿瘤适用型肠内营养乳剂、免疫增强型肠内营养等。

氨基酸和短肽类易于消化吸收，适合刚开始进行肠内营养、仅有部分消化功能、消化或吸收功能有障碍者（如严重胰腺炎、短肠综合征等）的病人；而对于消化功能完好者或进行肠内营养5~7d后的病人，肠道功能有所增强，可选用整蛋白类制剂，有利于维持肠黏膜结构和功能的完整，并且营养完全、价廉。

0501 视频二维码：
肠内营养制剂介绍

场景三　插胃管鼻饲

【插胃管】

责任护士规范洗手、戴上一次性手套来到病房为病人鼻饲。

护士：携所需物品推着治疗车来到病床旁，将治疗车放于妥当位置，核对床号、床尾牌，到病人身边："刘大妈，您好，我现在来为您做鼻饲治疗，可以吗？"

护士："让我再核对一下您的腕带，请问您叫什么名字？"

病人："我叫刘某。"

护士："刘某，住院号：×××。"（或使用 PDA 核对确认病人身份）。

护士："噢，刘大妈，我马上要给您插管了，为了顺利插进去，我帮您把床摇起来，行吗？"

病人："好的。"

护士将床头摇高至40°~50°。

护士："我先定一下位置，定好之后您先不要移动啊。"找到剑突位置，在被子上做好记号。

0502 视频二维码：
清醒病人
插胃管-鼻饲

1. 准备：围治疗巾→置弯盘于颌下→取湿棉签清洁鼻腔，"刘大妈，现在我把插管侧的鼻腔给您擦擦干净。"

2. 量长度：测量胃管插入的长度并做标记（记住刻度）。从前额发际至胸骨剑突处，或由鼻尖经耳垂至胸骨剑突处的距离，一般成人插入长度为45~55cm。

3. 润滑胃管：将液体石蜡油倒少许于纱布上，以润滑胃管前端。检查胃管是否通畅。

4. 插管：一手托住胃管，一手持镊子或血管钳夹住胃管，沿选定侧鼻孔轻轻插入。到咽喉部时（约15cm），嘱病人做吞咽动作。"刘大妈，您现在像吃面条一样吞下去。"如果病人难以吞咽，可让家属喂点温开水，再嘱病人做吞咽动作。插管过程中发现刘大妈恶心、想吐，暂停插入，"刘大妈，您嘴巴张开做做深呼吸。""现在好些了吧。"继续插管。插管过程中出现不顺畅了，"刘大妈，您嘴巴张开我看看。"检查有一小段胃管盘在口咽部；将胃管抽回了一小段，再小心插入。"刘大妈，您再像吃面条一样吞下去。"护士顺势将胃管向前推进，直至预定长度。

昏迷病人插管技巧

插管前先协助病人去枕、头向后仰，可避免胃管误入气管。当胃管插入15cm时，左手将病人头部托起，使下颌靠近胸胃柄，可增大咽喉部通道的弧度，便于胃管顺利通过会厌部后缓缓插入胃管至预定。

0503 视频二维码：
昏迷病人插胃管-
营养液滴注

5. 确认胃管是否在胃内：①用注射器与胃管连接回抽，有胃液抽出；②置听诊器于病人胃部，快速经胃管向胃内注入10mL空气，能听到气过水声；③将胃管末端置于盛水的治疗碗内，无气泡逸出。

胃管误入气管的识别与处理方法

插管中如病人出现呛咳、呼吸困难、发绀等现象，表明胃管误入气管，应立即拔出胃管，休息片刻后再重新插入。

6. 固定：用胶布固定胃管于鼻翼及颊部，再次确定胃管在胃内，再次检查胃管长度。距离导管头端5厘米处贴上导管标识（标有置管时间、刻度）。

【推注营养液】

护士："您好！让我再核对一下您的腕带。请问您叫什么名字？"

病人："刘某。"

护士："刘某，住院号：×××。"（或使用PDA核对确认病人身份。）

护士："刘大妈，您好，现在我为您灌营养液。"

病人："好的。"

1. 确定胃管在胃内：每次灌食前连接注射器于胃管末端，先回抽见有胃液抽出，再注入少量温开水（温开水可润滑管腔，防止喂食溶液黏附于管壁）。

2. 缓慢灌注鼻饲液：将准备好的鼻饲液分次缓缓注入（每次鼻饲量不应超过200mL，间隔时间不少于2h。鼻饲液温度应保持在38~40℃，避免过冷或过热；新鲜果汁与奶类应分别注入，防止产生凝块）。

3. 鼻饲完毕后：再次注入少量温开水冲净胃管（避免鼻饲液存积在管腔中变质，造成胃肠炎或堵塞管腔）→塞紧胃管末端→用纱面包好→用橡皮圈系紧或用夹子夹紧→用别针固定于病人肩部衣服处，防止胃管脱落→整理床单位→洗净鼻饲用的注射器，放于治疗盘内，用纱布盖好备用。

4. 交代注意事项："刘大妈，胃管我给您插好了，谢谢您的配合！您现在就这样再躺20~30min，可以防止呕吐，促进食物消化、吸收。胃管固定在您的衣服上，您要小心一点，防止胃管脱出。我把呼叫器放在您的枕边，如果有什么不适请及时按呼叫器！我也会常常来看您的。您现在还有什么需要吗？没什么事您就好好休息吧。"

5. 洗手，记录：记录鼻饲液的种类、量、病人的反应等。

```
┌─────────────────────────────────────────────────┐
│              长期管饲者口鼻腔护理                  │
│  1. 长期进行鼻饲者应观察鼻腔黏膜有无损伤，每天鼻腔清洁 2 次。  │
│  2. 每天 2 次行口腔护理。                          │
│  3. 定期更换胃管，普通胃管每周更换 1 次，硅胶胃管每月更换 1 次。晚间末次  │
│  喂食后拔管，次晨再从另一侧鼻孔插入。             │
└─────────────────────────────────────────────────┘
```

场景四　灌注药物

责任护士发药，刘大妈是鼻饲的。

护士："您好！让我再核对一下您的腕带。请问您叫什么名字？"

病人："刘某。"

护士："刘某，住院号：×××。"（或使用 PDA 核对确认病人身份。）

护士："刘大妈，医生开了一些口服药给您治疗，您插了管子，我帮您灌进去，好吗？"

病人："好的。"

1. 碾药：护士将药片放在碾钵中碾碎→在杯中放入少量温开水→放入药粉溶解备用。

0504 视频二维码：
灌注药物

2. 灌药：接注射器有胃液抽出→注入少量温开水→灌入有药物的温开水→再注入少量温开水冲净胃管，以免药物存积在管腔中。

3. 灌药后：将胃管末端反折，妥善安置胃管。

4. 洗手，记录。

场景五　肠内营养液连续经泵输注

医生开出医嘱：百普力营养液 1000mL/d 连续滴注。

责任护士规范洗手，准备好百普力与治疗单据，双人核对后携用物（营养输注泵及连接管、百普力营养液）来到病房，核对床号、床尾牌后来到病人身边，"刘大妈，您好，我现在为您做营养液的连续输注，这样更有利于您的康复。"

```
┌─────────────────────────────────────────────────┐
│           肠内营养输注泵连续滴注的适应证           │
│   ① 危重症病人（如短肠综合征、部分肠梗阻、肠瘘、急性胰腺炎等）、重大  │
│  手术后病人在刚开始接受肠内营养时。               │
│   ② 接受 2～3 周及以上肠内营养支持、长期（6 个月或更长）采用肠内营养  │
│  的病人。                                         │
│   ③ 血糖波动较大的病人。                          │
│   ④ 老年卧床病人进行肠内营养时。                  │
│   ⑤ 对输入肠内营养液的"速度"较为敏感的病人。      │
│   ⑥ 有下述情况的，可使用肠内营养输注泵：肠内营养液黏度较高，进行直接  │
│  的十二指肠或空肠喂养时，需要严格控制输注速度时，输注大剂量、高渗透压的  │
│  营养液时，家庭肠内营养支持。                      │
└─────────────────────────────────────────────────┘
```

0505 视频二维码：
肠内营养液
连续经泵输注

病人："好的。"

护士："您好！让我再核对一下您的腕带。请问您叫什么名字？"

病人："刘某。"

护士："刘某，住院号：×××。"（或使用 PDA 核对确认病人身份。）

护士："我帮您把床摇起来，好吗？"

病人："好的。"

护士将床摇高至 40°～50°。

1. 检查输注泵相关设施：检查输注泵、连接管及百普力营养液。

肠内营养输注泵的功能

肠内营养输注泵是一种肠内营养输注系统，是通过鼻胃管或鼻肠管连接泵管及其附件，以微电脑精确控制输注的速度、剂量、温度、输注总量等的一套完整、封闭、安全、方便的系统。该系统可以按照需要定时、定量对病人进行肠道营养液输入，达到维持病人生命、促进疾病及术后康复的目的。其具体功能如下。

① 可以根据需要设定输入营养液的总量、流速、温度等参数，并且在运行过程中可以根据需要随意调节。

② 根据指令，自动检测和控制营养液的流量和流速；根据所设定营养液的温度，自动检测和控制营养液的温度。当营养液的温度、流量和流速出现异常时，自动报警。

③ 动态显示已经输入营养液的数量、温度、流量和流速，便于随时观察。

---

2. 检查胃管：检查确定胃管在胃内，用温开水冲洗胃管。

3. 连接和调节参数：将输注管连接在营养液和胃管上→放入输注泵→调节好速度 20mL/h（适应后调至 50mL/h）。

4. 开始输注。

肠内营养液输注方式

① 一次性推注：是将配好的肠内营养用注射器缓慢地注入喂养管内，每次 200mL 左右，每日 6～8 次，此法病人容易引起腹胀、恶心、呕吐及误吸。

② 间歇性重力输注：将配制好的营养液置于输液瓶或塑料袋中，经输液管与肠道喂养管连接，借重力将营养液缓慢滴入胃肠道内，每次 250～400mL，每日 4～6 次，速度为 20～30mL/min。此方法临床上常用，其优点是病人有较多的自由活动时间，类似正常饮食。但由于肠道蠕动或逆蠕动的影响，常会引起输注速度不均及胃肠道症状。如病人出现腹胀、恶心等胃肠道排空延缓症状，可减慢输注速度。

③ 连续经泵输注：临床上多采用输注泵缓慢匀速连续滴注，每天滴注 18～20h，尤其适用于危重病人及空肠造口喂养的病人。营养液使用前应摇匀，滴注时浓度由低到高，速度由慢到快（开始输注时速度宜慢，为 40～60mL/h，待 3～4d 后逐渐达到 100～150mL/h）、剂量由少到多，防止营养液温度过冷或过热，一般营养液温度维持在 37℃ 左右比较合适。

---

5. 交代注意事项："刘大妈，输注泵我给您接好了，谢谢您的配合！您现在就这样躺着，可以促进食物消化、吸收，防止呕吐。今天的输注泵是连续的，您要小心一点，防止胃管脱出。我把呼叫器放在您的枕边，如果有什么不适请及时按呼叫器！我也会常常来看您的。您现在还有什么需要吗？没什么事您就好好休息吧。"

6. 洗手，记录：记录输注液的种类、量、病人的反应等。

场景六 管饲并发症的观察与处理

管饲并发症的观察、处理与预防，见表 5-1。

表 5-1 管饲并发症的观察、处理与预防

并发症	表现	成因	处理	预防
误吸	呛咳、发绀、呼吸困难	1. 管饲管脱出 2. 营养液输注速度过快、容量过大 3. 病人长期卧床，胃呈横位	1. 立即停止营养液的输入，右侧卧位 2. 立即吸出口鼻部反流物，必要时用纤维支气管镜吸出误吸物	1. 确保管饲管位置正确，防止脱管 2. 输注营养液适时适量，速度均匀，开始时20mL/h，逐渐增加，一般成人50~100mL/h 3. 采取合适的体位，抬高床头 40°~50°，进餐后30~60min 再放下 4. 管饲前进行翻身、拍背、吸痰，避免进餐后30min 内进行以上操作 5. 监测胃内残留量，输注前胃内容物大于100mL 时停止输入，必要时按医嘱给予胃动力药
管道堵塞	营养液注入、输入困难或完全不能注入、输入	1. 长期留置鼻肠管 2. 药物未充分磨碎或药物虽磨碎但因配伍而形成块状 3. 管饲管未及时冲洗 4. 管腔较细的情况下注入菜汤、米汤	一旦发生阻塞时应用注射器向外抽吸，而不能向内推注	1. 饲入的药物应充分磨碎，分开注入，以免发生配伍禁忌，禁止输入颗粒状或糖衣类药物 2. 在管饲前用 20~50mL 的温开水冲洗管腔，喂养后重复一次，并变换病人体位 3. 连续输注营养液每 2~4h 用温开水冲洗管腔一次，每日输注营养液完毕时均应冲洗管道 4. 在管饲前应摇匀营养液。因鼻肠管较细不能输入菜汤、米汤
管道脱出	管子全部拔出或部分滑出	1. 病人不配合自己拔出 2. 活动时不慎脱出	根据病人的具体情况，重新插入或暂停输注	1. 向病人讲明鼻肠管的重要性，引起病人的重视，自己做好保护 2. 活动时协助病人安置好管道
恶心、呕吐、腹胀、腹泻	病人腹胀、恶心、呕吐或排便次数增加，不成形	1. 营养液污染 2. 营养液脂肪含量过高 3. 抗生素治疗改变了肠道内正常菌群 4. 营养液温度低，输注速度过快	一旦发生应重新更换营养液，建议短肽配合胰酶并做好补液等治疗	1. 操作前应洗手 2. 营养液悬挂时间不超过 2~4h，每 24h 更换输注管。喂养前后冲洗管道 3. 建议短肽配合胰酶 4. 可添加益生菌
便秘	排便次数减少，排便困难，大便干、硬，不易排出	1. 营养液纤维素含量低 2. 病人卧床时间长，缺少活动造成胃肠蠕动能力下降	一旦发生可用按摩法、简易通便法、注入缓泻剂或灌肠法及时解决	1. 选择含有纤维素的营养液 2. 根据病人的活动能力，为病人制订活动方案 3. 每天定时进行腹部按摩

场景七 拔 胃 管

刘大妈病情好转，医生开出医嘱停止鼻饲。

护士来到刘大妈床边。

护士："您好！请问您叫什么名字？让我再核对一下您的腕带。"

病人："我叫刘某。"

护士："刘某，住院号：×××。"（或使用 PDA 核对确认病人身份。）

0506 视频二维码：
拔胃管

护士："刘大妈，您的病情已经好转，您可以自己进食了，医生开出医嘱可以拔管了。我现在就给您把胃管拔出来，行吗？"

病人："好的。"

护士按以下步骤进行拔管。

1. 拔管前准备：置弯盘于病人颌下→夹紧胃管末端置于弯盘内→轻轻揭去固定的胶布。

2. 拔出胃管：用纱布包裹近鼻孔处胃管，"刘大妈，您现在做深呼吸。"在病人呼气时拔管，边拔管边用纱布擦胃管，到咽喉处快速拔出，以免液体滴入气管。

3. 整理用物：置胃管于弯盘中，移出病人视线处，以免病人见之有不悦感及避免污染床单。清洁病人口鼻、面部，擦去胶布痕迹，可用汽油、松节油等消除胶布痕迹。协助病人漱口，取舒适卧位，整理床单，清理用物。

4. 洗手，记录：记录拔管时间和病人反应。

◎ 能力拓展

经皮内镜下胃造口术（PEG）护理

管饲饮食根据导管插入的途径分：①经鼻胃管途径。常用于胃肠功能正常，非昏迷以及短时间管饲病人。优点：简单易行。缺点：返流、误吸等发生率增加。②经鼻空肠置管。优点：返流与误吸的发生率降低、病人对肠内营养的耐受性增加。缺点：喂养开始阶段，营养液渗透压不宜过高。③造口螺旋型空肠管（PEJ）。在内镜引导下行经皮胃造口，并在内镜引导下，将营养管置入空肠上段。优点：减少鼻咽与上呼吸道的感染、减少返流与误吸风险。④经皮内镜下胃造口术（PEG）。指在纤维胃镜引导下经皮胃造口，将营养管置入胃腔。优点：减少鼻咽与上呼吸道感染并发症；可长期留置营养管。

一、PEG 的适应证

1. 中枢神经系统导致的吞咽障碍。

2. 口腔及食道肿瘤导致的吞咽障碍。

3. 有正常吞咽功能，但摄入不足，如烧伤、获得性免疫缺陷综合征（AIDS）、厌食、骨髓移植后等。

4. 慢性疾病，如先天性心脏病。

5. 胃扭转。

PEG 的前提条件是胃肠道功能正常，肠内营养时间超过 30d。对于有胃瘫、幽门梗阻和晚期肿瘤导致的肠梗阻病人，PEG 可替代鼻胃管进行胃肠减压，病人较舒适，同时容易护理。

二、PEG 的禁忌证

1. 绝对禁忌证：不能做胃镜、生存时间不超过数天或数周，以及各种原因导致的胃前壁与腹壁不能贴近。

2. 相对禁忌证：包括大量腹水、重度肥胖、胃次全切除术后、腹膜透析、无法纠正的凝血障碍、肝大、胃底静脉曲张、胃壁肿瘤或受肿瘤侵犯、巨大食管裂孔疝、腹壁皮肤感染、心肺功能衰竭和脑室分流等。

三、操作过程

(一)术前准备

病人应术前8h禁食，常规使用针对革兰阳性（G^+）菌的抗生素，如头孢唑啉。备吸引器以及时吸出口咽部的分泌物，保证病人维持足够的氧供应量，选用静脉麻醉时整个操作过程中应监测血压、脉搏和氧分压。术前口服利多卡因或静脉注射镇静剂。

(二)穿刺造口

1. 病人应采取仰卧位及抬高头部，以减少误吸。

2. 腹部穿刺部位进行清洗和消毒。

3. 选择胃造口穿刺点：胃造口穿刺点应选择在胃镜透光点最亮的地方，通常是左上腹。手指按压腹壁穿刺点时通过胃镜能看到胃壁上的指压迹。最佳穿刺点选择好之后，进行局部浸润麻醉，边进针边回抽，当抽到空气时同时在胃内看到针尖，此处为穿刺点。插入胃镜后降低室内亮度。当从腹壁看到胃镜的透亮点，表明胃和腹壁之间的组织已被推开，胃壁直接和腹壁相接触。

4. 胃造口：在局部皮肤上切开一处约1cm的切口→刺入带套管的穿刺针直至胃腔内→从套管内向胃腔内置入一根长的导线，当导线进入胃内后，在胃镜下用活检钳夹住导线→随着胃镜退出而引出口腔外→将PEG管的末端导线连在口腔外的导线上→从腹壁穿刺点部位拉出导线，将PEG管从食管引至胃内并从穿刺部位拖出体外。此时再次插入胃镜，检查PEG管头部的位置，注意导管头部内垫片有无过大的张力。检查完成后退出胃镜，在腹壁外将PEG管根部装上卡片，从而使胃壁和腹壁保持紧密的接触，将PEG管固定。

四、造口术后护理

1. 胃造口术后当天禁食，予以输液，适当应用抗生素及止血剂。

2. 输注肠内营养液：24h后可经造口管输注肠内营养液，配方的选择应根据病人的能量需求、耐受程度及全身疾病状况的具体情况而定。应常规测量胃残留量，直到能够完全耐受，如果胃残留量大于100mL就应考虑存在不耐受的现象。输注的方式首选间歇性重力输注，因其比较容易实施、操作方便、无需泵注、耐受好、符合生理等优点。

3. 保持营养管通畅：每次输注营养液前，宜用20～50mL温开水或温盐水冲洗营养管，输注结束后再用温开水冲洗营养管；输注过程中根据营养液的黏稠度，每隔2～4h用温开水冲管。并及时夹闭营养管，防止营养液反流堵塞管道。

4. 造口处皮肤护理：PEG造口术后应保持造口周围清洁，每日两次用碘伏棉签清除管口分泌物，预防切口感染。每日观察造口周围的皮肤有无渗出、红肿，有渗出时应及时更换敷料，避免使用不透气的敷料，不可长时间用胶布固定，以免刺激皮肤。管口周围常因排异反应而出现分泌物或长出肉芽组织，此时，可用过氧化氢（双氧水）擦洗清除分泌物，并暴露局部，肉芽组织可用硝酸银溶液烧灼。

5. 妥善固定造瘘管：用缝线将营养管固定于腹壁，再用宽胶布固定。做好标记，防止滑脱移位、盘绕扭曲。

6. 定时检查营养管入口，每日更换输液管及输注瓶。

7. 营养状况监测：定时监测病人的体重、上臂围、血浆蛋白、糖代谢、水、电解质等营养代谢状况。

8. 造口术后并发症的观察与处理。

（1）皮肤切口及周围感染　常因受来自口腔、食管或胃部的病原菌感染所致，给予局部清洁换药，若有脓肿形成，应切开引流；根据医嘱口服或静脉输注抗生素。

（2）腹膜炎　由于胃前壁与腹壁未紧密接触致使胃内容物漏入腹腔。轻者更换造口管或调整位置使胃前壁与腹壁紧密接触，同时应用抗生素控制感染；严重者需手术治疗。

（3）胃结肠瘘　因穿刺针同时刺入结肠所致，小的瘘管拔除造口管后可自愈，大的瘘管需手术治疗。

（4）肉芽组织过长　由于管饲时牵拉造口管致使肉芽组织向腹壁外翻，可用消毒剪刀剪除过长的肉芽组织后再以苯酚（石炭酸）或硝酸银烧灼创面。

（5）造口管蘑菇头移入胃壁内致其堵塞，可及时更换为气囊胃管或 PEG 纽扣式胃管。

◎ 学习评价

1. 操作中动作轻柔，无黏膜损伤、出血及其他并发症发生。
2. 胃管插于正确位置，无脱出。
3. 态度认真，爱护病人，经解释病人或家属理解、愿意合作、建立安全感。
4. 角色分工合理，配合默契，充分体现团队精神。
5. 鼻饲法质量标准及其评分细则，见表5-2。

表 5-2　鼻饲法质量标准及其评分细则

项目	分值	质量要求	评分细则	扣分值
准备工作	5	1. 护士着装整洁、符合护士角色要求 2. 用物准备齐全，摆放有序 3. 环境整洁，符合操作要求	衣服、鞋、帽不整洁或头发不符合要求、浓妆、戴装饰品各扣1分；用物缺一件扣 0.5 分	
病人评估	5	1. 核对床号、姓名、腕带 2. 问候、解释、说明到位 3. 查看鼻腔口腔情况 4. 告诉病人做好准备	未核对姓名，未看床号、腕带，未做解释，未检查鼻腔、口腔等各扣1分	
插管	40	1. 给病人取合适体位。颌下铺治疗巾，置弯盘，湿棉签清洁鼻腔，备胶带，戴听诊器 2. 检查胃管通畅，测量长度做标记并用液体石蜡油润滑胃管前段 3. 将胃管由一侧鼻腔缓缓插入。至标记处，如出现恶心、呕吐；呛咳、发绀；插入不畅等情况及时处理 4. 证实胃管在胃内后，再用胶布固定鼻翼及脸颊处	体位不当扣 3 分；未清洁鼻腔、未检查胃管、未量长度、未润滑各扣 3 分；如出现恶心、呕吐；呛咳、发绀；插入不畅等情况处理不当各扣 6 分；证实胃管在胃内后的方法不当扣 6 分；胶布固定不美观扣 2 分	
管饲食物	20	1. 证实胃管在胃内 2. 先注入少量温开水，再缓慢注入所需流汁食物，再以少量温开水冲洗胃管 3. 鼻饲饮食温度 38～40℃，每次灌入量不超过200mL，2 次灌入间隔时间不小于 2h 4. 灌毕，将胃管开口端关闭，清洁纱布包好，妥善固定。安置病人，整理用物	未证实胃管在胃内扣 5 分；未先注入开水扣 3 分；注入流质后未注入开水扣 5 分；鼻饲液温度、量、时间不正确各扣 3 分；胃管末端处理不当扣 3 分	

续表

项目	分值	质量要求	评分细则	扣分值
灌注药物	10	1. 将药片碾碎,放入温开水中溶解 2. 证实胃管在胃内。先注入少量温开水,再缓慢注入药物,再以少量温开水冲洗胃管 3. 灌毕,将胃管开口端关闭,清洁纱布包好,橡皮圈固定。安置病人,整理用物	药片溶解不完全扣3分;未证实胃管在胃内扣5分;未先注入开水扣3分;注入药物后未注入开水扣5分;胃管末端处理不当扣3分	
拔管	15	1. 置弯盘于颌下,揭开胶布,夹紧胃管末端 2. 嘱病人深呼吸,呼气时快速拔出 3. 病人安置妥当 4. 用物处理得当 5. 洗手,记录	揭胶布不轻巧扣2分;未嘱咐深呼吸扣3分;病人未安置扣3分;用物处理不当扣3分	
团队合作	5	1. 角色分工合理,配合默契 2. 充分体现团队精神	团队成员有不合作现象扣2分	
总得分	100	—	—	

注:未检查胃管在胃内就注入流质或药物或检查胃管时注入开水者按不及格论处。

0507 测试题二维码

（贾宝芳、汪海英、吴霞云）

情境六　用氧护理

◎ **学习目标**

知识目标：

1. 掌握用氧护理的目的、适应证及注意事项。
2. 熟悉缺氧的程度及分类。
3. 了解血气分析正常值及临床意义。

技能目标：

1. 能规范地进行用氧护理全过程（评估、装表、吸氧、用氧监测、调节氧流量和停止吸氧）的操作。
2. 掌握血氧饱和度的监测及动脉血标本的采集。

思政目标：

1. 操作过程中，注意用氧安全，杜绝安全隐患。
2. 演练过程中，分工明确，团队合作力强。

◎ **情境导入**

病人王某，男，68 岁，反复咳嗽、咳痰 20 余年，胸闷、气促 2 年，再发加重 1 周，拟"慢性支气管炎，阻塞性肺气肿"入住呼吸内科 16 床。入院查体：神志清楚，精神萎靡，呼吸困难明显，嘴唇有发绀。医嘱：鼻导管吸氧。请完成评估、装表、吸氧、用氧监测、调节流量和停止吸氧等操作全过程的护理。

◎ **场景准备**

一、角色分配

由学生分别扮演责任护士、主班护士、主治医生、病人、家属。

二、用物准备

1. 氧气筒（挂用氧安全四防标志卡）、氧气筒搬运车。
2. 治疗盘内：氧气表 1 只、治疗碗（内盛冷开水）1 只、扳手 1 把、弯盘 1 只（内备纱布、湿化芯）、双鼻氧管 1～2 根、湿化瓶 1 只（内盛 1/3～1/2 蒸馏水）、胶布 1 卷、棉签 1 包、橡皮圈、安全别针 1 个、用氧记录单 1 本、污物杯 1 只、小污物盒 1 只、免洗手消毒液。治疗车下层备有医疗及生活垃圾桶（袋）。

三、病室环境

安静、整洁、温湿度适宜，无明火、热源，光线充足，夜间备台灯。

◎ **情境演练**

场景一　护理评估

医生开出医嘱：16 床，王某，鼻导管吸氧。主班护士处理医嘱。

主班护士：处理医嘱→填写吸氧治疗卡和执行单→通知责任护士。

责任护士：接到吸氧治疗卡和执行单，与主班护士进行医嘱和治疗卡核对→评估病人→评估环境→备齐吸氧用物。

责任护士手拿吸氧执行单来到病房，走到王某床旁。

护士："大伯您好，我是您的责任护士小方，请问您叫什么名字？"

病人："我叫王某。"

护士："噢，王某，让我看一下您的腕带，住院号：×××，王某。（或使用PDA核对确认病人身份。）请问您现在感觉怎么样？"

病人："我感觉胸闷，透不过气来。"

护士："胸闷不适是吗？我看您口唇发绀，有缺氧的表现，是气急。大伯，主治医生已开出医嘱，等会儿将由我为您进行吸氧治疗，吸氧以后您会感觉舒服些，对您的疾病治疗会有很大的帮助，希望您能配合。大伯，我帮您把床摇高一点，后背靠垫会舒服些。"

病人："好的，谢谢！"

护士："大伯，请您稍等，我去准备一下用物。"

护士评估病人意识状态、病情、年龄、医疗及护理诊断、治疗情况、缺氧的原因、缺氧程度，以及病人和家属的心理状态，对有关用氧知识、用氧安全、适应证及配合方法的了解程度等。检查鼻腔通畅，有无鼻中隔扭曲、手术史等，协助病人取半卧位休息。

护士进行环境评估：病室环境安静、整洁、温湿度适宜、无明火、热源、光线充足。

缺氧的分类

缺氧按发病原因不同可分为四种类型，不同类型的缺氧，氧疗的效果也不尽相同。低张性缺氧对氧疗最为敏感，疗效最好，临床上应用最广泛。

（1）**低张性缺氧** 由于吸入气体中氧分压过低，肺泡通气不足，气体弥散障碍，静脉血分流入动脉而引起的缺氧。血气分析可见 PaO_2（动脉血氧分压）降低、SaO_2（动脉氧饱和度）下降、CaO_2（动脉血氧含量）减少，组织供氧不足。常见于高山病、先天性心脏病、慢性阻塞性肺部疾病等。

（2）**血液性缺氧** 由于血红蛋白的数量减少或性质改变，造成血氧含量降低或血红蛋白结合的氧不易释放所致。血气分析可见 CaO_2 降低，PaO_2 一般正常。常见于严重贫血、高铁血红蛋白症、一氧化碳中毒等。

（3）**循环性缺氧** 由于机体动脉血灌注不足，静脉回流障碍，导致组织血流量减少而引起的缺氧。血气分析可见 PaO_2、SaO_2、CaO_2 正常，而动-静脉血管含量差增加（因组织中血液减少，流动缓慢，组织细胞从单位容积血液中摄氧增加，故静脉血氧分压、氧饱和度、氧含量均低下），易出现发绀。常见于休克、心力衰竭、心肌梗死、脑血管意外、动脉痉挛等。

（4）**组织性缺氧** 由于组织细胞中利用氧的氧化还原酶的作用被抑制，使组织不能充分利用氧而引起用氧障碍性缺氧。血气分析可见 PaO_2、SaO_2、CaO_2 正常，而静脉血氧分压、氧饱和度、氧含量明显高于正常。常见于氰化物中毒等。

场景二 安装氧气表

责任护士检查氧气筒标识，用推车将氧气筒推到病床旁，妥善放置。氧气筒上挂用氧安全四防（即防火、防油、防震、防热）标志卡。

护士回治疗室七步洗手法规范洗手，治疗盘内备好吸氧用物，推治疗车来到病房，核对病人身份。

　　护士：将治疗盘放于床旁桌上，到病人身边："大伯您好，我现在来为您进行吸氧，让我再核对一下您的腕带，请问您叫什么名字？"

　　病人："我叫王某。"

　　护士："噢，住院号：×××，王某（或使用 PDA 核对确认病人身份），现在我先安装氧气表。开氧气时声音有点响，请您不用紧张。"

0601 视频二维码：
氧气表安装

【安装氧气表】

　　1. 开总开关充气：将总开关打开并迅速关上，使少量氧气从气门输出，清洁气门，避免灰尘吹入氧气表内。

　　2. 安装氧气表：左手掌托住氧气表，将氧气表稍向后倾对准气门，用右手初步旋紧螺母，再用扳手旋紧，使氧气表直立。

　　3. 接湿化瓶：先连接湿化瓶的通气管，再旋紧湿化瓶（内盛 1/3～1/2 蒸馏水）。

　　4. 打开各开关：检查流量开关是否关紧，打开总开关，打开流量开关，检查有无漏气。关上流量开关备用。

场景三　鼻导管吸氧

　　1. 体位安置：再次核对病人，协助病人取舒适体位，将病人头侧向操作者一侧。

　　2. 检查并清洁鼻腔。

　　护士："王大伯您好，现在我先用棉签帮您清洁鼻腔。"

　　病人："好的，谢谢！"

护士再次检查鼻腔是否通畅、鼻黏膜有无结痂、鼻中隔有无弯曲等，用棉签蘸水清洁并湿润鼻腔。

0602 视频二维码：
鼻导管吸氧

　　3. 调节流量：根据病情决定氧疗的种类，并按需正确调节氧流量。注意应先调节好流量后再接上鼻导管，以免大量氧气突然冲入呼吸道而引起肺部组织损伤。一般氧流量为：轻度缺氧 1～2L/min，中度缺氧 2～4L/min，重度缺氧 4～6L/min，小儿 1～2L/min。

　　4. 连接鼻导管：检查鼻氧管有效期，打开，连接氧气表，将鼻导管前端放在治疗碗内液面下，检查氧气流出是否通畅，并沾水湿润鼻导管。

　　5. 插管固定：将鼻氧管轻轻插入病人双侧鼻腔约 1cm，将导管环绕在病人耳廓妥善固定，根据情况调节松紧度。必要时用安全别针或胶布固定。

　　6. 观察：观察用氧效果，如缺氧症状及临床表现、血气分析结果是否改善；有无用氧副作用出现；氧气装置有无漏气，是否通畅；氧气筒内的氧气不可用尽，压力表指针在 $0.5kPa$（$5kgf/cm^2$）时即不可再用，以免再次充氧时引起爆炸。注意每天更换湿化瓶内湿化液。持续用氧者，应每天更换鼻导管。

> **吸氧中途氧流量调节方法**
> 　　病人用氧的过程中由于病情的变化，需要提高或降低吸氧浓度，应先将鼻导管分离，调节好吸氧流量后，重新连接鼻导管，再给病人吸氧。以防开关调节错误，使大量氧气突然冲入呼吸道而引起肺部组织损伤。

　　7. 整理：插管操作完毕，妥善安置病人，使其躺卧舒适，整理床单位，清理用物。

8. 核对、记录：再次核对，记录给氧时间、氧流量。签用氧者全名挂在氧气筒上。

9. 交代注意事项："王大伯您好，氧气已经给您吸上了，氧气是易燃易爆物品，请您和您的家属不要在旁边抽烟或使用打火机等明火，也不要将导管折叠、拔出，也不要把衣物等悬挂在氧气筒上，更不要去移动氧气筒。流量是根据您的病情调节的，请您不要随意调节氧流量，也不要擅自取下鼻导管。如果您有什么需要，可按床边信号铃，请好好休息，谢谢您的配合。我也会常常来看您的。您现在还有什么需要吗？没什么事的话我先去忙别的了。"

吸氧注意事项

① 严格遵守操作规程：使用氧气时，应先调节氧流量再使用；停用氧气应先拔出鼻导管，再关闭氧气开关；如中途需要调节氧流量，应先将氧气和鼻导管分离，调节好流量后再连接鼻导管。

② 注意用氧安全，做到"四防"：防火、防油、防震、防热。氧气筒放在阴凉处，远离明火和易燃品，至少距离明火 5m、暖气 1m，以防引起燃烧，并指导病人及家属共同配合，病室内禁止吸烟。

③ 用氧过程中注意观察病人脉搏、血压、精神状态、皮肤颜色、湿度、呼吸方式等有无改善，根据病人的动脉血气分析结果来判断氧疗效果，从而选择适当的用氧浓度。

④ 氧气导管保持通畅。对持续用氧者，每日更换鼻导管 1~2 次，及时清除鼻腔分泌物。对持续用氧者，湿化液每日更换。

⑤ 氧气筒内的氧气不可用尽，筒内压力≤0.5mPa（5kg/cm²）时不可再用，以防再次充气时灰尘进入氧气筒内，再次充氧时引起爆炸。

⑥ 对已用尽或未用完的氧气筒应分别悬挂"空"或"满"的标志，以便及时调换，避免急用时搬错影响抢救。

场景四　用氧监测

【血氧饱和度监测】

医生开出医嘱：16 床，住院号：×××，王某，血氧饱和度监测。

护士来到病房巡视病人，观察用氧疗效情况，监测病人机体组织缺氧状况。

护士："大伯，您好！请问您叫什么名字？""先让我核对一下腕带。王某，住院号：×××。"（或使用 PDA 核对确认病人身份。）"现在您感觉好些了吗？"

病人："胸闷症状减轻，比之前舒服多了。"

护士："好的，现在我给您监测一下血氧饱和度，看看您病情是否有好转。"

护士向病人解释血氧饱和度监测目的，评估局部皮肤或者指（趾）的情况，病人皮肤清洁，指甲已修剪。协助病人取舒适卧位。

护士："大伯您好，我先把用物准备好，请稍等。"

病人："好的，谢谢！"

护士做好自身准备，七步洗手法规范洗手，戴口罩。治疗车上备好监护仪、血氧饱和度探头、导线、记录本，推治疗车来到病房。核对姓名、住院号及腕带（或使用 PDA 核对确认病人身份）。

1. 打开监护仪，检查仪器装置是否完好。

2. 将血氧饱和度探头放于病人指（趾）甲处（选用指甲床条件好的手指，一般示指最常用。根据选用的探头不同，也可以选择耳垂等部位），使其光源透过局部皮肤，保证接触良好。

3. 正确设置报警范围：血氧饱和度报警范围<90%，并确保报警处于开启状态。

4. 告知病人及家属监护仪使用的注意事项：安全使用监护仪器，不能敲打损坏血氧饱和度探头，有异常不适及时报告。

5. 病情观察：观察检测结果，及时记录，血氧饱和度正常值＞90％；观察局部皮肤及指（趾）甲情况，及时更换传感器位置。

血氧饱和度监测注意事项

① 观察监测结果，发现异常及时报告医师。

② 下列情况可以影响监测结果：病人发生休克、体温过低、使用血管活性药物及贫血等。周围环境光照太强、电磁干扰及涂抹指（趾）甲油等也可以影响监测结果。

③ 注意为病人保暖，病人体温过低时，采取保暖措施。

④ 观察病人局部皮肤及指（趾）甲情况，及时更换传感器位置。持续监测者每1～2h更换1次部位。

【动脉血气分析】

血气分析是指对各种气体、液体中不同类型的气体和酸碱性物质进行分析的技术过程。血气分析是临床上常用的一种血液检测方法，用于观察病人内环境的酸碱平衡、缺氧和二氧化碳潴留，判断急、慢性呼吸衰竭的程度。正确留取和处理标本，减少或消除检验误差，保证血气分析结果的可靠性起着重要的作用。

0603 视频二维码：
皮肤血氧饱
和度监测

（一）血气分析标本采集方法

医生开出医嘱：16床，住院号×××，王某，动脉血气分析。主班护士和责任护士核对医嘱和检验单。

1. 责任护士做好自身准备，规范洗手，戴口罩。用物准备：治疗盘内盛碘伏、消毒棉签、无菌手套、无菌纱布、肝素冲洗过的1mL注射器及橡皮塞子1只（动脉采血器1副）。

2. 护士带上检验单，备齐用物：推治疗车来到病房，核对住院号及腕带（或使用PDA核对确认病人身份）。评估环境清洁、无尘。

3. 选择血管、安置体位：确定穿刺点，根据所选血管不同而定。通常选择桡动脉和股动脉。

（1）桡动脉采血时

① 评估桡动脉：抬高病人的手和前臂约几秒钟，嘱病人握拳，用操作者的拇指（或示指与中指）同时压迫桡、尺动脉，让病人松开拳头及手，注意手掌部发白情况的出现。再放松尺动脉按压并保持桡动脉的按压，密切观察手或掌部是否立即恢复红色。若是，表示尺动脉通畅，整只手应在5～10s内恢复原来的肤色，即Allen试验阴性；如长于5s手掌颜色仍不变红，处于发白状态，持续10～15s，表示尺动脉侧支循环不佳，Allen试验阳性，应避免选用该侧桡动脉进行穿刺。

② 桡动脉采血：上肢外展至床边，手垂于床沿下，或腕关节下垫一小软枕，手心朝上，以绷紧穿刺部位的皮肤，在前臂腕横纹上二横指处，动脉搏动明显处为进针点。

（2）取肱动脉血时，病人平卧或斜坡卧位，上肢伸直略外展，手心朝上，肘关节下可垫一软枕，使病人舒适伸直，穿刺点在肱二头肌内侧沟肱动脉搏动明显处。

（3）取股动脉血时，病人取平卧位，伸直略外展，股动脉搏动点一般在耻骨结节和髂前上棘连线的中点，以搏动明显处为穿刺点。

4. 消毒：常规消毒皮肤，选择动脉搏动最强点或腕横纹上二横指处，以穿刺点为中心，碘伏棉签环形消毒，直径大于 5cm，连续消毒 2 次。"王大伯，我已经消毒好了，您的手别动啊……"护士戴无菌手套。

5. 抽吸肝素 0.5mL 入注射器：使注射器内壁湿润后，余液全部弃去，回抽针芯至 1.6mL 处。

6. 取真空采血器：检查包装完好无漏气，有效期；打开包装，检查注射器、针头及刻度朝上，针芯拉至 1.6mL 处，取一根消毒干棉签至左手小指和无名指之间。

7. 采血：根据进针角度分为垂直法和斜刺法。

（1）垂直法：护士戴无菌手套，用左手食、中指固定欲穿刺的动脉。采桡动脉血时，示指、中指在桡动脉搏动最明显处的纵向两侧，相距约 1cm 固定桡动脉，示指、中指应都能摸到桡动脉的搏动，中间是搏动最明显处；采股动脉血时，示指、中指放在股动脉两侧，因股动脉很粗，示指、中指都应摸到股动脉的搏动，两指中间是穿刺点。右手持注射器，在两指间垂直进针，如无回血，可缓慢退针，见有鲜红色回血，右手固定穿刺的深度及方向，等待回血至适当的血量。肱动脉取血时，在搏动明显处压一指印，做进针点的标志，余下步骤同桡动脉。

（2）斜刺法：这种方法常用于桡动脉采血。左手绷紧皮肤，右手拿持针器与皮肤呈近 40°，在桡动脉搏动明显处进针，刺入动脉，若无回血，可稍退针，左手示指摸着动脉搏动后，使针头向搏动方向，稍深处穿刺约 1cm，然后边缓慢退针边观察有无回血，见有鲜红色回血后，余同垂直法。

0604 视频二维码：血气分析标本采集

8. 取血后：迅速拔出针头，用无菌纱布加压迫 5～10min，针头斜向刺入软塞，观察标本中有无气泡，如有气泡立即排除。把标本垂直颠倒 5 次，平行揉搓 5s 以上，保证样本充分抗凝。再次核对确认住院号及姓名（或使用 PDA 核对确认病人身份），连同化验单一同送检（化验标签上注明采血时间、是否氧疗、病人体温及血红蛋白）。用物分类处理。

抽动脉血做血气分析注意事项

① 有出血倾向者，慎用动脉穿刺术。

② 严格执行无菌技术操作，以防感染。

③ 血气分析时，注射器内不可留空气。若标本中混入空气，将影响检验结果。

④ 化验单填写完善。化验单上要填写吸氧浓度、体温、血红蛋白，连同血液一起立即送检，以免影响检验结果。

（二）血气分析正常值及临床意义

血气分析正常值及临床意义，见表 6-1。

表 6-1 血气分析正常值及临床意义

项目	参考值	临床意义
动脉血氧分压（PaO_2）	10.6～13.3kPa（80～100mmHg）	判断机体是否缺氧及程度 ＜60mmHg(8kPa)：呼吸衰竭 ＜40mmHg：重度缺氧 ＜20mmHg：生命难以维持

项目		参考值	临床意义
动脉血二氧化碳分压（PaCO$_2$）		4.67～6.0kPa（35～45mmHg）	1. 结合 PaO$_2$ 判断呼吸衰竭的类型和程度 PaO$_2$<60mmHg，PaCO$_2$<35mmHg：Ⅰ型呼吸衰竭 PaO$_2$<60mmHg，PaCO$_2$>50mmHg：Ⅱ型呼吸衰竭 2. 判断是否有酸碱平衡失调 PaCO$_2$>50mmHg（6.67kPa）：称为高碳酸血症。主要见于原发性呼吸性酸中毒，也可见于继发性代偿性代谢性碱中毒 PaCO$_2$<35mmHg（4.67kPa）：称为低碳酸血症。主要见于原发性呼吸性碱中毒，也可见于继发性代偿性代谢性酸中毒 3. 判断是否有代谢性酸碱平衡失调 代谢性酸中毒：PaCO$_2$↓，可减至10mmHg 代谢性碱中毒：PaCO$_2$↑，可升至55mmHg 4. 判断肺泡通气状态 二氧化碳产生量（VCO$_2$）不变 PaCO$_2$↑肺泡通气不足 PaCO$_2$↓肺泡通气过度
动脉血氧饱和度（SaO$_2$）		95%～99%	<90%：低氧血症
血液酸碱度（pH）		7.35～7.45	<7.35：失代偿酸中毒（酸血症） >7.45：失代偿碱中毒（碱血症）
碳酸氢根（HCO$_3^-$）	实际碳酸氢根（AB）	22～27mmol/L	HCO$_3^-$↑，AB>SB：呼吸性酸中毒 HCO$_3^-$↓，AB<SB：呼吸性碱中毒 HCO$_3^-$↓，AB=SB<正常值：代谢性酸中毒 HCO$_3^-$↑，AB=SB>正常值：代谢性碱中毒
	标准碳酸氢根（SB）	是动脉血在 38℃、PaCO$_2$ 5.33kPa、SaO$_2$100% 条件下，所测的 HCO$_3^-$ 含量。AB=SB	
全血缓冲碱（BB）		是血液中一切具有缓冲作用的碱（负离子）的总和，45～55mmol/L	BB↓：代谢性酸中毒 BB↑：代谢性碱中毒
二氧化碳结合力（CO$_2$CP）		22～31mmol/L	临床意义与 SB 相同
剩余碱（BE）		±2.3mmol/L	临床意义与 SB 相同 BE 为正值时，缓冲碱（BB）↑ BE 为负值时，缓冲碱（BB）↓

场景五　停鼻吸氧

医生开出医嘱：16 床，住院号×××，王某，停止吸氧。护士准备好用物来到病人床边。

护士："大伯，您好！请问您叫什么名字？"

病人："王某。"

护士："好的，请让我核对一下腕带。王某，住院号×××。"（或使用 PDA 核对确认病人身份。）

护士："现在您感觉好些了吗？"

病人："现在呼吸很顺畅，没有胸闷等不舒服的感觉。"

护士："好的！现在您呼吸平稳，血氧饱和度监测正常，医生开出医嘱停止吸氧。"再次核对住院号、姓名。

护士："大伯，现在我帮您停掉氧气，请您配合。"

1. 核对、解释。

2. 取下别针，胶布。

3. 拔鼻导管：纱布包裹拔出鼻导管，擦净鼻面部。

4. 先关总开关，然后打开流量开关，放出氧气表内余气，再关流量开关。

0605 视频二维码：
停止吸氧

5. 卸下湿化瓶及通气导管。

6. 卸下氧气筒上氧气表：左手掌托住氧气表，右手用扳手旋松螺母，再用手旋开螺母，卸下氧气表，妥善放置。

7. 记录：记录停氧时间及效果。

8. 整理：协助病人取舒适卧位，整理床单位，清理用物。

9. 分类处理用物：用物分类清洁、消毒，以防交叉感染。将湿化瓶及通气管进行清洁、消毒。对未用完或已用尽的氧气筒应分别悬挂"空"或"满"的标志，以便及时调换与急用时搬运，提高抢救速度。处理氧气装置：病情不需要时，自病房推回氧气筒病区统一放置区域。

0606 视频二维码：
中心供氧式吸氧

10. 洗手、脱口罩：护士规范洗手后取下口罩。

11. 按规范做好护理记录。

中心供氧安装氧气表

① 装氧气表湿化器：湿化瓶内盛 1/3～1/2 蒸馏水或冷开水，接于氧气表湿化器上。

② 打开氧气安全帽，将氧气表插头插入快速插接的供氧终端密封插座，听到"咔嚓"声响后插座锁紧套自动滑动，示插头与插座锁住。

③ 打开流量开关，检查氧气装置是否漏气（手感觉、听声音），检测有氧气到终端后关上流量开关备用。

④ 插鼻导管，方法见"场景三　鼻导管吸气"。

◎ 能力拓展

无创正压通气技术

无创正压通气（Noninvasive Positive Pressure Ventilation，NPPV）是指不经气管插管或气管切开而提供正压通气支持的技术。NPPV 可以用于多种原因引起的急、慢性呼吸功能衰竭的病人。使用 NPPV 可以有效地缓解呼吸困难、促进气体交换和改善氧合，能有效降低气管插管和气管切开的比例及其相关的并发症，从而有效地提高了病人的生活质量。NPPV 在临床的应用越来越广泛。

一、适应证

1. 慢性阻塞性肺病（COPD）急性加重期和稳定期。

2. NPPV 辅助撤机。

3. 急、慢性心功能不全。

4. 神经肌肉疾病导致的呼吸衰竭。

5. 急性肺损伤/急性呼吸窘迫综合征（ALI/ARDS）。

6. 支气管哮喘急性发作。

7. 器官移植术后、高龄病人围手术期的通气支持。

8. 肺炎、肺间质纤维化、硅肺等病变。

9. 睡眠呼吸暂停综合征。

10. 胸部创伤、胸壁畸形。

二、禁忌证

1. 绝对禁忌证：①心跳、呼吸停止；②自主呼吸微弱；③昏迷、误吸可能性高者；④合并其他器官功能衰竭；⑤面部创伤/术后/畸形；⑥上气道机械性阻塞。

2. 相对禁忌证：①气道分泌物多/排痰障碍；②严重感染；③极度紧张；④严重低氧血症 $PaO_2 < 45mmHg$；⑤严重酸中毒 pH < 7.20；⑥近期上腹部手术后（尤其需严格胃肠减压者）；⑦严重肥胖；⑧未引流的气胸；⑨不合作者。

三、用物准备

合适的连接器：鼻罩、口鼻面罩、接口器、鼻囊管、唇封等。

呼吸机的选择：无创呼吸机是目前临床上最常用于 NPPV 治疗的呼吸机。其优点是可以提供较高的流量，漏气补偿较好，简单易用，体积小，价格较便宜等；缺点是可提供的通气模式与可调节的通气参数较少，多数不能直接调节吸入氧浓度，监测报警较差。

四、NPPV 的操作过程

（一）合适的工作/监护条件

确保训练有素的医护人员在场、合适的监护条件和气管插管设备、复苏设备等。

（二）病人的评估

掌握适应证和禁忌证。

（三）操作步骤

1. 指导病人有规律的放松呼吸，消除恐惧心理，使病人能够配合和适应，提高安全性和依从性。

2. 病人取坐位或半卧位（30°～45°）。

3. 选择和试佩戴合适的连接器、给氧。NPPV 常用连接方式有鼻罩、口鼻面罩、接口器、鼻囊管、唇封等。人-机连接方式的舒适性、密封性和稳定性对疗效影响很大。临床上以鼻罩和口鼻面罩较为常用。选择适合病人脸型的鼻/面罩，将鼻/面罩正确置于病人面部，鼓励病人扶持鼻/面罩，用头带将鼻/面罩固定；调整好鼻/面罩的位置和固定带的松紧度，要求头带下可插入 1 或 2 根手指，使之佩戴舒适，漏气量最小。

4. 将无创呼吸机和加湿器放置在牢固的平台，确认主机后方的进风口未被堵塞；将电源线与主机电源插座相连，接通电源，通电后，前面板的电源指示灯亮，呼吸机液晶屏将有显示，将通气管路两端分别与呼吸机出气孔和面罩接口连接，将压力采样管与呼吸机的压力采样管接口相连。

5. 取出加湿器，加纯净水或蒸馏水至注水标示线，盖好上盖后，将加湿器与治疗仪连接。

6. 通气管路连接好后，医护人员或病人本人扶持面罩或鼻罩，开动呼吸机。通气模式选择和常用的通气参数设置：由于无创通气时管路漏气难以避免，需采用定压模式，以持续气道正压（CPAP）、双水平气道正压（BiPAP）、压力控制通气（PCV）、比例辅助通气（PAV）较为常用。其中，BiPAP 是最常用的模式。

关于通气参数的设定，目前通常采用"病人可以耐受的最高吸气压法"。也就是说，CPAP 的压力或 NPPV 的吸气压力从低压开始，在 20～30min 内逐渐增加压力，根据病人的感觉能够耐受的最高压力。采用此法调节后，常用的通气参数见表 6-2。在治疗 AECOPD（慢性阻塞性肺病加重期）的报道中，平均的吸气压力为 17～18cmH$_2$O。

表 6-2　NPPV 常用的通气参数的参考值

参数	常用值
潮气量	6～12mL/kg
呼吸频率	16～30 次/min
吸气流量	自动调节或递减型,峰值:40～60L/min(排除漏气量后)
吸气时间	0.8～1.2s
吸气压力	10～25cmH$_2$O
呼气末正压(PEEP)	视情况而定(常用:4～5cmH$_2$O,Ⅰ型呼吸衰竭时需要增加)
持续气道内正压(CPAP)	6～10cmH$_2$O

7. 严密的监护：包括生命体征、气促程度、呼吸频率、呼吸音、血氧饱和度、心电图、潮气量、通气频率、吸气压力和呼气压力以及定期的动脉血气检测，观察有无漏气及咳痰等情况。所有病人在 NPPV 治疗 1～2h 后应对临床病情及血气分析再次进行评估，后续的监测频率取决于病情的变化情况。

8. 疗效判断：综合临床和动脉血气的指标，有效者临床上表现为气促改善、辅助呼吸肌肉动用减轻和反常呼吸消失、呼吸频率减慢、血氧饱和度增加、心率减慢等，PaO$_2$ 升高及（或）PaCO$_2$ 下降。

五、注意事项

1. 掌握恰当的适应证和禁忌证。

2. 加强病人的宣教与沟通：良好的舒适度和依从性对无创正压通气的成功应用起重要的作用。因此在开始无创通气前对病人进行宣教，能保证无创正压通气的治疗效果，同时在一定程度上保证无创通气的安全应用。宣教内容包括向病人解释无创通气的目的和必要性，连接方法，可能出现的不适感，封闭口唇，紧急情况下如咳痰、呕吐时的拆除方法，注意咳痰及漏气，及时与医务人员沟通等。

3. 选择合适的呼吸机：原则上所有可用于有创机械通气的呼吸机及一些简易的、专门为无创正压通气而设计的呼吸机都能用于无创通气。

英国胸科协会（BTS）建议的无创正压通气呼吸机的基本条件是：①压力控制模式；②吸气压至少可达 30cmH$_2$O 以上；③最大吸气流量至少在 60L/min 以上；④有 AC 和 BiPAP 模式；⑤最大设置呼吸频率至少 40 次/min；⑥流量触发；⑦环路脱开报警。可选条件包括：①可调节压力上升时间；②可调节吸气触发灵敏度；③可调节呼气灵敏度；④辅助/控制通气时可调节吸/呼比；⑤报警消音功能；⑥至少可连续使用 1h 的内置电池；⑦参数面板可被锁定或遮盖；⑧操作按钮简单；⑨液晶显示。

4. 选择合适的连接方式。无创正压通气时呼吸机与病人之间的连接方式很多，同时需要有一定的连接技巧。最常用的是鼻罩与面罩。鼻罩一般运用于意识清楚，能密闭嘴唇的病人，有时可借助下颌带的帮助，相对而言，鼻罩较少产生憋闷感，病人易接受和配合。对于不能很好配合，口腔漏气较多的病人，应选用面罩以保证足够有效通气，但面罩易导致胃肠胀气、返流，也使排痰、进食、语言交流困难。因此，一旦病人病情允许，应尽早改用鼻罩通气。鼻/面罩的连接也有一定技巧，通常需对相关人员，包括医生、护士、呼吸师进行培训，掌握正确的连接方法。通常情况下，在接呼吸机之前先把鼻/面罩用手固定于病人面部，接呼吸机后观察数分钟待病人适应后再以头带固定鼻/面罩，以避免连接时过大的气流冲击病人面部引起病人不适甚至反感。以恰当的松紧度固定鼻/面罩，过紧可能会致面部不适、压迫感、皮肤发红、甚至溃疡；过松时漏气较多，难以保证足够有效通气量。头带常有三头带或四头带。

六、常见并发症的观察与防治

NPPV 的常见的并发症有：口咽干燥、鼻/面罩压迫和鼻梁皮肤损伤、恐惧（幽闭症）、胃胀气、误吸、漏气及睡眠性上气道阻塞等。尽管发生率不高，但应注意观察和及时防治，有利于提高 NPPV 的临床疗效。NPPV 的常见并发症的观察与防治，见表 6-3。

表 6-3　NPPV 的常见并发症的观察与防治

不良反应	原因分析	防治方法
口咽干燥	多见于使用鼻罩又有经口漏气时,寒冷季节尤为明显	1. 避免漏气 2. 间歇喝水能够缓解症状 3. 严重者可使用加温湿化器
鼻/面罩压迫和鼻梁皮肤损伤	过长时间的压迫造成病人鼻部不适,严重的导致鼻梁皮肤的损伤	1. 在 NPPV 通气之初在鼻梁贴保护膜,减少鼻梁皮肤损伤的风险 2. 选用合适形状和大小的罩 3. 摆好位置和调整合适的固定张力 4. 间歇松开鼻/面罩让病人休息,均有利于减少压迫感和避免皮肤损伤
胃胀气	主要是由于反复的吞气或上气道内压力超过食道贲门括约肌的张力,使气体直接进入胃	1. 在保证疗效的前提下避免吸气压力过高(<25cmH₂O) 2. 有明显胃胀气者,可留置胃管持续开放或负压引流
误吸	口咽分泌物,反流的胃内容物或呕吐物的误吸可以造成吸入性肺炎和窒息	1. 在 NPPV 治疗时,应避免饱餐后使用 2. 病人取半坐卧位 3. 应用促进胃动力的药物,有利于减少误吸的危险性
漏气	鼻/面罩漏气可以导致触发困难、人机不同步和气流过大等,影响治疗效果	1. 密切监护 2. 经常检查是否存在漏气 3. 及时调整罩的位置和固定带的张力,用鼻罩时使用下颌托协助口腔的封闭,可以避免明显漏气
恐惧（幽闭症）	部分病人对戴鼻/面罩有恐惧心理,导致紧张或不接受 NPPV 治疗	1. 合适的教育和解释通常能减轻或消除恐惧 2. 观察其他病人成功地应用 NPPV 治疗,有利于增强病人的信心和接受性
不耐受	病人感觉 NPPV 治疗过程导致不适,无法耐受治疗。原因可能与连接方法、人机同步、通气模式与参数、病人的不适应和基础疾病等因素有关	1. 选择合适的连接方法 2. 正确的操作程序和逐渐适应过程 3. 人机的同步性:采用同步触发性能较好的呼吸机、合理使用呼气末正压(PEEP)、经常检查有无漏气和应用同步性能较好的模式有利于改善人机同步性 4. 严密监护及时发现引起病人不适和不耐受的原因,及时处理 5. 病人的心理和经济因素:由于戴罩进行呼吸,部分病人心理上不接受;也有考虑经济负担的原因不愿意接受治疗

续表

不良反应	原因分析	防治方法
睡眠性上气道阻塞	由于睡眠时上气道肌肉松弛,可能出现类似阻塞性睡眠呼吸暂停低通气的表现,使送气时间明显缩短,潮气量下降,影响疗效	对病人入睡后的呼吸情况进行观察,如有上气道阻塞,可采用侧卧位或增加 PEEP 水平,清醒后需要下调至基础水平的方法

◎ 学习评价

1. 无菌观念强,认真执行三查七对,操作全程无差错、无污染。

2. 各项操作熟练、规范,做到安全用氧。

3. 态度认真,爱护病人,经解释后病人对用氧表示理解、愿意合作、情绪稳定,有安全感。

4. 角色分工合理,配合默契,充分体现团队精神。

5. 用氧护理质量标准及其评分细则,见表6-4。

表 6-4　用氧护理质量标准及其评分细则

项目	分值	质量要求	评分细则	扣分值
准备工作	5	1. 护士着装整洁、符合护士角色要求 2. 用物准备齐全,摆放有序 3. 环境整洁,符合无菌操作要求	衣服、鞋、帽不整洁或头发不符合要求、浓妆、戴装饰品各扣1分;用物缺一件扣0.5分	
护理评估	10	1. 核对床号、姓名、腕带 2. 问候、解释,说明到位 3. 评估病人:病情、年龄、呼吸状态、缺氧程度;病人鼻腔状况;意识状态及合作程度 4. 环境评估 5. 告知病人:操作方法、目的、指导病人配合	未核对姓名、未看床号、腕带、未做解释等各扣1分;评估病人、环境评估内容缺1项扣0.5分	
装表	10	1. 先打开总开关,放气 2. 拿表姿势正确,装好后氧气表直立 3. 开关方法正确,备管路连接准确。不漏气	未放气扣2分;拿表姿势不正确、装好后氧气表倾斜各扣1分;开关方法错误、备管路连接错误、有漏气现象各扣3分	
吸氧	40	1. 核对,协助病人取舒适卧位 2. 清洁病人鼻腔 3. 正确调节氧气流量 4. 连接鼻导管,打开流量表开关,检查鼻导管是否通畅 5. 插鼻导管的手法、方向正确,鼻导管插入的长度合适 6. 固定导管正确、美观 7. 记录开始用氧时间 8. 向病人告知注意事项,将呼叫器置病人伸手可及处	未核对姓名、未看床号、腕带、清洁病人鼻腔等各扣1分;调节氧气流量不正确扣4分;鼻导管插入的长度合适、胶布固定不牢靠、用氧记录不正确、未交代注意事项各扣2分	
停止吸氧	15	1. 拔鼻导管方法正确,导管妥善放置 2. 关闭氧气顺序正确 3. 拔管后擦净病人面部 4. 记录停止用氧时间 5. 停用氧气全过程方法、步骤正确(先拔管,后关氧气表)	未核对床号、姓名、未看腕带各扣1分;拔鼻导管方法不正确、关闭氧气顺序不正确、停止用氧时间未记录扣3分	

续表

项目	分值	质量要求	评分细则	扣分值
操作后整理	5	1. 整理物品 2. 按垃圾分类处理用物 3. 洗手、记录、签字	床单位未整理、病人未妥善安置、用物处理不正确扣2分	
沟通与团队合作	5	1. 与病人沟通良好,取得合作 2. 角色分工合理,配合默契 3. 充分体现团队精神	团队成员有不合作现象扣2分;病人沟通不良酌情扣分	
操作质量	10	1. 操作熟练程度:从装表到吸氧(作好记录为止)全部时间不超过3min 2. 操作规范,病人感觉舒适	每超时1min扣2分;病人不舒适酌情扣分	
总得分	100	—	—	

0607 测试题二维码

（潘惠英、王亚萍、胡　莘）

情境七　排痰护理

◎ 学习目标

知识目标：

1. 掌握氧气雾化吸入、背部叩击、指导有效咳嗽等排痰护理的方法与注意事项。

2. 熟悉氧气雾化吸入常用药物与气管切开后气道湿化方法。

3. 了解体位引流排痰相关知识。

技能目标：

1. 能准确实施氧气雾化吸入、背部叩击、气管切开吸痰的操作。

2. 学会留取痰标本、紧急吸氧吸痰、气管插管吸痰的方法。

思政目标：

1. 正确使用语言和非语言交流技巧，根据病人的体态语言及时了解气管切开时病人的心理及生理需求。

2. 吸痰过程中，加强自我防护意识，减少职业暴露，防止交叉感染。

◎ 情境导入

贺某，女，73岁，因反复发作咳嗽、咳痰8年，症状加重3天，拟"慢性支气管炎、阻塞性肺气肿"入院。入院时，病人神志清楚，慢性病容，咳嗽，痰黏，不易咳出。入院后予湿化痰液、留取痰常规标本 qd×3d、补液抗炎治疗，嘱密切观察病情变化。住院期间病人病情进展：并发肺性脑病，经抢救，建立人工气道，机械通气治疗。请演练住院过程中排痰护理各项操作。

◎ 场景准备

一、角色分配

由学生分别扮演病人、家属、责任护士、辅助护士、病房医师。

二、用物准备

1. 氧气雾化吸入用物

治疗盘内置：2％碘酊、70％乙醇、砂轮、无菌棉签、污物盒、沐舒坦药液、5mL注射器、等渗盐水、雾化吸入器一套。另备氧气装置一套。

2. 留取痰标本用物

化验单、痰常规标本容器、PDA。

3. 紧急吸氧吸痰用物

治疗车内备：简易呼吸皮囊、记录单、氧气记录卡、笔、盛有消毒液的玻璃瓶（或试管）。

治疗盘内置：吸氧面罩、无菌棉签、无菌纱布；无菌吸痰管数根、治疗碗、无菌生理盐水1瓶、无菌手套、污物盒、压舌板（必要时用）。

另备：氧气筒及氧气表装置、扳手（或中心供氧装置、氧气表）；电动吸引器（带吸引皮管及玻璃接头）、多头电插板，或中心负压吸引装置一套；心电监护仪、医用/生活垃圾桶、速干手消毒液。

4. 气管插管用物

治疗盘内置：喉镜、气管导管及导丝、润滑油、牙垫、注射器、胶布、无菌手套。

另备：吸引器、吸痰管、简易呼吸器、气囊压力表。根据需要备好人工呼吸机。必要时备抢救车、插管辅助用药。

5. 气管插管吸痰用物

治疗盘内备：无菌吸痰管数根、吸引皮管及玻璃接头、治疗碗、无菌生理盐水 1 瓶，无菌手套、污物盒、压舌板（必要时用），盛有一定量消毒液的玻璃瓶（或试管），记录单、笔。

负压吸引装置：电动吸引器、多头电插板，或中心负压吸引装置一套。另备人工呼吸机。

6. 气管切开用物

气管切开包、无菌手套、合适型号的一次性无菌气管套管（带有套管系带）、盐酸利多卡因 1 支、无菌棉签、消毒液、污物盒、吸引器、无菌吸痰管数根、无菌生理盐水、照明灯，必要时备抢救药物。另备人工呼吸机。

7. 气管切开切口护理用物

治疗盘、无菌治疗巾、无菌弯盘 2 只、数个生理盐水棉球及 0.5% 碘伏棉球、镊子 2 把、无菌开口纱布 1 块、气管切开用无纺布 1 块。必要时备套管系带。

三、病室环境

安静、清洁，光线充足，备照明灯。

◉ **情境演练**

场景一　评估病人

责任护士来到病房，核对床尾卡、手腕带后，评估病人。

护士："奶奶您好，我是您的责任护士，姓俞，请问您叫什么名字？"

病人："我叫贺某。"

护士："贺某，您咳嗽较多，痰液能咳出来吗？是什么颜色的？"

病人（边说边摇头）："哦，比较费力。每次咳嗽都得很用劲，但痰似乎就黏在喉咙口，很难吐出来，瞧我透气都有些累了。"

护士："这样的，那我要替您想办法把痰咳出来哦。先让我听听，好吗？"

病人："嗯。"

护士：双手焐热听诊器胸件，轻轻掀起盖被及衣服，置入病人胸前："您不要说话，好吗？我很快就好。"

责任护士分别在病人左右锁骨中线上部、腋前线下部和腋中线下部共 6 个部位听诊（每处至少听 1～2 个呼吸周期）。同时察看病人的面色、嘴唇，测量了呼吸频率。

护士："奶奶，您确实有痰呢，让我们一起来想办法把痰液咳出，怎样？"

病人："那最好了。"

护士："奶奶，您有药物过敏吗？"

病人："没有的。"

护士："好的，您稍等。"

场景二　促进排痰

【雾化吸入】

护士携氧气雾化吸入用物（已加入沐舒坦药液）至病人床边。评估环境符合用氧安全。

护士进行身份核对并评估病人面部、口腔无溃疡及感染。

护士（向病人做好解释）："奶奶，您咳嗽痰黏，不易咳出，所以给您做雾化，帮您咳出痰液，好吗？"

病人（边点头边回答）："好，好！"

护士确定病人卧位舒适后，颌下垫治疗巾或病人毛巾，连接氧气，待气雾喷出后，协助病人将口含嘴放入病人口中。

护士："奶奶，请您包住这口含嘴，再深深地吸气慢慢地吐气，好吗？若有什么不舒服或雾气没了，您拉个铃就行，我马上到。"

病人："行。"

氧气雾化吸入常用药物

（1）支气管扩张剂　硫酸沙丁胺醇是选择性 β_2 肾上腺受体激动剂，通常用于治疗和预防哮喘急性发作。

（2）祛痰药物　盐酸氨溴索（即沐舒坦）可稀释痰液，恢复纤毛活动空间，增强纤毛的摆动频率和强度；能刺激肺泡表面活性物质的合成和分泌；协同抗生素作用。但使用后，痰量增多应及时排出。

（3）糖皮质激素　糖皮质激素如地塞米松、氢化可的松等，是治疗支气管哮喘及喘息性慢性支气管炎的主要药物，具有抗过敏、抗炎作用，可抑制气道痉挛，降低组胺、乙酰胆碱等炎症介质引起的气道高反应性，疗效可靠。但用药后必须漱口，防止引起消化道反应，长期使用应防止口腔真菌感染。

0701 视频二维码：
氧气雾化吸入

（4）抗生素类药物　可以将高浓度的药物直接注入支气管感染部位（使治疗最大化）从而起到控制感染及减少全身高浓度给药的需求，减少全身毒性的危险性。如庆大霉素治疗咽炎能较快的减轻咽喉部红肿、疼痛、发热症状，对预防肺部感染也有较好的疗效。

（5）其他　利多卡因为临床上常用的局部麻醉药物，近来研究表明其有类肾上腺皮质激素样作用，有较强的抗炎、解痉、平喘功能。

雾化毕，护士来到病人床边。

护士："奶奶，做好了，您拿出口含嘴吧，让我帮您擦干脸。"再漱漱口。

病人："谢谢。"

护士："不谢，应该的。对了，奶奶，你平时可以放杯热开水在床头柜上，这样可以增加房间湿度，还可以少量多次地喝喝水，这些都有助于您咳痰呢。"

病人："哦，这样我会做的。"

护士："很好。另外，雾化后翻个身、拍拍背，对您的咳嗽大有帮助哦。现在让我做给你们看看，同时你们也学起来做，如何？"

病人与家属："好啊。"

【背部叩击】

护士："奶奶，您坐着或侧着睡，给您拍背的人像我这样五指并拢、手掌弓成杯状（示范手的形状），以手腕的力量，从外侧背的下面开始向上叩打，最终叩向内侧背。要求有节律地叩打，注意脊柱部位不能叩，一般叩打的时间为1～3min。我叩打一遍后，请您家人也试试。"

0702 视频二维码：
背部叩击

家属："好，现在让我来叩背一下吧。"（开始背部叩击操作）。

护士："可以，学得挺快的，就像刚才一样做就行了。记住，在每次拍背前，先翻个身，可以左侧、右侧轮流翻。"

病人与家属："好的，谢谢！"

护士："不客气。接下去我要教奶奶如何有效地咳出痰液了。"

病人与家属点头回应并表示谢意。

【指导有效咳嗽】

护士："奶奶，您坐好，上半身略前倾；像我一样深深地吸一口气再慢慢地吐出气体，做5～6次这样的呼吸；接下来先慢慢地吸一口气，记住要憋气几秒钟，才能用力咳嗽，把痰液咳出。另外，在咳嗽时，可用自己的手放在腹部的上半部并向内按压，使肚子回缩，这样有助于痰咳出来呢！等咳嗽停止，您就像吹口哨样缩小自己的嘴唇，慢慢把气体吐出，这样也做2～3次，好吗？"

病人："好……但是，不太好做呢？"

护士："是的，初次做有点难，跟我一起做一遍吧……对，奶奶，做得很好，不是有痰咳出来了吗？"

病人："嗯，有痰了，但实在太累了，让我歇歇吧。"

护士："好，以后咳嗽时记得像刚才这样做哦，还有别忘了咳嗽时用手压自己的腹部，吐气时像吹口哨一样慢慢吐出，可以吗？"

病人："好的。"

场景三　留取痰标本

责任护士手持痰标本容器、PDA再次来到病人床边。

护士核对床尾卡、手腕带后，刷PDA核对床号、姓名、登记号、化验项目、采集容器。向病人做好解释，"奶奶，为了给您治病，我们准备把您的痰液拿去化验一下。现在，让我跟您说说如何留痰液吧。"

0703 视频二维码：
留取痰标本

病人："哦，好的。"

护士："您明天早上起床后先用清水漱漱口，然后做几次深呼吸后用力咳出痰液，吐一口痰到标本容器内，注意不要将唾液、鼻涕、漱口水等一起混进去哦。"

病人："小俞，请放心，我能做好的。"

护士："另外，我想告诉您要连续留三个早上的标本。一天留一个，方法都一样，留好后，我们来取，知道了吗？能讲一遍给我听听吗？"

病人："可以。"（复述了一遍留取方法。）

护士："说得真好，那就按说的去做，有事您再叫我。"

病人："好。"

场景四　紧急吸痰、吸氧

责任护士巡视病房，突然发现病人呼吸微弱，脸色发紫，呼之不应……

1. 呼救：护士急拉呼叫器，"快来人啦，×床病人需要抢救"。

2. 体位安置：责任护士帮助病人去枕平卧，头偏向一侧，肩下垫枕。戴手套快速清理口、鼻腔。解开病人衣领、松腰带。拉下被头露出上半身。

辅助护士携用物至床边，两人一起向外推床少许，卸床头板，便于操作。

3. 鼻腔吸痰：责任护士连接并检查吸引装置，倒生理盐水，连吸痰管，试吸后插入鼻腔吸痰，左右旋转，边退边吸。吸毕，冲洗吸痰管。

4. 口腔吸痰：同上法进行口腔吸痰。

> **关于吸痰负压与插管深度的选择**
>
> 吸痰负压：成人一般为 0.04～0.053MPa，儿童 0.02～0.04MPa。吸痰管插入深度的选择：从口腔插入约10～15cm（或自病人鼻腔插入 16cm 左右）至咽部；人工气道内吸痰，将吸痰管插入至遇阻力（即气管隆嵴处）后上提1～2cm。

5. 装表送氧：辅助护士装氧气表，开氧气开关，连简易呼吸皮囊，与此同时责任护士接过呼吸皮囊送入高流量氧气。

病房医师到达床边。责任护士简要汇报病情及抢救情况。

病房医师："接心电监护，监测病情变化。"

> **简易呼吸皮囊使用要点**
>
> 标准式 E-C 手法：操作者一手拇指和示指放在面罩上部向下用力按压，使面罩紧贴皮肤，其余三指将下颌向前上托起，保持气道通畅的同时又能增加面罩的密闭性，另一手规律、均匀地挤压呼吸皮囊。
>
> 挤压频率与潮气量：单纯呼吸辅助时每分钟 10～12 次，心脏停搏者与心脏按压配合使用，比例30：2；目前推行小潮气量通气为 500～600mL，1L 球囊挤压 1/2～2/3，2L 球囊挤压 1/3。

6. 观察：密切观察病人意识、呼吸及血气分析的变化，观察心率、血压、血氧饱和度的变化。

经抢救，病人病情改善不明显，结合临床及血气分析结果考虑肺性脑病，准备建立人工气道机械通气治疗。

病房医师："快去通知病人家属，我准备行气管插管术。"

辅助护士："好！"

场景五　气管插管及吸痰

病人家属到场。责任护士继续简易呼吸皮囊给氧，一边向病人家属解释，促进配合。

责任护士："贺奶奶女儿，您好！您母亲因病情加重引起呼吸减弱，如不抢救有生命危险，因此，我们要从您母亲口中插入一根导管把痰吸出来，同时可以连接机器给她送氧。请您能配合我们的抢救，好吗？我们一定会尽力的！"

0704 视频二维码：
气管插管吸痰

病人家属闪着泪花点点头。

辅助护士协助病房医师携用物至床边，开始经口气管插管术。

【气管插管】

1. 核对解释：确认病人后，简要解释插管目的。

医师："贺奶奶女儿，您来了，您母亲需要抢救，等我插好导管，请随我来办公室再细谈。"

病人家属："好。医生一定要救救我妈呀！"

医师："我们一定会尽力的！"

2. 安置体位：同前紧急吸氧吸痰的体位安置。

医师开始操作，辅助护士协助。责任护士准备呼吸机。

3. 暴露声门：医师左手持喉镜，右手分开病人上、下齿，将喉镜叶片沿右侧口角置入，推舌体于左侧，见到悬雍垂。发现喉头有痰，辅助护士开启吸痰管，递给医师快速吸痰。吸尽后，继续插入喉镜，见到会厌后向前向上提起喉镜，充分暴露声门。

4. 插管：医师右手持气管导管及管芯，对准声门，插入3～5cm（气囊越过声门即可）。拔出管芯。责任护士接上简易呼吸皮囊暂时送氧。

气管插管导管型号选择及插管深度

成年男性选择导管型号为7.5～8.5mm，插入深度为22～24cm；

成年女性选择导管型号为7.8～8.0mm，插入深度为20～22cm；

儿童导管型号为：年龄÷4＋4mm，深度为：年龄÷2＋2cm；

新生儿常选择2.5～3.0mm型号导管，插入深度为10cm。

---

5. 确认：医师听诊两侧肺部，双侧均闻及呼吸音，见双侧胸廓起伏对称，确认插管成功。

6. 固定：退出喉镜，放入牙垫，辅助护士向导管气囊内注入空气3～5mL（用气囊压力表监测气囊压力在25～30cmH$_2$O）。用胶布将气管导管与牙垫固定，连接人工呼吸机。

医师："小俞，该病人改为特别护理，密切观察。"

责任护士："好。"

7. 整理记录：整理用物与床单位并做好抢救记录。病房医师与病人家属在医生办公室谈话并签知情同意书。

【气管插管吸痰】

1. 核对解释：核对床尾卡、腕带，确认病人。

护士：评估病人后说，"奶奶，您现在有痰液，需要用吸痰管吸出。吸痰时有点刺激，坚持一下好吗？"病人点头示意。护士给予病人100%纯氧2min。

2. 连接检查：接电动吸引器电源（或安装中心负压吸引装置），打开开关，再次检查吸引装置性能，调节负压。

3. 接管试吸：检查无菌生理盐水并倾倒些许入治疗碗中。检查并准备无菌吸痰管，戴无菌手套后连接吸痰管，试吸，以达到检查负压及导管是否通畅，润滑吸痰管的目的。

4. 吸痰：用未戴手套的手断开呼吸机与气管导管的连接，将呼吸机接头放在无菌巾上，轻插吸痰管入气管导管内，遇阻力略上提1～2cm后加负压，左右旋转吸痰管，边吸边上提，禁止在气管内上下提插。

5. 冲洗吸痰管：退出吸痰管，迅速连接呼吸机，继续给予病人 100% 纯氧 2min。抽吸生理盐水冲洗（吸痰后每次均需冲洗）。每次吸痰时间 5～8s，不超过 15s，若一次未吸净，隔 3～5min 再吸至痰液吸净。

6. 气道湿化：因该病人使用机械通气，故可根据痰液黏稠程度调节呼吸机加温湿化按钮（每台呼吸机具备从小到大不同档次的按钮）。

7. 观察病情：观察病人面色、呼吸、脉率、血压有无改变，有无黏膜损伤。观察吸出痰液的性状、颜色和量。

8. 整理记录：吸痰毕，分离吸痰管，套上吸引管上的塑料小帽，弃一次性吸痰管。再次肺部听诊，确认有效吸痰后，调回氧浓度，继续呼吸机支持呼吸。

责任护士（边整理边告知）："奶奶，这次吸痰结束，您好好休息，有事按铃联系我们，我随叫随到。"

病人点头示意。

责任护士记录吸痰时间、痰液性状、颜色、量及吸痰效果。

场景六 气管切开及吸痰

3 天过去了，病人仍无好转迹象，需行气管切开，呼吸机支持呼吸。

【气管切开术前准备】

用物准备：气管切开包、无菌手套、合适型号的一次性无菌气管套管（带有套管系带）、盐酸利多卡因 1 支、无菌棉签、消毒液、污物盒、吸引器、一次性无菌吸痰管、无菌生理盐水、照明灯，医用/生活垃圾桶，必要时备抢救药物。另备人工呼吸机。

病人准备：颈部充分伸展、充分镇痛镇静。

术中配合：

1. 移开床铺，卸下床头板。

2. 协助病人仰卧，肩下垫枕，使颈过伸。

3. 站在病人头部随时准备吸痰。

4. 协助固定气管切开套管，连接呼吸机，送 100% 纯氧 2min 后调至所需浓度。

5. 严密观察病人生命体征及血氧饱和度变化，发现异常及时通知医师。

【气管切开吸痰】

1.～3. 操作步骤同气管插管吸痰。

4. 吸痰：分离气管套管与呼吸机接头，轻插吸痰管入气管套管内至遇阻力（超出套管 1cm 左右）略上提 1～2cm 后加负压，左右旋转吸痰管，边吸边上提，禁止上下提插。

5.～8. 操作步骤同气管插管吸痰。

气管切开后气道湿化方法简介

（1）气道内间歇滴注法 用注射器抽取湿化液后去针头，将湿化液随病人吸气沿管壁四周均匀注入约 2～4mL。注入速度不易控制，对气道刺激大，易引起咳嗽；多次反复注入易增加感染的机会及正压注入有引起感染扩散的可能；且该操作易引起病人心率加快及血氧饱和度下降，基于以上原因，目前已不主张使用。

（2）氧气射流雾化法 如同氧气雾化吸入操作方法。对气道刺激小且具有氧疗作用。

（3）精密输液器持续气道湿化：湿化液接上紧密输液器，连 5 号头皮针穿过一侧氧气管管壁，调滴速为 5～10mL/h，随氧气送至气管。具有均匀持续的特点。

（4）微量注射泵持续注入　用 0.45% 低渗盐水经微泵持续均匀的湿化，符合气道湿化的生理需要。适用于需严格控制水分且必须湿化者。

（5）应用人工鼻　人工鼻由吸水材料及亲水化合物构成。模拟人体解剖的湿化系统，以温热与湿化吸入气体，值得临床推广。

【气管切开切口护理】

1. 铺无菌治疗盘：内置 2 只无菌弯盘，盛有数个生理盐水棉球及 0.5% 碘伏棉球、镊子 2 把、开口纱布 1 块。

2. 核对解释：携用物至床旁，核对床尾卡、腕带，确认病人。

护士："奶奶，为了避免切口的感染，给您消消毒、换换药，请您配合我一下，好吗？"

病人："好的。"

0705 视频二维码：
气管切开-口、
鼻腔吸痰

3. 消毒更换：护士手持镊子轻撤污纱布。夹持生理盐水棉球清洗切口周围，再用 0.5% 碘伏消毒，最后更换开口纱布。

4. 观察记录：观察切口有无分泌物、渗血、血肿、皮下气肿等情况并记录，如有异常及时报告。按需更换套管系带，采用双带打死结，松紧以容纳一指为宜。

◎ 能力拓展

体位引流排痰技术

体位引流是指对分泌物的重力引流，使病变肺部处于高位，其引流支气管的开口向下，促使痰液借重力作用，顺体位引流气管咳出，有助于痰液引流的方法。仅全身用药常使疗程延长且疗效欠佳，只有利用适当的体位姿势将脓痰有效地排出体外，感染才易较快得到控制和使病变痊愈。

一、适应证

1. 肺脓肿、支气管扩张症及支气管-肺囊肿继发感染等肺部急、慢性化脓性病变。

2. 慢性阻塞性肺部疾患、囊性肺纤维化继发急性感染者因呼气受限而无力排痰者。

3. 年老体弱、神经肌肉疾病、术后或创伤性疼痛、恶病质、气管切开术后无力咳嗽病人。

4. 支气管碘油造影检查前后。

二、肺段支气管顺位排痰体位

治疗者可参照 X 射线胸片明确病灶部位后采取相应引流体位，使病变肺叶处于高处，引流支气管开口向下。对病变广泛者，可轮流采取若干体位进行引流。肺段支气管顺位排痰体位，见表 7-1。

表 7-1　肺段支气管顺位排痰体位

病变部位	顺位排痰体位
左上叶尖后段	直坐或半卧,向右侧倾斜 45°,右臂后伸,后面用 3 个枕头支撑肩部
左上叶前段和舌段	仰卧,胸腹向右转 45°,背部垫枕支持体位,左床脚稍抬高
左下叶侧基底段	右侧卧位,垫枕以保持脊柱平直,右肩勿靠枕头之上,床尾抬高 45～50cm

续表

病变部位	顺位排痰体位
右上叶前段	仰卧位,右背部稍垫高
右上叶后段	左侧卧位,上半身向左转 45°,左臂向后方伸展,头部及腹侧垫枕头支持体位
右上叶尖段	仰卧,膝下垫枕,以助腹肌松弛
右中叶	仰卧,胸腹左转 45°,背后垫枕支撑,床尾抬高 30cm
下叶基底段	俯卧,侧倾 45°,患侧在上,床尾抬高 45~50cm
下叶尖段	俯卧,腹下垫枕
下叶(左、右)背段	俯卧,稍侧倾(患侧在上)、头下垂

三、体位引流及其辅助治疗

根据病变部位安置妥当引流体位后,先嘱病人深呼吸,然后鼓励病人咳嗽,以促使痰液引流,必要时辅以叩背、手法震颤(治疗者以双手交叉放置于引流区域,随病人呼气做自下而上的按摩震颤)、机械震动器等胸部物理疗法,使脓痰受震动以促进引流,将聚积的分泌物松动,并使其移动,易于咳出或引流。对痰液黏稠不易排出者,可遵医嘱先给予雾化吸入或口服祛痰药后再行体位引流。每次引流的时间为 10~15min,每日 2~3 次。引流完毕,用温开水漱口,以消除异味和防止口腔内感染,并记录排出的痰量及性质。

四、注意事项

1. 引流应在饭前进行,以避免发生呕吐。

2. 在引流过程中应密切观察病情变化,如发现病人有头晕、心悸、胸闷、呼吸困难、出汗、发绀、咯血、疲劳等情况,应随时终止体位引流。

3. 引流体位不宜刻板执行,必须采用既有利于排痰,病人又能接受的体位。

4. 体质虚弱、严重心功能不全或大咯血者慎用。

5. 备好吸痰装置,必要时吸痰。

6. 一般在痰量明显减少,每日引流痰量在 30mL 以下时,可停止引流。

五、禁忌证

1. 极度虚弱、无法耐受所需的体位、无力排除分泌物者。

2. 近期大咯血和正在接受抗凝治疗者。

3. 胸廓或脊柱骨折,或严重骨质疏松者。

◎ 学习评价

1. 严格遵守操作规程,符合无菌操作原则,认真实施查对制度。

2. 各项操作用物齐全,动作熟练、规范。

3. 态度严肃、认真,富有爱伤观念,解释得当,沟通有效,病人及家属满意。

4. 人员分工合理,符合角色要求,配合默契,充分体现团队精神。

5. 排痰护理质量标准及其评分细则,见表 7-2。

表 7-2　排痰护理质量标准及其评分细则

项目	分值	质量要求	评分细则	扣分值
准备工作	5	1. 仪表规范，符合角色需求 2. 用物准备齐全，摆放合理 3. 环境符合操作要求	1. 着装不符扣1分 2. 用物缺一项扣0.5分 3. 环境不符扣1分	
评估病人	5	1. 核对床号、姓名、腕带 2. 问候、解释到位 3. 观察、测量方法正确 4. 听诊方法正确	1. 核对缺项各扣1分 2. 解释不到位扣1分 3. 观察、测量遗漏或有误扣1分 4. 听诊遗漏或有误扣2分	
促进排痰	15	1. 有效咳嗽指导方法正确 2. 背部叩击操作及示教方法正确 3. 雾化吸入解释到位、操作正确	1. 指导有误酌情扣分，最多扣5分 2. 叩击手法、顺序及部位有误各扣2分，累计扣分不超过5分 3. 解释不到位、操作步骤颠倒、故障处理有误各扣2分，累计扣分不超过5分	
留取痰标本	5	1. 核对床号、姓名、腕带 2. 标本容器选择正确 3. 留取方法解说到位、准确	1. 核对缺项各扣1分 2. 标本容器选择错误扣完5分 3. 留取方法解说错误扣完5分	
紧急吸痰、吸氧	15	1. 病情变化发现及时、准确 2. 呼救方法正确、有效 3. 体位安置正确 4. 用物携带齐全 5. 简易呼吸皮囊使用及时、方法正确 6. 鼻、口腔吸痰负压选择、插管深度正确 7. 吸痰方法正确 8. 善于严密观察病情	1. 未及时发现并判断病情变化扣5分 2. 未呼救或方法有误扣2分 3. 未安置体位或有误扣2分 4. 用物每缺一项扣1分 5. 未能及时使用简易呼吸皮囊或使用方法有误扣5分 6. 负压选择、插管深度有误各扣1分 7. 吸痰方法错误扣2分 8. 未能关注病情的动态变化扣3分	
气管插管及吸痰	25	1. 核对床号、姓名、腕带 2. 解释到位 3. 体位安置正确 4. 气管插管用物、操作方法正确 5. 经气管插管吸痰负压选择、插管深度正确 6. 气道湿化方法正确 7. 吸痰方法、步骤正确 8. 善于监测病情变化	1. 核对缺项各扣1分 2. 未做解释或有误扣2分 3. 未安置体位或有误扣2分 4. 用物每缺一项扣1分；操作步骤颠倒扣2分；插管超时或无法插入扣完15分 5. 负压选择、插管深度有误各扣1分 6. 吸痰方法错误扣2分 7. 气道湿化方法有误扣2分 8. 未能关注病情的动态变化扣3分	
气管切开及吸痰	25	1. 核对床号、姓名、腕带 2. 解释到位 3. 体位安置正确 4. 气管切开用物准备齐全 5. 气管切开术中配合正确 6. 气道湿化方法正确 7. 吸痰方法、步骤正确 8. 善于监测病情变化 9. 气管切开切口护理操作方法正确	1. 核对缺项各扣1分 2. 未做解释或有误扣2分 3. 未安置体位或有误扣2分 4. 用物每缺一项扣1分 5. 未能正确配合气管切开术扣2分 6. 气道湿化方法有误扣2分 7. 负压选择、插管深度有误各扣1分；吸痰方法、步骤有误扣2分 8. 未能关注病情的动态变化扣3分 9. 气管切开切口护理用物每缺一项扣0.5分；操作方法错误扣5分	

续表

项目	分值	质量要求	评分细则	扣分值
团队合作	5	1. 角色分工合理,配合默契 2. 充分体现团队精神	团队成员有不合作现象扣2分	
总得分	100	—	—	

0706 测试题二维码

（黄利全、庞　璐、吴霞云）

情境八　排尿护理

◎ 学习目标

知识目标：

1. 掌握留置导尿目的、尿潴留病人放尿的注意事项及留置导尿病人的护理。
2. 熟悉留置导尿并发症的观察、处理与预防。
3. 了解尿潴留常见原因、尿标本采集的目的和种类。

技能目标：

1. 能熟练地进行女病人留置导尿术、尿标本采集、更换集尿袋等操作。
2. 能规范地进行男病人留置导尿术、会阴冲洗、会阴护理等操作。

思政目标：

1. 操作过程中体现人文关怀，注意保护病人隐私。
2. 演练过程中，小组成员分工明确，相互配合默契。

◎ 情境导入

赵某，女，72岁，诊断：胃癌，于前天上午入院，入院后经一系列检查后，于今天上午8时30分在硬膜外麻醉下行胃切除术，手术经过顺利，上午11时回病房，术后持续使用镇痛泵，直到晚上7时一直未自行排尿，情绪紧张，主诉腹胀、腹痛、有尿意，但排尿困难，检查：耻骨联合上膨隆，可触及一囊性包块，如果您是值班护士会如何处理？术后病人病情严重，医嘱记录24h进出量，需留置导尿，留取尿培养标本化验，在留置导尿过程中，责任护士发现病人小便混浊，请问该如何护理？

◎ 场景准备

一、角色分配

由学生分别扮演主班护士、治疗护士、责任护士、病人、家属。

二、用物准备

1. 会阴冲洗用物：橡胶单、中单或一次性垫巾、水盆（内盛温水）、水温计、水杯、棉球、镊子、便盘、便盘巾，必要时备屏风。

2. 导尿用物

① 无菌导尿包。内放型号不同的普通导尿管2根（留置导尿用双腔导尿管）、弯盘2个（或弯盘、治疗碗各1个）、血管钳1把、镊子1把、小药杯2只、小棉球4个、石蜡油棉球瓶1个、有盖试管1支、洞巾1块、纱布1块、PDA扫描仪。或准备一次性导尿包1只。

② 外阴消毒包内放治疗碗（内盛棉球10余个）、镊子、弯盘、一次性手套或指套2只。

③ 无菌持物钳、无菌手套、外阴消毒溶液、无菌注射器、无菌注射用水。

④ 橡胶单、治疗巾或一次性垫巾、浴巾、便盆及便盆巾等放治疗车下层，必要时备屏风。

⑤ 根据导尿的目的选择适合的导尿管，常用的导尿管有以下三类。

单腔导尿管：即普通导尿管，用于一次性导尿。

双腔导尿管：用于留置导尿术。

三腔导尿管：用于膀胱冲洗或向膀胱内滴药。

其中双腔和三腔导尿管在距尿管末端约 2.5cm 处有一个气囊，向气囊内注入生理盐水可以达到固定导尿管在膀胱内、防止脱落的目的。

3. 标本采集用物

① 常规标本　一次性尿杯或容量 100mL 以上的清洁标本容器。

② 培养标本　无菌导尿包内加有盖无菌试管。

4. 更换集尿袋用物：治疗车 1 辆、治疗盘 1 个：内有血管钳 1 把、别针 1 枚、无菌一次性引流袋 1 只、消毒弯盘 2 个（内放消毒纱布 2 块、无菌镊子 1 把）、5%PVP 碘液 1 瓶、棉签 1 包，污物桶 1 只。

5. 膀胱冲洗用物

① 密闭式膀胱冲洗　橡胶管 3 根（连接冲洗瓶者长 90cm、连接导尿管者长 80cm、连接引流瓶者长 60cm）、Y 形接管一个、玻璃接管 1 个、冲洗吊瓶 1 只、无菌冲洗液、输液架 1 个、无菌引流瓶 1 只、血管钳 1 把、更换引流袋的所有用物一套。

② 开放式膀胱冲洗　膀胱冲洗盒一副（膀胱冲洗针筒一副、药杯 2 只、弯盘 1 只）、无菌冲洗液、酒精棉球数个。

6. 拔导尿管用物：治疗车 1 辆、手套 1 副、弯盘 1 只、5%聚维酮碘消毒棉球、镊子、一次性垫巾、污物桶 1 只、针筒 1 副、纱布 1 块。

三、病室环境

安静、清洁，光线充足，夜间备台灯。必要时备屏风。

◎ **情境演练**

场景一　诱导排尿

【评估】

护士在巡视病房的过程中发现赵某面容痛苦，主动上前询问。

护士："赵奶奶您怎么了？哪儿不舒服？"

病人："想解小便，但又解不出，下腹部有胀痛。"

护士："赵奶奶，我给您检查一下好吗？"

病人："好的。"

护士：检查时发现病人耻骨上膨隆，用手轻轻触摸下腹部，扪及囊样包块，轻度触痛，初步诊断为尿潴留，考虑麻醉药引起的脊髓初级排尿中枢活动受到抑制，立即给予处理。

【调整体位】

护士："赵奶奶，您现在排尿困难，不必紧张，我马上就给您处理。"随手关闭门窗，屏风遮挡，适当调整体位，摇高床头，取合适体位让病人排尿。

【听流水声】

护士取来了水壶、脸盆、水桶等制造流水声或听流水声的录音，利用条件反射来诱导排尿。

尿潴留常见原因

（1）机械性梗阻　膀胱颈部或尿道有梗阻性病变，如前列腺肥大或肿瘤压迫尿道，膀胱、尿道结石或异物等均可导致排尿受阻。

（2）动力性梗阻　膀胱、尿道并无器质性梗阻病变，由于外伤、疾病或使用麻醉剂等原因导致脊髓初级排尿中枢活动发生障碍或受到抑制，不能形成排尿反射。

（3）其他原因　各种原因引起的不能用力排尿或不习惯卧床排尿，以及某些心理因素如焦虑、窘迫使排尿不能及时进行。由于尿液存留过多，膀胱过度充盈导致膀胱收缩无力，造成尿潴留。

【会阴冲洗】

让病人听流水声后还不能解尿，护士决定用温水冲洗会阴诱导排尿。

护士携用物到病床。

护士：手拿治疗单走到床尾再次核对床号、床尾牌，返回赵奶奶身边："赵奶奶您好，让我再核对一下您的腕带"。核对无误。

护士："赵奶奶，您现在还不能自行排尿，我用温水给您冲洗一下会阴，促进排尿，另外还可以使您感觉到舒适，操作过程中如有什么不舒服，请您及时告诉我，好吗？"

病人："好的。"

1. 环境准备：大房间用屏风遮挡，病室如有陪客先劝其暂时离开。

2. 垫橡胶单：松开被尾，在被子内协助病人脱去对侧裤腿盖在近侧的腿上，垫橡胶单、中单或一次性治疗巾于病人臀部下。

3. 测量水温：置便器于病人臀下，对侧腿和腹部盖好被子，嘱病人屈膝外展，测水温40～45℃。

4. 冲洗会阴：护士一手持装有温水的水杯，一手持夹有棉球的镊子，边冲边擦洗会阴部，冲洗原则，自上而下，由外到内，一次一个棉球。从阴阜→对侧大阴唇→近侧大阴唇→对侧大小阴唇沟→近侧大小阴唇沟→对侧小阴唇→近侧小阴唇→尿道→阴道，最后肛门。冲洗完擦干，擦干原则：自上而下，由内到外。

5. 按摩下腹部："赵奶奶，您现在用点劲试着排尿"，几次努力都无效果；护士再给予轻轻按摩下腹部，由轻到重，逐渐增加压力，以病人能承受为适度。

6. 协助整理：协助病人穿好裤子，整理好床单位和用物。

【下腹部热疗】

护士："赵奶奶，我现在给您冲洗好了，也给您进行了按摩，小便还是排不出，我再去灌个热水袋给您热敷下腹部试试。"

护士取来热水袋，灌入50℃以下热水1/2～2/3满，排尽空气，旋紧塞子，擦干热水袋外壁水迹，倒提热水袋并轻轻抖动无漏水后装入布套内，给赵奶奶热敷下腹部，也可用盐水瓶轻轻滚动10～30min。热滚动按摩疗法是将热敷与按摩结合综合物理疗法，有利于膀胱和尿道消肿，反射性刺激膀胱逼尿肌收缩，促进排尿。另外可采用神灯照射、维生素B_1穴位注射配合按摩引导等方法。

同时报告医生，请针灸科会诊：采用针刺中极、曲骨、三阴交穴，或艾灸关元、中极穴等方法刺激排尿；并根据医嘱肌内注射卡巴胆碱等处理。

场景二 留置导尿

经上述处理仍不能解除尿潴留，最后给予留置导尿。

护士按七步法规范洗手、戴好口罩、修剪指甲、在治疗室准备好导尿用物，推治疗车携用物到病人床边。

> **导尿的目的**
>
> (1) 协助临床诊断 如留取未受污染的尿标本作细菌培养，测量膀胱容量、压力及残余尿量，进行尿道或膀胱造影等。
>
> (2) 治疗膀胱疾病 如为膀胱肿瘤病人进行膀胱化疗等。
>
> (3) 避免术中误伤 盆腔脏器手术中留导尿管，可以保持膀胱空虚，避免术中误伤。
>
> (4) 防止压疮发生 为尿失禁病人留置导尿管，可以保持会阴部清洁干燥，防止压疮发生。
>
> (5) 为尿潴留病人引出尿液，减轻痛苦。

护士："赵奶奶，前面我们为您用了很多办法，不管用，现在膀胱越来越胀，我将采用导尿术为您引流出尿液，需要您配合。"PDA扫描确认：按动扫描仪右键选择床号，跳出赵奶奶的医嘱执行，再点导尿医嘱。护士以点读方式核对无误后，再确认。向病人解释，取得配合。"现在病房里没有异性家属及医护人员，门窗已经关好，操作中我会尽量少暴露，做到动作轻柔，请您不必紧张，现在我给您导尿了。"

病人："好的。"

（一）消毒会阴

带好一次性手套或指套，站在病人右侧，将便盆放于床旁椅上，打开便盆巾。松开床尾盖被，帮助病人脱去对侧裤腿，盖在近侧腿部（冬天加盖浴巾），对侧腿用盖被遮盖。协助病人取屈膝仰卧位，两腿略外展，露出外阴，将橡胶单和治疗巾或一次性垫巾垫于病人臀下，在病人两腿间打开外阴消毒包，倒适量消毒液于治疗碗内，将弯盘置于近外阴处，治疗碗置于弯盘后。戴一次性手套或左手示指、大拇指戴指套，右手持血管钳夹消毒液棉球，依次消毒：阴阜→对侧大阴唇→近侧大阴唇→对侧大小阴唇之间→近侧大小阴唇之间，左手拇指、示指分开大阴唇，消毒对侧小阴唇→近侧小阴唇→尿道口（消毒两次）。消毒顺序由外向内，自上而下，每个棉球限用一次，污棉球置弯盘内。消毒完毕，取下一次性手套或指套放治疗碗内，用物放治疗车下层。

（二）留置导尿

① 检查引流袋有效日期符合要求，有无漏气，挂于床边。

②"赵奶奶，请您腿暂时不要动。"在病人两腿之间打开导尿包。

③ 戴无菌手套，铺洞巾，使洞巾与导尿包内层包布形成无菌区域，按操作顺序排列用物。选择合适的导尿管→检查导尿管有无漏气→用润滑油棉球润滑导尿管前段→置于弯盘或治疗碗内。

④ 将弯盘移近外阴处，小药杯置于弯盘后，护士左手拇指、示指分开并固定小阴唇，右手用血管钳夹消毒液棉球依次消毒：尿道口→对侧小阴唇→近侧小阴唇→尿道口。顺序是由内向外、自上而下，每个棉球限用一次。消毒尿道口时，棉球要稍稍停留，以增加消毒效果。左手固定小阴唇不动，右手将消毒用物移至包布后侧。

⑤ 右手将弯盘或治疗碗置洞巾口旁，"赵奶奶，请放松，张口慢慢呼吸。"用血管钳持导尿管前端轻轻插入尿道4～6cm，见尿液流出再插入1～2cm（气囊导尿管再插入5～7cm，夹住导尿管末端，根据导尿管上注明的气囊容积向气囊注入等量的无菌注射用水，轻拉导尿管有阻力感即可）。

⑥ 将导尿管末端与集尿袋的引流管接头相连，引流管留出足以翻身的长度，再用橡皮圈和安全别针固定在床单上，将集尿袋妥善地固定在低于膀胱的高度，开放导尿管，引流尿液入集尿袋。

⑦ 脱去手套，移开洞巾，导管标识粘贴于导尿管末端，用胶布（使用3M弹力胶带及抗过敏胶带，可以增加舒适度与牢固度）固定导尿管于大腿上方中段上。

0801 视频二维码：
女病人留置导尿

⑧ 护士："赵奶奶，小便流出来了，现在感觉舒服些吗?"

病人："好多了。"

护士：观察放出的尿量和性质。"赵奶奶，您抬一下腿，我给您穿上裤子。"

病人："谢谢您，辛苦您了!"

护士："不用，这是我应该做的。"

尿潴留放尿注意事项

膀胱高度膨胀且又极度虚弱的病人，第一次放尿不应超过1000mL。因为大量放尿，腹腔内压突然降低，大量血液滞留于腹腔血管内，可导致血压下降而虚脱；亦可因膀胱突然减压，导致膀胱黏膜急剧充血，引起血尿。

---

⑨ 操作完毕，整理床单位。

护士："赵奶奶，为了您小便引流通畅，先给你留置导尿管，但你在翻身时避免受压、扭曲、堵塞，如离床活动导尿管和集尿袋妥善安置，防止脱落，集尿袋要低于膀胱位置，每天喝水在2000mL以上，我每天会来给你会阴消毒，可以避免感染和结石发生。"

⑩ 清理用物，洗手、记录。

使用一次性导尿包留置导尿管的操作流程

核对、解释→护士洗手戴口罩→病人仰卧，脱对侧裤子盖在近侧，两腿略外展→治疗车上打开导尿包外层→戴手套→初步消毒外阴（方法同上）→撤物治疗车下层→脱手套→再次洗手→病人两腿间打开导尿包内层→戴无菌手套→铺洞巾→检查导尿管→试气润滑→连接→再次消毒（由内向外，自上而下，一个棉球只用一次）→嘱病人深呼吸、插导尿管→见尿再插入5～7cm→注入无菌溶液，轻轻外拉固定→移开洞巾→脱手套→贴导管标识于导尿管末端→用胶布固定导尿管于大腿上方中段上→整理用物→洗手、记录。

场景三　尿标本留取

尿培养标本留取：护士按七步法规范洗手、戴好口罩、准备好用物，到病人床边。

①～⑤ 同留置导尿。

⑥ 如需做尿培养，用无菌标本瓶接取中段尿液5mL，盖好瓶盖，放置合适处。

⑦ 脱去手套，清理用物，协助病人穿裤，整理床单位，取舒适卧位。

尿标本的采集种类

（1）常规尿标本采集：早上起床后第一次小便时，先弃去一部分，再留在尿标本杯内，大约50mL就可以了，与化验单一起及时送检。

（2）采集中段尿留取标本：按导尿术清洁、消毒外阴，病人排尿，弃去前段尿，先用试管夹夹住试管于酒精灯上消毒试管口，然后接取中段尿5～10mL，酒精灯消毒试管口和盖子，随即盖紧试管放妥，熄灭酒精灯。

（3）12h、24h尿标本采集：在化验单上与容器上标明起止日期和时间，嘱病人于晨7时或晚上7时排空膀胱，至次日晨7时留完最后一次尿，将24h或12h全部尿液留于容器中，根据需要加入防腐剂，送检。

场景四　更换集尿袋

护士洗手、戴口罩，携用物至床旁，核对解释。

护士："赵奶奶，为了减少您尿路感染的发生，现在我为您更换一下集尿袋行吗？"

病人："可以啊。"

1. 环境准备：冬天关好门窗，半小时前停止室内一切清扫。

2. 检查集尿袋：征得病人同意后松开别针，检查集尿袋是否过期、密封，撕开集尿袋外包装，检查集尿袋正常后将集尿袋挂于床挡下，将集尿袋外包装的内层翻开后放于引流管接口下方。

0802 视频二维码：
更换集尿袋-
会阴擦洗

3. 更换集尿袋：捏挤引流管，在离接口上方3cm处用血管钳钳夹引流管。三根棉签蘸碘伏分别环行消毒引流管接口和上下方2.5cm。用左手取无菌纱布捏住接尿管接口部分，脱开连接处，用PVP碘棉签消毒管口。连接无菌集尿袋，松开血管钳，捏挤接尿管，检查通畅后用别针固定。检查尿液的量和性质。

4. 整理：收回治疗巾、血管钳→摆好体位→盖好被子。整理床单位，清理用物。

5. 交代注意事项："赵奶奶，集尿袋给您换好，不要随意去动，避免受压、扭曲，每天多喝水。"协助病人取舒适体位。

场景五　膀胱冲洗

护士在巡视病房的过程中发现赵奶奶集尿袋中的小便有少量的絮状物，变得混浊，与主管医师反映后，医嘱：膀胱冲洗每天一次。

护士规范洗手、戴好口罩、修剪指甲、在治疗室准备好膀胱冲洗用物，携用物到病人床边。

1. 核对解释

"赵奶奶，您的导尿管留了几天，现在发现您小便变得混浊，给您膀胱冲洗一下，不必紧张。"

病人："好的。"

0803 视频二维码：
膀胱冲洗

2. 挂液冲洗：将冲洗液挂于输液架上，吊瓶高度距骨盆1m。检查导尿管是否通畅，先放尿液，再撤去引流袋，消毒导尿管接口，用Y形管分别接冲洗液输液管、导尿管和引流袋，Y 形管固定在膀胱水平，排空膀胱，关闭排尿引流管，开放输液管，将膀胱引流液缓慢流入膀胱，每次约 200～300mL，夹紧输液管，开放引流管，使尿液经 Y 形管流入引流袋，观察引流液的颜色和混浊度。

3. 撤 Y 形管：反复冲洗 3～4 次或冲洗至液体澄清为止，撤去 Y 形管，将新的引流袋连至导尿管。安置病人舒适体位。

4. 整理：拉好衣服→穿好裤子→摆好体位→盖好被子。

5. 交代注意事项："赵奶奶我已给您做好膀胱冲洗了，谢谢您的合作；平时您要多喝水，每天 2000mL 以上；起床活动时集尿袋低于膀胱位置，避免挤压，防止尿液倒流；每天会阴清洁 1～2 次。"

病人："好的，我知道了。"

场景六　拔导尿管

赵奶奶导尿管留置了 2 周，病情有所好转，医生今天早上查房后医嘱：拔除导尿管。

1. 准备：长期留置导尿管的病人在拔管前应采用间歇性引流方式训练膀胱反射功能，护士先夹闭导尿管，每 3～4h 开放一次，使膀胱定时充盈、排空，促进膀胱功能的恢复，夹管 1～2d 后再拔管。

2. 拔管：护士推车携用物到床尾，核对无误，走到床前。

"赵奶奶，您现在不需要留置导尿了，我把您导尿管拔掉。"

0804 视频二维码：拔导尿管

征得病人同意后，戴好手套，病人取仰卧位，两腿略外展，脱裤至膝关节，垫一次性垫巾于病人臀下，置弯盘于会阴外侧，夹消毒棉球先消毒尿道口周围和导尿管，用 20mL 注射器抽尽气囊中的液体，嘱病人放松，缓慢深呼吸，轻稳地拔出导尿管，观察尿量及性质，置污物桶内，放治疗车下层。

3. 整理：协助病人穿裤，取下垫巾，置舒适卧位休息，整理床单位，记录拔管时间、尿液性质及病人反应。

◎ 能力拓展

留置导尿并发症的观察、处理与预防

留置导尿并发症的观察、处理与预防，见表 8-1。

表 8-1　留置导尿并发症的观察、处理与预防

并发症	表现	成因	处理	预防
疼痛	留置导尿一般仅稍有不适，不会产生疼痛，如有刺痛或灼痛、持续疼痛应及时处理	1. 置管时动作欠轻柔或导尿管涂抹润滑剂过少 2. 插管时擦伤黏膜 3. 球囊位置不正确，位于后尿道，压迫引起的胀痛不适	轻者做好心理护理，胀痛明显者重新拔管再留置	操作时动作应轻柔，严格执行无菌操作，涂抹润滑剂适量，插导尿管见尿液后再插入 5～7cm 后才能注入液体

续表

并发症	表现	成因	处理	预防
出血	导尿后导尿管周围有时有溢血	1. 置管时动作欠轻柔 2. 导尿管涂抹润滑剂过少 3. 方向不对,尿管的尖端紧抵黏膜,用力插入时损伤黏膜	1. 出血少者无需特殊处理可自行止血。但需清除尿道外口及尿道上的血迹,以防感染 2. 出血多者,需向外牵引球囊压住膀胱颈,勿使血液倒流入膀胱而堵塞尿管 3. 局部及静脉应用止血药,一般能止血 4. 仍出血则立即报告医生做出相应处理	1. 操作前向病人讲明导尿的目的、方法,消除病人恐惧心理,使其肌肉放松,防止尿道痉挛 2. 尿道上应多涂抹润滑剂,若使用润滑止痛胶更好,以减轻疼痛减少插入导管时的阻力 3. 导入时应按解剖方向插入,若遇阻力勿过于用力,应改变方向缓缓进入,则可避免尿道损伤
导尿管脱落	导尿管脱出尿道口外	1. 球囊注液体量过少扩充度不够,不能起到固定的作用,而自行脱出 2. 注液体过多超过球囊最大容量,致使球囊破裂而自行脱出 3. 球囊质量差自行破裂脱出	重新更换导尿管按无菌操作要求再插入	1. 导尿前一定要认真检查尿管是否为合格产品,是否是过期产品,气囊是否漏气 2. 球囊内注入的液体量应该按照该球囊尿管的规定略少于其最大容量,过多易破裂,过少则易自行脱出
尿管不通畅	尿液不能通过尿管腔流出,而从尿管周围溢出	1. 尿管腔被血块或沉渣堵塞而致不畅 2. 当空气充盈球囊时,球囊悬浮在尿液面上,尿管打折致使尿管不通畅	1. 用生理盐水反复冲洗膀胱及尿管,以冲出血块或沉渣 2. 抽出空气换液体注入球囊	1. 导尿管插入长度合适 2. 用液体注入球囊
无法抽出球囊内液体,以致不能取出导尿管	球囊内液体无法抽出	1. 导尿管质量差,水囊通道之管壁因体温影响变形膨胀而闭塞通道 2. 向球囊注入盐水形成结晶致使球囊阀失灵 3. 注入之液体内含有沉渣或纤维等异物	1. 在B超引导下用细针经膀胱穿入球囊抽出液体 2. 用输尿管导管之支架钢丝,从阀门套插入疏通球囊管腔或直接刺破球囊,从而拔出尿管	1. 置管前认真检查球囊、尿管质量是否合格 2. 注入之液体必须清亮无沉渣及异物;切勿用盐水,而注射用水,以免结晶形成致使尿管阀门失灵
尿管拔不出	球囊内液体已完全抽出,但仍无法取出尿管	留置尿管时间过长,球囊周围形成结石,若强行拔出尿管,则易损伤膀胱颈、括约肌、尿道,致膀胱、道大出血,导致以后的尿失禁、尿道瘢痕性狭窄	B超在膀胱区进一步明确,若为结石先行ESWL(体外振波碎石)之后可顺利取出尿管	留置尿管时间不宜过长,若超过3周应更换尿管;若需长期留置宜膀胱造瘘;每天使用含抗生素的生理盐水冲洗尿管1~2次

续表

并发症	表现	成因	处理	预防
感染	尿液混浊、有沉淀、有结晶，有些病人有发热现象	1. 无菌操作不严格 2. 饮水少，尿液倒流 3. 留置导尿时间长	1. 保持尿道清洁，女病人用消毒液棉球擦拭外阴及尿道口，男病人用消毒液棉球擦拭尿道口、龟头及包皮，每天1～2次 2. 每日更换集尿袋一次，及时排空集尿袋，测量尿量并记录 3. 每周更换导尿管一次，硅胶导尿管可酌情延长更换时间	1. 使用质量好的尿管可减少感染率 2. 缩短留置尿管日期，使用密闭式引流 3. 集尿袋不可超过膀胱高度，并避免挤压，防止尿液返流 4. 在病情允许的情况下，鼓励病人多饮水、勤翻身，以促进排尿，避免感染与结石发生 5. 倾听病人主诉并注意观察尿液情况，每周做尿常规检查一次
尿道狭窄	取出留置尿管后，在近期或远期可发生排尿困难、尿线细的现象	1. 尿道损伤，如前所述 2. 尿管过粗，压迫尿道黏膜致缺血坏死瘢痕形成 3. 留置时间过长感染致瘢痕形成	尿道扩张，若多次扩张无效，则需手术治疗	1. 防止导尿时损伤，前已有所述 2. 选择优质尿管减少感染，减少尿管对黏膜的刺激 3. 尿管不宜太粗，成人以16～18号尿管为宜

男病人留置导尿

一、用物准备

同女病人导尿术，另备无菌纱布罐。

二、实施

1. 准备工作：同女病人导尿术。

2. 消毒导尿

（1）初次消毒　用无菌持物钳夹取两块无菌纱布放于外阴消毒包内，操作者左手戴手套或指套，右手持血管钳夹消毒液棉球，依次消毒阴阜、阴茎、阴囊，左手用无菌纱布裹住阴茎，将包皮后推露出尿道口，用消毒液棉球向外向后旋转擦拭消毒尿道口、龟头及冠状沟，消毒尿道口时稍作停留，以增加消毒效果。每个棉球限用一次，污棉球置弯盘内。再从阴茎下方至阴囊消毒，消毒完毕，用一块无菌纱布垫于阴茎与阴囊之间，取下手套或指套放治疗碗内，污物放治疗车下层，弯盘移至床尾。

（2）开包倒液　在病人两腿之间打开导尿包，露出小药杯，倒适量消毒液于药杯内浸湿棉球，倒无菌生理盐水于空小药杯内。

（3）铺巾润管　戴无菌手套，铺洞巾，使洞巾与导尿包内层包布形成一无菌区域，按操作顺序排列用物。选择合适的导尿管，用润滑油棉球润滑导尿管前段后置于弯盘或治疗碗内。

（4）再次消毒　将弯盘移近外阴处。小药杯置于弯盘后，操作者左手用无菌纱布包裹阴茎后推包皮暴露尿道口，右手用血管钳夹消毒液棉球向外向后旋转擦拭消毒尿道口、龟头及冠状沟，每个棉球限用一次，消毒尿道口时稍作停留，以增加消毒效果。完毕将消毒用物移至包布右后侧，左手姿势不变。

（5）插管导尿　左手固定阴茎并提起，使之与腹壁成 60°，嘱病人张口呼吸，右手将弯盘或治疗碗置洞巾口旁，用血管钳持导尿管前端对准尿道口轻轻插入尿道 20～22cm，见尿液流出再插入 1～2cm。其余操作同女病人导尿。

◎ 学习评价

1. 严格执行三查七对，导尿术、培养标本采集、更换集尿袋的操作无菌观念强。

2. 整个操作过程熟练、按操作规程完成。

3. 关心体贴病人，态度认真，与病人和家属沟通良好，愿意配合操作。

4. 角色分工合理，配合默契，充分体现团队精神。

5. 女病人导尿术质量标准及其评分细则，见表 8-2。

表 8-2　女病人导尿术质量标准及其评分细则

项目	分值	质量要求	评分细则	扣分值
准备工作	5	1. 护士着装整洁、符合护士角色要求 2. 用物准备齐全，摆放有序 3. 环境整洁,符合无菌操作要求	衣服、鞋、帽不整洁或头发不符合要求、浓妆、戴装饰品各扣 1 分；用物缺一件扣 0.5 分	
病人评估	5	1. 核对床号、姓名、腕带 2. 问候、解释、说明到位 3. 告诉病人做好导尿准备	未核对姓名、未看床号、腕带、未做解释等各扣 1 分	
诱导排尿	10	1. 方法正确 2. 与病人沟通良好	听流水声、会阴冲洗、腹部按摩、热敷方法不当各扣 2 分；未核对姓名、床号、腕带或未做解释等各扣 1 分	
留置导尿	25	1. 护士洗手、剪指甲、戴口罩 2. 会阴消毒、导尿步骤准确 3. 严格执行无菌操作 4. 交代注意事项 5. 与病人沟通良好、配合默契	未洗手或未戴口罩各扣 1 分；会阴消毒一个步骤不对扣 1 分；没检查导尿管扣 1 分；没润滑扣 1 分；消毒尿道口方法不对扣 3 分；用物处理不当扣 2 分；注意事项没有交代扣 3 分	
尿标本留取	10	1. 标本留取符合无菌技术要求 2. 标本量合适 3. 放置妥当	不符合无菌技术操作要求扣 5 分；标本量不合适扣 3 分；放置欠妥扣 2 分	
膀胱冲洗	10	1. 核对床号、姓名、腕带 2. 问候、解释、说明到位 3. Y 形管连接正确 4. 冲洗方法正确	未核对床号、姓名、腕带各扣 1 分；解释、说明不到位各扣 1 分；Y 形管连接欠妥扣 1 分；冲洗方法不正确扣 2 分；冲洗液温度不合适扣 1 分，注意事项没交代扣 1 分	
更换集尿袋	20	1. 核对床号、姓名、腕带 2. 引流管接口消毒方法正确 3. 尿液观察方法 4. 导尿管无扭曲、折叠 5. 交代注意事项	未核对床号、姓名、腕带各扣 1 分；引流管接口消毒每个步骤扣 1 分，扭曲、折叠各扣 1 分；注意事项没交代扣 3 分；尿液观察方法不对扣 2 分；用物处理不合适扣 2 分	

续表

项目	分值	质量要求	评分细则	扣分值
拔导尿管	10	1. 拔管方法正解 2. 床单位整洁，没有污染 3. 病人无痛苦表情 4. 与病人沟通良好	未核对床号、姓名、腕带各扣1分；没有夹管扣3分；拔管手法不正确扣2分；没征得病人同意扣1分；用物处理不合适扣1分	
团队合作	5	1. 角色分工合理，配合默契 2. 充分体现团队精神	团队成员有不合作现象扣2分	
总得分	100	—	—	

注：因查对不严、未遵守无菌技术操作原则，发生差错或严重污染按不及格论。

0805 测试题二维码

（王丽华、郑丹娟、张亚当）

情境九　排便护理

◎ **学习目标**

知识目标：

1. 掌握大量不保留灌肠、保留灌肠的注意事项。
2. 熟悉全肠道灌洗液清洁肠道的宣教方法。
3. 了解全肠道灌洗的药物以及肠道准备新进展。

技能目标：

1. 能熟练地进行大量不保留灌肠、保留灌肠等操作。
2. 能对病人进行口服全肠道灌洗液清洁肠道指导。

思政目标：

1. 操作过程中注意保护病人隐私，关心体贴病人。
2. 演练过程中，护士与病人配合默契。

◎ **情景导入**

病人王某，女性，25 岁，因"反复黏液血便 1 年余，再发 2d"，拟"便血待查"收住入院。入院后给予电子肠镜检查提示：溃疡性结肠炎。护士遵医嘱给予口服全肠道灌洗液清洁肠道指导、大量不保留灌肠、保留灌肠等系列操作。

◎ **场景准备**

一、角色分配

由学生分别扮演责任护士、病人王某、王某家属。

二、用物准备

1. 口服全肠道灌洗液清洁肠道用物

治疗车、治疗盘、大水杯、口服全肠道灌洗液（复方聚乙二醇电解质散）。

2. 大量不保留灌肠用物

（1）治疗盘内：一次性使用肠道冲洗包（内含一次性使用肠道冲洗袋、一次性使用医用橡胶手套或一次性使用薄膜手套、纱布叠片、敷料片、治疗巾、一次性使用塑料镊子、石蜡油棉球、弯盘）或灌肠筒 1 套、肛管（24～26 号）、血管钳、润滑油、无菌纱布、手套。

（2）治疗盘外：水温计、输液架、屏风、绒毯（必要时携带橡胶单及治疗巾、弯盘）。

（3）按医嘱准备灌肠溶液：①0.1%～0.2%肥皂液，0.9%氯化钠（生理盐水）溶液。②成人每次用量为 500～1000mL。③溶液温度以 39～41℃为宜。

3. 保留灌肠用物

（1）治疗盘内：50mL 注洗器、细肛管（20 号以下）、生理盐水 10mL、血管钳、润滑油、纱布、手套。

（2）治疗盘外：同大量不保留灌肠。

（3）按医嘱准备灌肠溶液：生理盐水 200mL、药物。

4. 病人自备用物

便盆、卫生纸、尿垫等。

三、环境准备

环境整洁安静，温、湿度适宜，关闭门窗，屏风遮挡。

◎ 情境演练

场景一　口服全肠道灌洗液清洁肠道

护士来到了病人床前，治疗车上备复方聚乙二醇电解质散 3 盒、大量杯 1 个、宣教册子 1 本，病人床头柜上自备茶杯和纸巾。

护士："您好，请问您叫什么名字？让我核对一下腕带好吗？"护士使用 PDA 核对确认病人身份。

护士："小王您好，我是您的责任护士，因为您要做个电子肠镜检查，为了使肠道干净、清洁，保证检查时看得清楚，医生给您开了一个药，是清洁肠道、为肠镜做准备的，现在我来指导您怎么吃。"

病人："好的，我会配合的。"

接着护士将复方聚乙二醇电解质散 1 盒的全部小包装撕开，倒入已装有 1000mL 温水的大量杯中，水温 40℃左右。

0901 视频二维码：
口服全肠道
灌洗液清洁肠道

病人看着这些液体："这个药怎么吃呢？"

护士："这是复方聚乙二醇电解质散，口服后在肠道内不吸收，造成高渗环境，刺激肠蠕动，加速排便，达到清洁肠道的目的。您要在 3h 内喝 3 盒，每次 1 盒，泡 1000mL 开水，每 15min 喝 250mL。喝的时候您要多走动，多揉肚子，促进排便。开始服药 1h 后，肠道运动加快，排便前您可能感到腹胀，如有严重腹胀或不适，可放慢服用速度，待腹胀消除后再继续服用，直到排出水样清便，像这本宣教手册上的图片上一样的清水便，就可以做肠镜了。如果有什么不舒服的情况，您就按呼叫器，我会及时赶来的。好吗？"

病人："好的。我知道了。"

护士："那您现在可以开始喝了。我先回护士站了。"再次核对病人身份后，护士回治疗室分类处理污物、用物、洗手后做好记录。

场景二　大量不保留灌肠

病人服用 1h 后，出现恶心，频繁呕吐，护士来到病人床前询问，当得知排出的液体里还含有少量粪便时，病人拒绝再服用溶液。护士将情况报告医生，医生下医嘱：大量不保留灌肠。

【评估病人】

护士："小王您好，我是您的责任护士，因为您的肠道准备未达到要求，为了使区域干净、清洁、保证肠镜的效果，我要为您灌肠，您别紧张，只是有点腹胀，我会尽量小心轻柔地为您操作。小王，您现在需要排尿吗？"

病人："不需要，我刚刚排完。"

护士："好的，小王，我现在需要准备一下物品，很快就回来。"

护士调节好室温，屏风遮挡病人或拉床帘，请同病室异性回避。

【准备灌肠液】

护士来到治疗室，拿出清洁大量杯，倒入预温好的生理盐水 1000mL，用水温计检测水温达到 40～41℃。将准备好的灌肠物品放在治疗车上，推至病人床前。

【再次核对确认病人身份】

护士："小王，您好！我来给您灌肠了，您准备好了吗？我们再核对一下名字好吗？手腕带再给我看一下。"护士使用 PDA 核对确认病人身份。王某，住院号×××。

【摆位挂液】

护士："小王，我现在要给您灌肠了，您放心，我会动作轻柔的，请您朝左侧卧，将臀部靠近床边，把裤子脱到膝部，两腿屈曲放松，对，就是这样。"

护士边说边协助病人取正确卧位，打开一次性灌肠包，取出治疗巾垫于臀下，置弯盘和纸巾于臀旁。调节输液架的高度，用水温计再次测量水温，取出手套戴上，取出石蜡油棉球放入弯盘，取出肠道冲洗袋，关闭调节器，倒入配制好的灌肠液，将肠道冲洗袋挂于输液架上，液面距离肛门 40～60cm。排出管内气体，用石蜡油棉球润滑肛管前端，关调节器。

【肛管插入及反应观察】

护士：再次核对腕带"是王某吧？我现在就给您插入肛管了，插入的长度是 7～10cm，我已给您垫上治疗巾和手纸，您不要担心污染床单。请您深呼吸，不要紧张，我动作会很轻的。""您配合得很好，已经插到所需的长度了，现在我慢慢地给您灌入液体，液体的水温我刚才测过了是 39℃，适合灌肠，您感觉水温怎样？"

病人："温度正合适。"

护士："灌肠有点腹胀及便意是正常的反应，请您张口深呼吸，如果您感觉憋不住了，就告诉我。"

护士边说边观察病人的面色、面部表情及呼吸的情况。

病人："护士，我现在有排便的感觉，但还能控制住。"

护士一手固定肛管，一手从输液架上下提肠道冲洗袋。

护士："我已经把灌肠袋放低了，这样能减轻腹压，您感觉好些了吗？"

病人："没刚才那样强烈了，还有多少？"

护士："马上就灌完了，您再坚持一下，深呼吸，您配合得很好，液体已经灌完了，我现在为您拔管。"

【排便观察】

护士关闭调节器，用卫生纸包住肛管慢慢拔出。将肠道冲洗袋放于污物桶中，撤下弯盘放于治疗车下层，脱手套。

护士：核对腕带，"小王，灌肠结束了，可以平卧了，您要深呼吸放松。尽量保留 5～10min 后再去排便，以利软化粪便。请问还有什么需要吗？"

病人："现在没有。"

护士："好的，如有需要，请按呼叫器，我会及时过来的，谢谢您的合作。"

护士按院感要求整理用物，10min 后，护士协助病人排便，排出含有粪汁的液体。遵医嘱继续给予大量不保留灌肠，病人最后排出清水样便。

护士："小王，从您现在排出的液体看，肠道已达到了清洁，您现在有不舒服的感觉吗？"

病人："还好的，没什么不舒服。"

护士："好的，那您先休息，等下送您去做肠镜检查。有事就按床头的呼叫器，我会及时赶来的，谢谢您的配合。"护士送病人入病室躺下后，整理完用物，轻轻关上门离去，按分类处理污物、用物，洗手并做好护理记录。

0902 视频二维码：
大量不保留灌肠

大量不保留灌肠注意事项

1. 妊娠、急腹症、严重心血管疾病等病人禁忌灌肠。

2. 伤寒病人灌肠时溶液不得超过 500mL，压力要低（液面不得超过肛门 30cm）。

3. 为肝昏迷病人灌肠时，禁用肥皂水，以减少氨的产生和吸收；充血性心力衰竭和水钠潴留病人禁用 0.9% 氯化钠溶液灌肠。

4. 准确掌握溶液的温度、浓度、流速、压力和溶液的量。

5. 灌肠时病人如有腹胀或便意，应嘱病人做深呼吸，以减轻不适。

6. 灌肠过程中应随时注意观察病人的病情变化，如发现脉速、面色苍白、出冷汗、剧烈腹痛、心慌气急，应立即停止灌肠并及时与医生联系，采取急救措施。

场景三　保留灌肠

病人做了电子肠镜检查，结果：直肠和乙状结肠部位黏膜充血水肿，见散在片状糜烂及脓性分泌物黏附。医生诊断：溃疡性结肠炎。医嘱给予"云南白药＋蒙脱石散（俗称思密达）＋琥珀酸氢化可的松"每晚保留灌肠。

【操作前解释】

护士："小王您好，您的肠镜报告结果是溃疡性结肠炎，所以从今晚开始我每天要为您灌肠用药了，为了使药液在肠道中充分吸收并长时间保留，需要排出肠道内的粪便并排空膀胱，您看可以吗？"

病人："好的。"

护士："需要我帮您吗？"

病人："不用，谢谢，需要的话，我按呼叫器。"

护士："那好，我准备一下物品，一会儿就回来。"

【准备灌肠液】

护士来到处置室，拿出 500mL 清洁的量杯，倒入温度为 40～41℃的生理盐水 100mL，再加入"云南白药＋思密达＋琥珀酸氢化可的松"，混匀。将准备好的灌肠物品用治疗车推至病人床前。

【安置体位】

护士调节好室温，屏风遮挡病人，协助病人取右侧卧位。臀移到床边，裤子脱到膝部，臀下垫软枕抬高臀部 10cm，治疗巾垫于臀下，置弯盘和纸巾于臀旁。

【抽药插管】

护士先用水温计测量液温 38℃，然后用注洗器抽吸 50mL 药液，连接肛管并润滑肛管前端，排尽空气，夹管。

护士："为便于查对，请您再告诉我您的姓名？"

病人："王某。"

护士：核对腕带（或用 PDA 扫描），"小王，我现在要给您灌肠，请将两腿屈曲放松，对，就是这样。"

护士分开臀部，显露肛门，右手持肛管轻轻插入 10～15cm，固定肛管，松开，缓慢注入药液，询问病人温度是否合适；当第一管药液注入后，用止血钳夹住肛管，拔出注洗器抽吸余液，缓慢注入第二管，当药液全部注入完毕后，再注入 10mL 的温开水，抬高肛管末端。

【拔管宣教】

护士："小王，您配合得很好，药液已为您注完了，请您深呼吸，腹部放松，我现在要为您拔管了。"

护士用纸巾包裹肛管，轻轻拔出后置弯盘内，擦净肛门，垫纸巾，在肛门处轻轻按揉。

护士："小王，腹部要尽量放松，为保证吸收效果，药液保留的时间要在 1h 以上。"

病人："好的。"

护士为病人摆了一个舒适卧位，将用物清理干净。

护士："小王，您现在感觉怎样？"

病人："感觉还好。"

护士：再次核对腕带，"好的，小王，您先休息，有什么事情就按呼叫器，我会及时赶来的，谢谢您的配合。"

0903 视频二维码：
保留灌肠

【洗手记录】

护士洗手后做好记录。

保留灌肠注意事项

1. 保留灌肠前嘱病人排便，使肠道排空有利于药液吸收。对灌肠目的和病变部位应了解清楚，以确保病人的卧位和插入肛管的深度。

2. 保留灌肠时，肛管选择要细且插入要深，液量不宜过多，压力要低，灌入速度宜慢，以减少刺激，使灌入的药液能保留较长时间，有利于肠黏膜的吸收。

3. 肛门、直肠、结肠手术的病人及大便失禁的病人，不宜做保留灌肠。

◎ 能力拓展

一、全肠道灌洗

据文献报道，目前国内外医院在结肠、直肠手术及镜检中，为减少肠道准备的副作用，缩短肠道准备时间，使肠腔清洁效果好，多采用全肠道灌洗。根据灌洗溶液的不同，其灌洗的方法也有差异，主要归为两类。现介绍如下。

（一）复方聚乙二醇电解质散全肠道灌洗

1. 复方聚乙二醇电解质散（Ⅰ）（又名恒康正清）

（1）配制　每盒内含 A、B、C 各六包。A 包，氯化钾 0.74g、碳酸氢钠 1.68g；B 包，氯化钠 1.46g，硫酸钠 5.68g；C 包，聚乙二醇（分子量 4000）60g。

（2）应用方法　将盒内各包药粉一并倒入带有刻度的杯或瓶中，加温开水至 1000mL，搅拌使完全溶解，即可服用。服用量一般为 3000～4000mL，宜在 2h 内喝完。首次服 600～1000mL，以后每隔 10～15min 服 1 次，每次约 250mL，直至服完或直至排出水样清便。

2. 复方聚乙二醇电解质散（Ⅱ）（又名和爽）

本品为复方制剂，其组分为：聚乙二醇（分子量4000）60g、无水硫酸钠、氯化钠、氯化钾、碳酸氢钠。包括两个规格：规格Ⅰ加水配制成1000mL溶液或规格Ⅱ加水配制成2000mL溶液，即成 Na^+ 125mmol/L、K^+ 10mmol/L、HCO_3^- 20mmol/L、Cl^- 35mmol/L的等渗性全肠灌洗液。

本品为白色粉末，具有菠萝香味，味微甜。当服用约1L后仍未排便时，在确认没有呕吐、腹痛之后才可以重新给药，并密切观察，直至排便。宜于术前或检查前4h开始服用，其中服药时间约为3h，排空时间约为1h。服药前3～4h至手术或检查完毕，病人不得进食固形食物。多数情况下在给药约1000mL后开始排便，以后再多次排便，给药应持续到排出液几乎变为透明时为止。但是，应以4000mL为上限。

严格遵守本品配制方法。配成的溶液宜冰箱保存，在48h内使用，过期弃之。按服用方法及用量服药，每次服药时应尽可能快速服完。开始服药1h后，肠道运动加快，排便前病人可能感到腹胀。如有严重腹胀或不适，可放慢服用速度或暂停服用，待症状消除后再继续服用直至排出水样清便。

3. 复方聚乙二醇电解质散剂（Ⅳ）（又名舒泰清）

本品为复方制剂，由A、B两剂组成，每包A剂含聚乙二醇4000 13.125g，B剂含碳酸氢钠0.1758g、氯化钠0.3507g、氯化钾0.0466g。本品A剂内容物为白色颗粒状粉末，略有特殊臭味；B剂内容物为白色结晶性粉末。配制：取本品A、B两剂各一包，同溶于125mL温水中成溶液。肠道准备：每次250mL，每隔10～15min服用一次，直至排出水样清便。最多口服3000mL。

（二）等渗性全肠道灌洗

1. 灌洗液的配制

每1000mL温开水（水温37～41℃）中加入氯化钠6g、碳酸氢钠2.5g、氯化钾0.75g。配制量为5000～6000mL。

2. 应用方法

术前1d 11:00后进流质饮食，16:00口服导泻液硫酸镁60mL，16:30开始口服等渗肠道灌洗液。开始每小时摄入灌洗液总量为2000～3000mL，以后适当减少到每小时总量为1000～2000mL，直至排出水样清便，完全无粪质为止，总液体量为4000～5000mL。开始阶段病人一般都会感到腹胀，腹胀感重时暂停灌洗，恶心、呕吐可肌内注射盐酸甲氧氯普胺注射液（又名胃复安），并嘱病人行走15～30min，待症状好转后继续灌洗。一般30～60min开始排液，150～180min可达到肠道清洁效果。

3. 等渗性全肠道灌洗优点

（1）等渗电解质溶液对肠黏膜不产生化学刺激，不引起黏膜充血，不影响纤维结肠镜检查。大量的液体冲洗可达到明显减少细菌的目的。

（2）清肠快速，肠道准备满意。

（3）不发生水、电解质失衡等。

总之，口服电解质法的全肠道灌洗是自上而下的全肠道灌洗法，对癌肿细胞不会引起向上逆行冲洗，不会导致电解质紊乱；灌肠液不会被肠道菌群分解而产生气体，不影响内镜下治疗。但缺点是液量较大，部分老年病人及伴有心肾功能不全、高血压病人应禁止使用。对服用后无效的病人仍需要进行清洁灌肠。现临床灌肠方法多种多样，无论应用何种灌肠法均取决于灌肠目的、病人耐受性及依从性，最终达到理想的效果。

二、肠道准备新进展

腹部手术术前肠道准备的概念源于 20 世纪 70 年代，其主要目的是清洁肠道、促进肠功能恢复、减少感染等并发症，并认为是术前准备的重要环节和手术成功的关键因素之一。近年来，建立在循证医学基础上的加速康复外科（Fast track surgery，FTS）模式逐步被大家接受，并取得了不错的效果。术前肠道准备作为 FTS 的重要组成部分，其理念正在发生着重大的变革，同时，也应考虑到腹部外科病种具有一定的特殊性，需要制订个体化的术前肠道准备方案。FTS 理念下的肠道准备方法主要有以下几种。

1. 饮食控制

术前禁食禁饮时间的改变是 FTS 的一项重要内容。术前长时间禁食可加重术后胰岛素抵抗，而胰岛素抵抗被认为是延长术后住院时间的独立危险因素，因此 FTS 不主张严格控制饮食。对择期腹部手术病人，在不合并胃排空延迟的情况下，推荐麻醉前 6h 禁食固体食物，麻醉前 2h 禁流质食物。术前口服糖类可减轻饥饿及口渴感等不适，既能有效提高病人对手术的耐受力，又可降低术后胰岛素抵抗的发生率。常用的方案是护士指导病人于术前午夜进 800mL 流质饮食，术前 3h 进 400mL 流质饮食，这样既可以减轻术后胰岛素抵抗、缓解禁食引起的饥饿感和焦虑，同时也不增加 mendelson 综合征（是指少量 pH<2.5 高酸性胃液引起的急性吸入性肺水肿，呈现急性哮喘样发作，明显发绀，甚至造成死亡）的发生率和麻醉风险，并可减少恶心呕吐等症状。此外，术前采用整蛋白型肠内营养剂（粉剂）（俗称能全素）等肠内营养制剂，不影响肠道清洁度，并能改善病人营养状态，减少术后并发症的发生。

2. 术前肠道清洁

术前清洁肠道一度被认为是减少术后并发症的有效措施，但近年来的一些研究却得出了不一样的结论。多项研究认为大肠择期手术术前不清洁肠道并未增加吻合口瘘等严重并发症的发生率，提示术前清洁肠道并不能减少吻合口瘘、病死率和住院时间。同时术前清洁肠道还可能导致水电解质紊乱，增加麻醉中低血压的危险和术后肠麻痹的发生率，降低病人对手术的耐受力，且术前清洁肠道还有可能造成肠道肿瘤细胞的播散和转移，从而延缓病人的康复。基于上述原因 FTS 不主张术前常规清洁肠道。

3. 腹部外科疾病专科肠道准备的特殊要求

（1）腹部外科疾病专科对肠道准备的要求 FTS 不要求术前严格肠道准备的理念在临床中推广应用，在一定程度上促进了病人的康复，同时也看到，临床上腹部手术腹腔内各器官功能不同，对术前肠道准备的要求也不尽相同，因此，腹部外科的肠道准备还应体现专科化、个性化的特点。

如对肝硬化、肝癌病人，由于多种因素导致肠道菌群失调，肠源性内毒素的产生和吸收增加，而肝脏代谢解毒功能不足，肠源性内毒素血症成为影响术后康复的重要因素。此种术前肠道准备不仅要清洁肠道，更重要的是通过导泻减少肠道内有害细菌和内毒素的量，减少内毒素和氨等有毒物质的吸收，减轻对肝脏功能的压力，从而促进术后肝功能恢复。从这个意义上说，肝硬化、肝癌术前肠道准备已经超出了肠道准备的传统意义，成为术前调整肝脏功能的重要手段。

（2）不同洗肠药物在腹部专科中的特殊作用 在腹部外科术前肠道准备过程中，口服洗肠药物主要通过导泻达到清洁肠道的目的，由于各种洗肠药物的化学成分不同，针对不同的腹部疾病还具有特殊的作用。如硫酸镁在导泻的同时，还可刺激十二指肠黏膜，反射性地引起胆总管括约肌松弛，胆囊收缩，促进胆囊排空产生利胆作用，尤其适用于肝胆疾病的术前肠道准备。乳果糖可促进双歧杆菌增殖，调整肠道菌群，还能在结肠中被转化成有机酸，通过降低肠道 pH 值，抑制肠道氨的吸收，对伴有肠道菌群失调和产氨过多的病人尤其适合。

综上所述，专科个体化护理对术前肠道准备提出了新的要求，需要护理人员在运用快速康复外科（FTS）理念的同时，结合专科的具体特点加以综合考虑。

◎ 学习评价

1. 实施灌肠操作中，能够保护病人隐私，尊重体贴爱护病人。
2. 各项操作熟练、规范，准确掌握操作要点。
3. 有高度的责任心，解释得当，沟通有效，指导到位，病人满意。
4. 角色分工合理，配合默契，充分体现团队精神。
5. 健康教育得当，针对性强，病人理解，并取得效果。
6. 排便护理质量标准及其评分细则，见表 9-1。

表 9-1 排便护理质量标准及其评分细则

项目	分值	质量要求	评分细则	扣分值
准备工作	10	1. 护士着装整洁、仪表大方，面带微笑，语言温和，态度亲切，举止端庄，指甲剪短，符合要求 2. 用物准备齐全，摆放有序 3. 环境整洁、安静，关闭门窗 4. 核对医嘱，核对治疗单（卡）	衣服、鞋、帽不整洁或头发不符合要求，以及浓妆、戴装饰品、指甲过长各扣2分；用物缺一件扣1分；环境不符合要求扣2分；未核对扣3分；一处不符合要求扣1分	
病人评估	10	1. 询问、了解病人的身体状况，了解排便情况 2. 向病人解释操作目的，取得病人的配合 3. 嘱其排尿或协助排尿，取舒适体位	未评估扣5分；评估不全扣2分；未做解释、未嘱咐或未协助排尿等各扣1分	
口服全肠道灌洗液清洁肠道	20	1. 全肠道灌肠液的选择配制、浓度、温度、量准确 2. 能说出口服灌洗液的方法及注意事项 3. 肠道清洁度观察准确、及时	未洗手、戴口罩各扣2分；灌肠液选择不正确，量、浓度不准确，未用温度计测试分别扣2分	
大量不保留灌肠	20	1. 洗手、戴口罩，核对床号、姓名，准备工作充分。病人理解操作流程和配合的方法 2. 灌肠液的选择、温度正确 3. 灌肠方法正确 4. 能说出灌肠时的观察要点 5. 安置病人符合要求	未解释、核对扣5分；解释、核对不全每项扣1分；未用屏风，病人体位不舒适、暴露过大，液面高度不合适扣2分 管内气体未排尽、肛管插入深度不符合要求、未观察液面、未询问病人、不能正确处理灌肠中的问题每项扣3分 拔管后未整理用物、未合理安置病人每项扣2分	
保留灌肠	20	1. 操作前解释详细，病人理解、配合好，环境准备好 2. 灌肠液配制量、温度准确 3. 体位及保留时间符合要求，利于肠道对药物吸收 4. 肛管插入深度正确，药液能全部入肠道，动作娴熟	未解释、未用屏风，病人体位不舒适、暴露过大，肛管插入深度不够每项扣3分。灌肠液配制的量、温度、保留时间不准确扣2分；拔管后未整理用物、未嘱咐病人每项扣2分	

续表

项目	分值	质量要求	评分细则	扣分值
操作评价	10	1. 态度认真,爱护病人,能正确解释各项操作的目的,告知病人操作流程及出现不适及时告诉医护人员 2. 严格查对,操作熟练、准确,动作轻巧,符合操作原则	未指导扣5分;指导不全一处扣2分;一处不符合要求扣1分	
团队合作	10	1. 角色分工合理,配合默契 2. 充分体现团队精神	团队成员有不合作现象每项扣2分	
总得分	100	—	—	

0904 测试题二维码

(胡　莘、饶　艳、季兰芳)

情境十　药物过敏试验及注射

◎ **学习目标**

知识目标：

1. 掌握青霉素皮试液的标准浓度、注入剂量、结果判断。

2. 掌握注射原则，以及各种注射法的目的、部位和注意事项。

3. 了解微量注射泵的应用构造与使用方法。

技能目标：

1. 学会药物过敏试验液的配制。

2. 能规范地进行各种注射操作。

思政目标：

1. 操作过程中能严格遵守查对制度、注射原则和无菌技术。

2. 护士与病人密切配合，了解病人痛苦。

◎ **情境导入**

余某，女，20岁，29床，因大叶性肺炎住院就诊，医生开出医嘱：青霉素80万U，肌内注射，Bid。责任护士小方在执行医嘱后，按规定进行青霉素皮试液的配制。用配制好的皮试液为余某做皮试，皮试结果显示阴性。遵医嘱给余某做青霉素肌内注射治疗，注射毕，病人突然出现呼吸急促、脉搏细速、全身可见散在的斑丘疹，医生检查后考虑过敏性休克，立即给予0.1%盐酸肾上腺素和地塞米松进行治疗，半小时后余某病情好转。

◎ **场景准备**

一、角色分配

由学生分别扮演主班护士、责任护士、病人、家属。

二、操作前的准备

1. 护士自身准备：衣帽整洁，修剪指甲，洗手，戴口罩。

2. 用物准备

(1) 注射盘内备用物：1mL注射器、2～5mL注射器、青霉素药液（80万U/瓶）、0.9%氯化钠溶液、消毒溶液、棉签、头皮针、输液器、压脉带、PDA扫描仪。

(2) 其他用物：微量注射泵一台、延长管、20mL或50mL注射器各一副、注射药液。

3. 环境准备

安静、整洁、安全，温度、湿度及光线适宜。

◎ 情境演练

场景一　皮肤过敏试验

一、配制皮试液（青霉素）

主班护士处理医嘱，与责任护士双人核对确认医嘱合法有效；主班护士根据治疗卡请领和准备青霉素药液及 0.9％氯化钠溶液。

责任护士来到病人床旁进行评估。

护士："您好，我是您的责任护士小方，请告诉我您的床号和姓名。"

病人："我是 29 床的余某。"

护士："让我再看下您的手腕带好吗？（核对腕带无误）因医生给您开了青霉素治疗，而用青霉素前，必须要做过敏试验，请问您以前用过青霉素吗？"

病人："没用过。"

护士："那您的家人有青霉素过敏的吗？"

病人："不知道。"

护士："那您对其他药物有过敏的吗？"

病人："没有，那我必须做这个试验吗？"

护士："对，必须做，因为通过过敏试验，可以判断您能否用青霉素治疗疾病。希望您能配合。"

病人："好的。"

护士："那我先回去准备下用物，一会儿过来给您做过敏试验。"

病人："好的。"

责任护士回到治疗室，着装整齐，洗手、戴口罩。与主班护士根据皮试卡双人核对药物名称、剂量、有效期、生产批号、检查瓶口无松动，瓶身、瓶底无裂痕，标签完好。开始配制皮试液，执行以下操作。

（1）用启铝盖器除去青霉素瓶铝盖中心部分，常规消毒瓶塞，待干。

（2）以青霉素 80 万 U/瓶为例，用 5mL 注射器抽取 0.9％氯化钠溶液 4mL，加入青霉素药液中，摇匀后，则为 20 万 U/mL。用 1mL 注射器取上液 0.1mL，加 0.9％氯化钠溶液至 1mL，则为 20000U/mL。弃去上液 0.9mL，余 0.1mL 加 0.9％氯化钠溶液至 1mL，则为 2000U/mL。再弃去上液 0.9mL，余 0.1mL 加 0.9％氯化钠溶液至 1mL，则为 200U/mL。0.1mL 上液含青霉素钠 20U 备用。（青霉素皮试液要现用现配，且配制用的 0.9％氯化钠溶液要专用，以防误用。）

1001 视频二维码：
配制青霉素皮试液

（3）取前面用来配制青霉素皮试液的青霉素溶液（3.9mL），用 5mL 注射器抽取所需药液等量的空气插入并抽净瓶内液体，排尽空气，将药瓶套在针头上，再一次核对无误后放在治疗室内，留待皮试结果阴性时肌内注射用。

二、皮内注射

责任护士把配制好的青霉素皮试液、皮试卡片、0.1％盐酸肾上腺素（给病人做过敏试验时应备好急救药品及物品）放在注射盘，带到病房，为病人进行青霉素过敏试验。

责任护士着装整齐，洗手、戴口罩。

护士："您好，我回来了，请再告诉我下您的床号和姓名。"

病人："我是 29 床的余某。"

护士："让我再看下您的手腕带好吗？（PDA 显示本病区 29 床余某有青霉素过敏试验，扫描核对腕带无误。）用物准备好了，我们现在开始注射，请伸出您的胳膊，我会轻轻地给您扎一针，您别紧张哦。"

病人："好的。"

护士："再询问下，您对酒精过敏吗？"

病人："不过敏。"

1002 视频二维码：
皮内注射

护士选取病人前臂掌侧下段，用棉签蘸取 70％乙醇消毒皮肤，待干后，左手绷紧皮肤，右手持注射器，使针头斜面向上，与皮肤呈 5°刺入皮内；待针头斜面进入皮内后，放平注射器，注入 0.1mL 药液，局部形成一个直径约 0.5cm 大小的圆形隆起的皮丘，皮肤变白，毛孔变大。注射完毕，迅速拔出针头，切勿按揉。

护士交代注意事项："过敏试验已经做好了，您不要抓挠或者按压皮丘，20min 内不要随意离开病房，如果有任何不适，请立即按呼叫器告知我或者医生。"

病人："好的。"

青霉素过敏试验的要求

青霉素过敏反应的发生率在各种抗生素中最高，为 3％～6％，多发生于多次接受青霉素治疗者，偶见初次用药的病人。

1. 用药前详细询问用药史、过敏史、家族史。

2. 对有青霉素过敏史的病人禁止做过敏试验。

3. 对接受青霉素治疗的病人，停药 3d 再用此药或者使用中更换批号时，要重新做过敏试验。

4. 给病人做过敏试验过程中，密切观察病人的反应，备好急救药品及物品。

三、观察皮试结果

15min 后 PDA 提示音乐需要看结果，责任护士及主班护士一起携带 PDA 到病房观察皮试结果。

护士："您好，我们准备看青霉素过敏试验的结果，需要再次核对，请问您的姓名是？"

病人配合展示腕带："好的，我是 29 床，余某。"

护士 A：（拿起刚才做皮试的前臂，仔细观察皮丘的大小、颜色、红晕，并注意观察面色、呼吸等情况，）"您有什么不舒服的地方吗？"

病人："没有什么不舒服的。"

护士 B 重复护士 A 的判断过程。PDA 上传皮试结果"阴性"。

护士："那就好，您可以使用青霉素。那您稍等，先休息一下，一会儿给您做肌内注射。"

青霉素皮内试验结果判断方法

阴性：皮丘无改变或皮丘已消失，周围无红肿，病人无自觉症状，无不适反应。

阳性：局部皮丘红肿、有硬结，直径大于 1cm（或比原皮丘增大超过 3mm），或者周围出现伪足，有痒感，重者伴随全身症状，如头晕、心慌、恶心，甚至发生过敏性休克。

责任护士回办公室及时在注射单及医嘱单上如实填写青霉素皮试阴性结果（查看确认自动上传皮试结果）。

场景二 肌内注射

责任护士着装整齐，洗手、戴口罩。

护士：取来前面已抽吸好的青霉素溶液（3.9mL），携所需物品推着治疗车来到病床旁，将治疗车放于妥当位置，核对床号、床头卡，到病人身边："您好，我现在来为您做肌内注射，就是在臀部打一针，让我核对一下您的腕带，请告诉我您的床号和姓名。"

病人："我是 29 床的余某。"

护士："好的"，PDA 扫描确认病人身份，按动扫描仪右键先扫描药品条码，出现药品信息，护士以点读方式核对无误后，再扫病人腕带条形码，出现病人信息，再次点读核对无误，确认。"请您躺好了，我马上要给您做肌内注射了，就是刚才给您做皮试的青霉素，不要紧张，我的动作很轻柔，肌内注射会有一点痛，不过我会尽量用无痛注射法给您注射，希望您相信我的技术并配合。通过青霉素药物治疗，愿您早日康复。"

1. 环境准备：清洁，安静，光线充足，必要时屏风或拉帘遮挡。

2. 给病人取舒适体位：护士为病人掀开盖被，协助病人取舒适体位，肌内注射常用体位为侧卧位，下腿弯曲，上腿伸直，使注射部位放松，暴露注射部位。评估注射部位的皮肤及肌肉组织情况，并确定具体注射部位。

肌内注射部位确定方法

（1）臀大肌注射定位法

① 十字法：以臀裂顶点向左或右一侧划一水平线，再从髂嵴最高点向这条水平线作一垂线，将臀部分为 4 个象限，其外上象限并避开内角即为注射区。

② 连线法：取髂前上棘和尾骨线的外上三分之一处为注射部位。

（2）臀中肌、臀小肌注射定位法

① 以示指尖和中指尖分别置于髂前上棘和髂嵴下缘处，髂嵴、示指、中指构成的三角形区内。此处血管、神经较少，且脂肪组织也较薄，故被广泛使用。

1003 视频二维码：
肌内注射

② 以髂前上棘外侧三横指处（以病人自体手指宽度）为标准。

（3）股外侧肌注射部位为大腿中段外侧，位于膝上 10cm，髋关节下 10cm 处约 7.5cm 宽。此区大血管、神经干很少通过，适用于多次注射者。

（4）上臂三角肌注射法

上臂外侧自肩峰下 2～3 横指，此处肌肉分布较臀部少，只能作少剂量注射。

---

3. 消毒：用碘伏自注射点由内向外环形消毒，直径大于 5cm，待干。

4. 排气：护士取干棉签夹于左手示指与中指之间，右手持注射器并排尽空气。

5. 注射："余某，现在我要给您打针了，请你勿动，坚持一下。"左手拇指和中指绷紧皮肤，右手持注射器，中指固定针栓，与皮肤呈 90°进针。进针时上臂带动手腕力量快速进针，切勿将针头全部刺入，以防针梗从根部衔接处折断，难以取出。

6. 推药：松开绷紧皮肤的手，抽动注射器活塞，检查有无回血。如无回血，缓慢而均匀推药，并观察病人的反应。

7. 拔针：用无菌棉签按压进针点，快速拔针，按压片刻，"余某，感觉怎么样？"

病人："还好，我没事。"

8. 再次核对床号、姓名、药名及用法。

9. 协助病人穿衣，安置病人于舒适体位，整理床单位。

10. 整理用物，严格按照消毒隔离原则处理用物。

11. 记录注射的时间，药物名称、浓度、剂量，病人的反应。

12. 交代注意事项："余某，青霉素针给您打完了，谢谢您的配合。半小时内请您不要随意走动（首次注射青霉素者需要密切观察 30min），我会随时来看您，您有什么不舒服的地方，请及时按呼叫器通知我们，呼叫器就放在您的手边。我先去忙别的事了，一会儿见。"

场景三　皮下注射

护士站内，呼叫器铃声响起……

责任护士迅速赶到病房，询问余某："您哪里不舒服吗？"

病人："我感觉胸口憋得厉害，喘气费劲，很难受……"

责任护士发现余某呼吸急促、脉搏细速，赶紧呼救，医生及其他护士赶到病房。监测病人病情，各参数显示，心率 150 次/min、血压 98/60mmHg、PaO_2 80%，全身还有散在的斑丘疹，医生判断病人发生了青霉素过敏性休克，马上下口头医嘱："0.1% 盐酸肾上腺素 1mL，皮下注射！"

1004 视频二维码：
皮下注射

责任护士立即从抢救车上取出该药，经在场的医生或护士双人核对无误后，为病人进行皮下注射。

1. 环境准备：清洁，安静，光线充足。

2. 给病人取舒适体位：护士协助病人取舒适体位，卷起一只袖子，露出三角肌，评估注射部位的皮肤情况，并确定具体注射部位。

皮下注射部位确定方法

（1）上臂：三角肌下缘。

（2）腹部：除以脐为圆心、半径 2.5cm 的圆形区域外。

（3）大腿：上端外侧。

（4）臀部：臀部上端外侧部位。

---

3. 消毒：用碘伏自注射点由内向外环形消毒，直径大于 5cm，待干。

4. 排气：护士取干棉签夹于左手示指与中指之间，右手持注射器并排尽空气。

5. 注射：护士："余某，现在我要给您打针了，请您勿动，坚持一下。"左手绷紧皮肤，右手持注射器，示指固定针栓一侧，针尖斜面与皮肤呈 30°~40° 迅速刺入针梗的 1/2 到 2/3。

6. 推药：松开绷紧皮肤的手，抽动注射器活塞，检查有无回血。如无回血，缓慢而均匀推药，并观察病人的反应。

7. 拔针：用无菌棉签按压进针点，快速拔针，按压片刻。

8. 再次核对：核对床号、姓名、药名及用法。

9. 穿衣整理：协助病人穿衣，安置病人于舒适体位，整理床单位。

10. 整理用物：严格按照消毒隔离原则处理用物。

11. 记录：记录注射的时间，药物名称、浓度、剂量，病人的反应。

责任护士："余某，刚给您用了 0.1% 盐酸肾上腺素，它是青霉素过敏的首选药物，您不用太担心，有任何其他不适的请立即告诉我们。"

场景四　静脉注射

责任护士："余某，您现在觉得怎么样？"

病人："我还是觉得不舒服，而且身上很痒……"

医生："再给她推点抗过敏的地塞米松 5mg 静脉推注。"

责任护士："好的。"

责任护士接到医嘱，经在场的医生或护士双人核对无误后马上为病人进行地塞米松的静脉推注。

1005 视频二维码：
静脉注射

1. 环境准备：清洁，安静，光线充足。

2. 给病人取舒适体位：护士协助病人取舒适体位，卷起一只袖子，露出肘部，评估注射部位的皮肤情况，选择粗直弹性好的静脉进行穿刺，在穿刺部位的肢体下垫小枕。

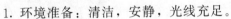

常用静脉的选择

（1）四肢浅静脉：上肢常用肘部浅静脉（贵要静脉、肘正中静脉、头静脉）、腕部及手背静脉；下肢常用大隐静脉、小隐静脉及足背静脉。

（2）头皮静脉：小儿常选、额上静脉、颞浅静脉、眶上静脉、耳后静脉、枕后静脉。

（3）股静脉：位于股动脉内侧 0.5cm 处，常用于急救时加压输液、输血和采集血标本。

---

3. 扎带消毒：在穿刺点上方约 6cm 系止血带，使静脉充盈、显露，常规消毒皮肤，再次核对。

4. 排气：再次排气或连接头皮针后排尽空气。

5. 注射："余某，现在我要给您打针了，请您握拳、勿动，坚持一下。"以一手拇指绷紧静脉下方皮肤，使其固定，另一手持注射器与针头，示指固定针栓一侧（或拇指、示指固定头皮针针柄），针尖斜面向上，针头与皮肤呈 15°～30°自静脉上方或侧方刺入皮下，再沿静脉走向潜行刺入静脉，见回血后再顺静脉进针少许。

6. 推药：松止血带，嘱病人松拳，固定针头缓慢推药。

7. 拔针：用无菌棉签按压进针点，快速拔针，按压至不出血为止。

8. 再次核对床号、姓名、药名及用法。

9. 协助病人穿衣，安置病人于舒适体位，整理床单位。

10. 整理用物，严格按照消毒隔离原则处理用物。

11. 记录注射的时间，药物名称、浓度、剂量，病人的反应。

经过医护人员近半个小时的各种抢救护理，余某病情缓解。

护士："余某，您刚刚发生了青霉素过敏性休克，但经过抢救，现在已脱离危险。您现在感觉怎么样？"

病人："我感觉好多了。"

护士："好的，我们会继续观察，如果有任何其他不适一定要及时通知我们。还有您对青霉素是过敏的，以后就不能再用青霉素了，请您谨记。"

病人："好的，明白了。"

医生："过一会儿我将给您换一种药物治疗您的肺炎，那您好好休息，我们先离开了。"

护士与医生核对用药空瓶，医生补开用药医嘱并改为一级护理；护士把病人一览表及床尾卡上的护理级别改为一级护理的标志，并且详细记录抢救药物和过程。并在相应记录单上标注醒目的过敏标志：注射卡、临时医嘱单、体温单、门诊病历、病历夹首页、住院病人一览表、输液架、腕带。

◎ 能力拓展

一、皮试宝定向药透仪的使用

皮试宝特设的非对称中频电流，保留了一定能量的负向脉冲，让皮肤组织细胞重新排列，促进皮肤电阻下降，对药物离子产生定向的推动力，同时可削弱皮肤的刺痛感并有效地消除皮丘的发生，避免对皮试结果的干扰，让皮试结果更准确。与传统方法相比，其具有操作简单、使用方便、安全可靠、省时省力、减轻病人痛苦和适用广泛等优点。

1. 操作前准备

（1）操作者准备　规范洗手，戴好口罩。

（2）用物准备　皮试宝定向药透仪一台、电极头一个、青霉素皮试液、生理盐水。

2. 操作步骤

将绑带绑在电极头上，点击电源开机，滴皮试液于"方形"电极头上，滴灭菌水于"圆形"电极头上，用注射用水擦拭皮肤后绑上电极，按"启动"键启动机器，机器自动计时5min。5min后，机器发出蜂鸣声并停止计时。按"复位"键待机。

皮肤上方形印记和圆形印记对比观察皮试结果。若为阳性，方形印记皮肤泛红或出现密集的小丘疹、荨麻疹，部分病人伴有臂部痒、刺、压等感觉或出虚汗等全身反应。

3. 注意事项

（1）有青霉素过敏史者不能使用。

（2）在使用抗过敏、镇静、麻醉药时不能使用。

（3）身体局部麻醉和进行了紫外线和X射线的放射治疗后不能使用。

（4）皮试的部位有皮肤病变的不能使用。

二、微量注射泵的使用

微量注射泵是将小剂量药液持续、均匀、定量输入人体血管的注射装置。微量注射泵是一种定容型输液泵，其优点是定时精度高、流速稳定且用量少，特别适合用来输注硝普钠、多巴胺及抗生素之类的急重药物。微量注射泵能保证很高的输注精度，并拥有操作简便、流速调节范围广、经久耐用等特点。

1. 操作前准备

（1）操作者准备　规范洗手，戴好口罩。

（2）用物准备　微量注射泵一台、延长管一根、注射器一副、注射药液、静脉注射用物、PDA扫描仪。检查微量注射泵工作状态。

1006 视频二维码：
微量注射泵的使用

2. 操作步骤

（1）备齐用物，携至病人床旁。向病人做好解释，协助病人大小便，取舒适卧位。

（2）核对姓名、住院号，PDA扫描确认。

（3）将微量注射泵放置合适位置并安全固定。

（4）接通电源，按"开机"键，注射泵进行自查。

（5）将抽吸好药液的注射器与延长管连接并排气，确定无气泡。

（6）正确安装注射器于微量注射泵上，调整到所需速度；按微泵上的"快速"键再次排气，用固定架固定。

（7）按"预设"键，按医嘱设置各项数据。

（8）观察静脉穿刺处有无液体外渗等情况，暴露注射部位，关闭输液调节器，将延长管与输液管道连接。

（9）再次查对后按"开始"键开始输注，查看微量泵的工作状态，确定微量泵速度。

（10）注射完毕，按"停止"键，拔针。

（11）整理床单位，妥善安置病人，分类处理污物用物。规范洗手、记录。

3. 注意事项

（1）严格按照无菌操作要求进行。

（2）若无静脉通道，需先建立静脉通道。

（3）观察机器运转情况，注意输液过程中有无报警。

（4）做好微量注射泵的保养和一次性用物的终末处理。

（5）注意局部有无渗漏，管道连接是否紧密。

◎ 学习评价

1. 严格遵守注射原则，无菌观念强。

2. 各项操作熟练、规范。

3. 态度认真，处处体现职业情感及人文关怀精神，解释合理，沟通有效，病人满意。

4. 角色分工合理，配合默契，充分体现团队精神。

5. 药物过敏试验及过敏性休克抢救质量标准及其评分细则，见表10-1。

表 10-1 药物过敏试验及过敏性休克抢救质量标准及其评分细则

项目	分值	质量要求	评分细则	扣分值
准备工作	5	1. 护士着装整洁，符合护士角色要求 2. 各种用物包括抢救物品准备齐全，摆放有序 3. 环境整洁，安静，光线适宜	衣服、鞋、帽不整洁或头发不符合要求、浓妆、戴装饰品各扣1分；用物缺一件扣1分；未洗手或未戴口罩各扣2分	
注射备药	5	1. 按医嘱备药，两人查对 2. 备好抢救药品和用物	未检查药名、质量、有效期等每缺一项扣1分；未执行查对制度扣1分	
病人评估	5	1. 核对床号、姓名、腕带 2. 问候、解释合理到位，取得病人配合 3. 给病人舒适体位 4. 查看注射部位皮肤情况、选择注射部位方法正确	未核对姓名、床号、腕带，未做解释，未安置病人于舒适体位，未嘱排便等各扣1分	
配制皮试液、皮内注射及皮试结果判断	25	1. 仔细检查药物名称 2. 试液配制准确 3. 仔细询问病人的用药史、过敏史、家族史 4. 皮试皮丘规范 5. 备急救用品 6. 皮试结果判断准确	未检查药名、药质、有效期等每缺一项扣1分；未详细询问用药史、过敏、家族史的扣3分；没准备急救药物及用品的扣10分	

续表

项目	分值	质量要求	评分细则	扣分值
肌内注射备药及注射	20	1. 仔细检查药物名称 2. 吸药物、加药手法正确,剂量准确 3. 注意三查七对,向病人说明配合要求及注意事项	未检查药名、药质、有效期等每缺一样扣1分;瓶盖消毒不当、手法不对各扣1分,药液抽吸不净扣3分;未核对姓名、床号、腕带,未交代注意事项、消毒范围太小、消毒液未待干、消毒方法不合理等各扣1分;注射部位不正确扣5分;排气时学浪费药液、未排尽空气者扣3分;未按无痛注射原则执行的扣5分;未抽吸回血的扣3分	
皮下注射备药及注射	20	4. 病人摆好体位,注射部位定位正确,消毒皮肤方法正确 5. 排气正确,排净注射器内的空气,操作过程中做到"二快、一慢、三匀速"		
静脉注射备药及注射	20	1. 仔细检查药物名称 2. 吸药物、加药手法正确,剂量准确 3. 注意三查七对,向病人说明配合要求及注意事项 4. 病人摆好体位,注射部位定位正确,扎止血带方法正确 5. 消毒皮肤方法正确 6. 排气正确,排净注射器内的空气 7. 穿刺方法正确,见回血,缓慢推药	未检查药名、药质、有效期等每缺一项扣1分;瓶盖消毒不当、手法不对各扣1分;药液抽吸不净扣3分;未核对姓名、床号、腕带,未交代注意事项、消毒范围太小、消毒液未待干、消毒方法不合理等各扣1分;注射部位不正确扣5分;止血带扎的位置和方法错误各扣2分;排气时浪费药液、未排尽空气者扣3分;穿刺方法错误扣3分;未见回血,扣5分	
总得分	100	—	—	

注：因查对不严、未遵守无菌技术操作原则，发生差错或严重污染，按不及格论处。

1007 测试题二维码

（方露燕、郑丹娟、张亚当）

情境十一 静脉输液综合护理

◎ 学习目标

知识目标：

1. 掌握常用输液静脉的选择原则、输液滴速调节原则。

2. 熟悉常见输液反应的观察与处理。

3. 了解输液顺序排序的方法。

技能目标：

1. 能规范地进行静脉输液全过程（输液备药、病人评估、输液加药、静脉穿刺、换接输液瓶、输液故障排除、拔针）的操作。

2. 能正确判断输液反应，并做出相应处理。

思政目标：

1. 操作过程中能急病人所急、痛病人所痛。苦练基本功，力求一针见血。

2. 演练过程中规范做好输液每个环节。

◎ 情境导入

张某，女，53岁，因突发心绞痛拟"冠心病"入住心血管科5床，医嘱：10% GS（葡萄糖）500mL＋RI（胰岛素）8U＋10% KCl 10mL，静脉滴注（ivgtt），每天一次（qd）；5% GS 250mL＋参麦注射液40mL，ivgtt，qd。护士给予输液备药、病人评估、输液加药、静脉穿刺、换接输液瓶、输液故障排除、拔针等系列操作。

◎ 场景准备

一、角色分配

由学生分别扮演主班护士、治疗护士、责任护士、病人、医生、家属。

二、用物准备

1. 医院静脉配制中心或病区静脉输液配制室内备液体配制用物：输液用袋装或瓶装溶液、药物、输液执行单、输液瓶贴、注射器2个、砂轮、开瓶器、消毒液（0.5%碘伏棉签、75%酒精）、一次性输液器等。

2. 注射盘内备静脉输注用物：皮肤消毒液（0.5%碘伏棉签、75%酒精）、无菌棉签、弯盘、输液敷贴、输液执行单、小垫枕、污物杯等。

3. 治疗车上：注射盘、速干手消毒液、压脉带、一次性治疗巾、一次性手套等，PDA扫描仪。

4. 治疗车下：锐器盒，生活垃圾桶、医疗垃圾桶各一，回收止血带盒。

三、病室环境

安静、清洁，光线充足，夜间备台灯。设有输液天轨或备有输液架。

◎ 情境演练

场景一　输液备药

主班护士处理医嘱；治疗班护士准备输液用药液。

主班护士：处理医嘱→打印输液医嘱单、输液执行单及输液瓶贴（或抄写医嘱至输液瓶贴上）→交给治疗班。

治疗班护士：接到输液医嘱单、输液执行单及输液瓶贴后逐个进行核对→安排输液顺序→输液瓶贴倒贴在输液袋或输液瓶上→备齐静脉输液所用液体及药品（检查药液名称、浓度、剂量、方法；检查各药液均在有效期内且无沉淀、混浊、变色、絮状物等；检查瓶口无松动，瓶身、瓶底无裂缝，或挤压软包装观察无渗漏）。

如何合理安排输液顺序

输液瓶内加入药物时，应根据治疗原则，按病情轻重缓急、药物在血液中维持的有效浓度、时间等情况进行合理安排。

1. 一般顺序：激素→抗生素→其他类→营养类。

2. 每日使用 2 次以上的抗生素或脱水剂：先用 24 除以要输的次数，然后每隔这个时间给药，如有抗生素（bid）、脱水剂（q12h）类的药物；脱水剂→抗生素→保护胃黏膜药物→营养药/营养神经药/激素→抗生素→脱水药。

3. 组合化疗方案药液输入顺序：抗生素→冲管液体→抑制呕吐的药物→化疗药物→冲管液体→保护肝脏药物→保护心脏药物→保护肾脏药物→保护胃黏膜药物。

场景二　病人评估

责任护士手拿输液执行单走到床尾核对床号、姓名，来到张大妈身边。

护士："大妈您好，请问您叫什么名字？"

病人："我叫张某。"

护士："麻烦您手腕带给我看一下，嗯，对的。我是您的责任护士，我姓高，您可以叫我小高。医生给您开了些营养心肌细胞的药液，一会儿将由我为您进行输液治疗，请问您有什么药物过敏吗？"

病人："没有的。"

护士："好的，您这次需要输液 10d，您是希望用一次性静脉输液针还是静脉留置针呢（介绍各自优缺点）？"

一次性静脉输液针与静脉留置针输液优缺点

一次性静脉输液针简单快捷、方便、成本较低，但每天都要穿刺，容易损伤静脉。

静脉留置针具有减少血管穿刺次数、导管不易脱落、液体渗漏少的优点，但是留置针较长时间留置于血管内会对静脉产生机械性刺激，在洗澡、活动时稍有一些不方便，费用相对较高。

病人："我的静脉还好，就用一次性的吧。"

护士："那么您想在哪只手进行输液呢？"

病人："左手吧。"

护士:"好嘞,请把您的左手伸出来,让我看一下您的静脉。您的静脉不错啊,就打手背上的这条血管吧,我这就去准备一下,您可以去卫生间方便一下。"

病人:"好的。"

> **常用输液静脉的选择方法**
>
> 　　在选择静脉输液血管时,应遵循"先远后近,先浅后深,先细后粗,先手后足,先难后易"的原则,一般是:手背→前臂伸侧面→足背,应避开关节处及肢体内侧(如前臂中下 1/3 段掌侧)血管,避免在一处反复穿刺。

场景三　冲配药液

护士按七步洗手法规范洗手、戴好口罩后在静脉输液配制室为第一瓶液体加注药物。

1. 根据输液执行单与输液瓶贴进行核对→检查药液的名称、剂量、浓度、生产批号;检查药液在有效期内,瓶口无松动,瓶身、瓶底无裂痕或软包装无漏气,对光检查药液澄清等。

2. 打开铝盖中心部分→常规消毒瓶塞及瓶口。

3. 核对并消毒药物及砂轮→锯安瓿→用 75% 酒精棉球拭去玻璃碎屑→折断安瓿。

1101 视频二维码:
冲配药液

4. 取注射器,检查无漏气、未过期、撕开外包装→装好针头,拔针帽,抽吸药物→注入输液瓶内→回抽空气→振摇混匀,检查无混浊、变色、不溶性颗粒等→无误后在输液卡上签配制时间及名字。

5. 检查输液器在有效期内、无漏气→打开输液器外包装,关闭输液器开关,将输液管瓶针插入输液瓶至针头根部。

6. 将输液用物及用药放于治疗车上。

场景四　静脉穿刺输液

责任护士规范洗手、戴上一次性手套来到病房为病人输液。

护士:携所需物品推着治疗车来到病床旁,将治疗车放于妥当位置,核对床号、床尾牌,到病人身边:"您好,我现在来为您做输液治疗,请问您叫什么名字?上过洗手间了吗?"

病人:"我叫张某。去过了。"

护士:"让我再核对一下您的腕带。"

护士将输液瓶贴上的信息与腕带信息进行核对,再用 PDA 扫描病人腕带条形码与输液瓶贴上信息(PDA 语音提示执行成功)。

护士:"张大妈,您这样躺着舒服吗?您准备好的话我就开始为您输液了。"

1. 排气:护士调好轨道式输液架的位置及高度,将输液瓶挂于输液架上→一手拿起滴管以下的输液管及针头,另一手持滴壶使其与水平面呈 45°,同时捏挤茂菲滴管 1~2 次使液体顺着管壁迅速流下。当液体流至茂菲滴管 1/2~2/3 满时,松开调速夹→液体进入下段输液管,同时可轻弹下段输液管使黏附于管壁上的气泡随液体一起排出,液体至输液器末端过滤球内,乳头向上并轻弹 3~5 次以排除存留于内壁的空气。当液体到达距离针头 5cm 左右,关紧调速夹停止排气→检查输液管内无空气后,将输液皮管挂在输液架上。

2. 穿刺部位选择→消毒：暴露手臂→扎压脉带→嘱"握拳，松拳-握拳，松拳"→选择穿刺部位→松压脉带→"现在我给您消毒皮肤了，消毒液会有点凉"，消毒液棉签以穿刺点为中心环行（顺时针）消毒皮肤（范围5cm×5cm，如使用留置针消毒范围为8cm×8cm）。

3. 穿刺准备：准备输液贴→在穿刺点上方6cm（约四横指）处扎压脉带→护士用消毒液棉签再次消毒穿刺部位皮肤（逆时针）。

> **静脉充盈小窍门**
>
> （1）缩短距离：扎止血带的部位距离穿刺点<6cm。
>
> （2）反复扎压脉带：扎止血带后不见血管充盈→松开压脉带→嘱病人反复握、松几次拳头→再扎上压脉带。
>
> （3）热敷法：局部热敷能使局部组织温度升高，改善血液循环，血管扩张，静脉充盈暴露。

4. 再次排气：取下护针帽→持头皮针距离弯盘上方10cm→打开调速夹→液体排到输液器与头皮针相接处后针头缓慢向下排出液体3～5mL至弯盘内→检查无气泡后关闭调速夹。

5. 再次查对解释："您好，再告诉一下我您的名字好吗？"

病人："张某。"

护士："好的，张大妈，我准备给您打针了，请您配合我，进针时可能会有一点点痛，请您忍耐一下，千万不要把手缩回，您把手放松。"

6. 静脉穿刺：护士用左手紧握病人被穿刺手的手指向指端与掌心面拉近，使其手向掌面弯曲成弧形（手背静脉穿刺时，目前不主张让病人握拳），左手拇指向下绷紧穿刺部位下端皮肤→右手持头皮针针翼，针头斜面向上与皮肤呈20°～45°，由静脉正上方快速刺入皮下、血管，见回血后再进0.5～1cm（输液前将调速夹置于紧贴莫菲滴管下端、低挂输液瓶，穿刺时容易见到回血）→松压脉带→打开调速夹→观察是否通畅（如果点滴不畅并有痛感，局部无肿胀，可考虑针尖斜面紧贴血管壁、针孔被部分阻塞所致，可将针柄旋转180°使针尖斜面向下以解除阻塞和刺激）。

7. 固定：确定穿刺成功后，左手固定针柄，右手将准备好的一条胶布横向固定针柄，再用带有无菌棉的输液贴覆盖穿刺点，最后将头皮针软管盘曲并使胶布横跨软管后固定于穿刺部位上方或下方皮肤，三条胶布平行，与针梗垂直，做到牢固、美观（对一些穿刺部位稍隆起、针尖轻微上翘者，可将一小段头皮针软管斜压于针尖部位再固定）。

8. 调节滴速：护士将手表放在茂菲滴管旁，计数输液滴速。

护士："再告诉我一下您的名字好吗？"

病人："张某。"

护士："张大妈，现在我给您调节的滴速为每分钟36滴，请您不要随意把滴速调快了，这个滴速是根据您的病情及输注的药液而调节的，液体里面加有氯化钾，滴快了静脉会疼的，您的心脏也会受不了的。"

病人："好的。"

9. 整理：收压脉带→拉下衣袖→摆好体位→盖好被子。

10. 记录输液执行单：脱手套，再次查对无误后在输液执行单上记录药物名称、剂量、输液时间、滴速，签输液者全名挂在输液架上或夹于床尾。

1102 视频二维码：
静脉穿刺输液

11. 交代注意事项："张大妈，液体给您挂上了啊，穿刺很成功的，谢谢您的配合！输液期间不要压着管子；不要随意调节滴速；如上厕所的话要小心一些，液体拎高一点，打针这只手放低些，以免血回上来；我把呼叫器放在您的枕边，如果有什么不适或输液部位出现发红、肿胀、发热、皮疹等症状，请及时按呼叫器！我也会常常来看您的。您现在还有什么需要吗？没什么事的话我先去忙别的了。"

场景五　换接输液瓶

护士来到病房巡视病人，观察输液情况，发现第一瓶液体只剩 30mL 左右……

1. 配制第二瓶液体：护士回治疗室，如上法配制药液，瓶盖中心部分盖上消毒棉球输液瓶贴，套上网袋。

对连续输液者，宜现输现配，药液准备过早容易造成药物污染、降低药效，同时易产生过敏物质导致过敏反应的发生。

2. 及时更换输液瓶：护士拿着第二瓶液体转回病房，如前所述核对病人床号、姓名，等第一瓶液体滴完时，PDA 扫描确认输液结束。

1103 视频二维码：
换接输液瓶

检查第二瓶输液性质、质量符合要求，PDA 扫描确认进行身份核对确认无误。取下第二瓶瓶盖上消毒棉球并作由内到外的消毒→拔出第一瓶液体输液管瓶针，插入第二瓶液体至针头根部后挂回输液架上（更换液体时，先将瓶口向上，再插输液管瓶针，待排出空气后再倒挂在输液架上，可以避免液体由通气管溢出；如果是袋装液体，将液体瓶瓶口向上插入输液针头，可轻挤瓶身，挤出少许瓶内空气使瓶体稍扁，再倒转液体瓶挂于输液架上，这样可以避免瓶内压力大时液体由排气管流出。）→检查茂菲滴管上下段输液管有无空气及滴管内液体有无降低或流空（如果茂菲滴管内液面过低，可捏紧茂菲滴管下端输液管同时挤压滴管，可迫使液体进入茂菲滴管内）。

> **排除茂菲滴管内空气的技巧**
>
> (1) 茂菲滴管上段输液管有较多的空气：可折紧茂菲滴管下缘并挤压滴管促使空气进入输液瓶内。
>
> (2) 茂菲滴管下段输液管有少量附壁气泡：可挤捏或轻弹茂菲滴管下段输液管，使空气进入茂菲滴管内。
>
> (3) 茂菲滴管下段有长段空气：放低输液瓶或抬高输液部位→置调速夹于空气下方管道远端关闭之，挤压茂菲滴管下管道使液面达 2/3 左右，从调速夹上方开始将输液管缠绕在右手示指或笔杆（也可扇形折叠挤压输液管，逐渐上移）直到将空气赶入茂菲滴管内，检查输液管内空气已排尽后打开调速夹。

3. 调节滴速：根据病情、年龄及第二瓶的药液性质调节适宜的滴速，并交代病人不要随意调节滴速。

> **输液滴速调节原则**
>
> (1) 根据药物种类调节滴速：通常高渗氯化钠注射液、含钾药、心血管药物、抗凝血类药物滴速宜慢，如一般浓度的硝酸甘油、单硝酸异山梨酯的输入速度仅为 8~15 滴/min，氨茶碱通常不能超过 25 滴/min，肝素速度以 20~30 滴/min 为宜，临床上常辅以输液泵来调节；而降低颅内压的脱水剂则应快速滴注，滴速调至 125~250 滴/min，在 15~30min 滴完 20% 甘露醇注射液 250mL。
>
> (2) 根据年龄调节滴速：通常成人输液速度为 40~60 滴/min，老人不宜超过 40 滴/min，小儿 20~40 滴/min。

4. 输液执行单上记录：在输液观察卡上记上第二瓶的药物名称、剂量、输液时间、滴速，签全名后挂回输液架上。

场景六　输液故障排除

第二瓶液体输入 30min 后，张大妈出现尿急，家属放低输液架、取下输液瓶协助张大妈上厕所，张大妈回床躺下后，家属发现输液管内有回血，就挤捏了几下输液管，导致茂菲滴管内液面太满了，于是就拉响了呼叫器……

护士快速来到张大妈床旁边："请问您有什么事？"

张大妈："我的液体好像不滴了。"

护士："噢，我来看看，这是茂菲滴管内液面过高了。"护士左手取下并倾斜溶液瓶使瓶内的针头露出液面以上，茂菲滴管保持垂直，右手反折茂菲滴管下端并挤压滴管数次，输液管内液体即进入输液瓶内→挂回输液瓶，只见液体还是不滴。护士按以下步骤检查溶液不滴的原因并给予相应处理。

1. 观察局部无肿胀、疼痛，排除针头滑出血管外（如局部肿胀疼痛，说明针头滑出血管外，液体进入皮下组织，应另选血管重新穿刺）。

2. 检查输液器无折叠：因病人活动的原因可导致输液器折叠，只要把输液器折叠部拉开即可。

3. 检查有回血，排除针头阻塞：护士用一手捏住滴管下端输液管，另一手挤压靠近针头的输液管，若感觉有阻力，松手后又无回血，表示针头已阻塞，应更换针头重新穿刺。

4. 调整针头位置或适当改变肢体的位置，排除针头斜面紧贴血管壁。护士握住病人穿刺的手先后向手背、掌心方向改变肢体的位置，如开始点滴，可垫高手腕部或掌心处；如果还是不滴，护士用左手示指抬高输液针头调整针头位置，如点滴通畅，可撕下干棉签上的棉花垫在针头下，并用一条胶布作"U"字形固定。

5. 抬高输液瓶位置，以排除由于输液瓶位置过低或病人周围循环不良导致的压力过低而引起的溶液不滴。

6. 静脉痉挛。护士摸摸病人输液侧手臂，感觉有点凉，"看来您是输入的液体冷了导致的静脉痉挛，我去帮您拿个热水袋暖暖手吧。"

病人："是呀，我是感到挂瓶这只手有点冷。"

场景七　拔　　针

5h 后，张大妈液体快滴完，护士查看输液观察卡的记录已是最后一瓶，给予拔针。

1. 证实当日液体已输完：护士到输液配制台上查看确认无当日的液体。

2. 拔针：当茂菲滴管内液体已滴完，输液管中液面下降速度明显减慢或停止时开始拔针。"张大妈，您今天的液体输完了，现在我为您拔针"。护士为病人揭开固定于针柄及头皮针软管上的贴胶（清除胶布时，固定针柄，防止针头移动），用左手拇指指腹沿静脉输液方向虚压在针头上方带有无菌棉输液敷贴上，右手拇指与示指持针柄的上下面、中指在离针柄 2~3cm 头皮针软管处反折，根据进针角度及针头走向顺血管纵轴方向迅速拔针（此法拔针时头皮针软管内无回血，拔针后针头无滴血、溢液，较之拔针前先关闭调速夹更安全有效，同时也避免拔针时血液外溢污染了医务人员），在针头刚要离开皮肤时，迅速用拇指指腹沿血管方向按压皮下与静脉两个穿刺点，力量以保持血液不能通过针眼渗出血管外为度。"张大妈，请您用另一只手的拇指稍用劲摁住针眼 3～5min（凝血功能欠佳或用抗凝血药物者则需按压 15min 以上），直至无渗血，请不要边压边揉，也不要急于上厕所，30min 内穿刺侧肢体勿用力或负重，以免穿刺部位淤血肿胀。"。

3. 整理衣被：护士为病人整理好衣被。"您还有什么需要吗？有事儿拉铃叫我，我会随时来看您的。"

4. 分类处理用物：护士取下输液瓶及输液记录单，PDA 扫描确认输液结束→将输液架或输液挂钩放于妥当位置→将输液瓶及输液器撤回治疗室，分离针头与输液器，头皮针、输液瓶针弃于锐器盒内，输液皮管弃于医用垃圾袋（黄色）。

5. 洗手、脱口罩：护士规范洗手后取下口罩。

1104 视频二维码：
拔针

◎ 能力拓展

输液反应的观察与处理

常见的输液反应有发热反应、急性肺水肿、空气栓塞、静脉炎等。输液反应的观察与处理，见表 11-1。

表 11-1　输液反应的观察与处理

输液反应类型	症状	处理	原因分析	预防
发热反应	多见于输液后数分钟至 1h，主要症状为发冷、寒战和发热。轻者体温在 38.0℃ 左右，于停止输液数小时内体温恢复正常；重者初起寒战，继之体温可达 40.0℃ 以上，伴头痛、脉速、恶心、呕吐等症状	1. 减慢滴注速度或停止输液，及时告知医生 2. 立即测生命体征，并且每 0.5h 测量一次体温，至病情平稳 3. 对症处理，寒战时注意保暖，高热时给予物理降温 4. 根据医嘱给抗过敏药或激素治疗 5. 保留余液和输液器，必要时送检验室做细菌培养	多因输液器和药品质量不合格、环境不洁、无菌操作不严格使致热物质进入体内而引起	输液前严格检查药液质量、输液用具的包装及灭菌有效期等；严格执行无菌操作
急性肺水肿（循环负荷过重）	输液过程中，病人突然出现呼吸困难、气促、咳嗽、咳粉红色泡沫样痰，严重时泡沫痰液从口鼻涌出，两肺可闻及湿啰音	1. 立即停止输液，及时告知医生，积极配合抢救，安慰病人 2. 协助病人取端坐位，两腿下垂 3. 加压给氧，同时给予 20%～30% 乙醇湿化吸氧 4. 根据医嘱给予镇静剂、扩血管药物和强心剂、利尿剂等药物 5. 必要时用止血带进行四肢轮扎，每隔 5～10min 轮流放松一侧肢体的止血带	与输液速度过快，短时间内输入过多液体有关	对有心、肺疾病的病人，以及老年、儿童应严格控制输液速度和输液量

输液反应类型	症状	处理	原因分析	预防
空气栓塞	输液过程中,病人突然感到心前区异常不适,有窒息感、呼吸困难、严重发绀。听诊心前区可闻及响亮、持续的"水泡声"	1. 立即停止输液,及时通知医生、积极配合抢救,安慰病人 2. 立即置病人于左侧卧位和头低足高位 3. 给予高流量氧气吸入 4. 密切观察病人神志,检测生命体征	大量空气经静脉输液管进入血循环	输液前排尽输液管内空气,输液过程中密切观察,及时更换输液瓶;加压输液或输血时有专人守护
静脉炎	沿静脉走向出现条索状红线,局部组织发红、肿胀、灼热、疼痛,有时伴有畏寒、发热等全身症状	1. 患肢抬高并制动 2. 局部用95%乙醇或50%硫酸镁进行湿热敷 3. 进行超短波理疗 4. 合并感染时,遵医嘱给予全身或局部抗生素治疗	长期输入高浓度和刺激性较强的药物;静脉置管时间太长;无菌操作不严	对血管壁有刺激性的药物应充分稀释,并防止药物溢出血管外;有计划地更换注射部位;严格执行无菌操作

◎ 学习评价

1. 无菌观念强,认真执行三查七对,操作全程无差错、无污染。
2. 各项操作熟练、规范,排气一次成功、穿刺一针见血,遇输液故障能迅速排除。
3. 态度认真,爱护病人,经解释病人或家属理解、愿意合作、建立安全感。
4. 角色分工合理,配合默契,充分体现团队精神。
5. 静脉输液质量标准及其评分细则,见表11-2。

表11-2　静脉输液质量标准及其评分细则

项目	分值	质量要求	评分细则	扣分值
准备工作	5	1. 护士着装整洁、符合护士角色要求 2. 用物准备齐全,摆放有序 3. 环境整洁,符合无菌操作要求	衣服、鞋、帽不整洁或头发不符合要求、浓妆、戴装饰品各扣1分;用物缺一件扣0.5分	
输液备药	5	1. 按医嘱备药,两人核对 2. 合理安排输液顺序	未检查药名、药质及有效期等每缺一项扣1分;输液顺序不合理扣2分	
病人评估	5	1. 核对床号、姓名、腕带 2. 问候、解释、说明到位 3. 查看注射部位皮肤情况、选择静脉方法正确 4. 嘱咐病人做好输液准备	未核对姓名、未看床号、腕带,未做解释,未嘱排便等各扣1分	
输液配药	10	1. 护士洗手、剪指甲、戴口罩进入配液室 2. 仔细检查输液溶液及药液 3. 抽吸药物、加药手法正确,剂量准确	未洗手或未戴口罩各扣2分;未检查药名、药质、有效期等每缺一项扣1分;瓶盖消毒不当,手法不对各扣1分,药液抽吸不净或滴漏扣3分	
静脉穿刺	50	1. 注意三查七对,向病人说明配合要求及注意事项 2. 一次排气成功 3. 消毒注射部位皮肤方法正确 4. 穿刺手法正确,做到一针见血 5. 正确调节输液速度	未核对姓名,未看床号、腕带,未交代注意事项、消毒范围太小、消毒液未待干、消毒方法不合理等各扣1分;排气一次不成功扣3分;穿刺时退针一次扣5分;重新穿刺10分;胶布固定不牢固,未根据病情、年龄、药物性质调节滴速各扣3分,滴速每±5滴扣2分	

续表

项目	分值	质量要求	评分细则	扣分值
换接输液瓶	5	1. 做好三查七对 2. 注意检查输液管中有无空气及茂菲滴管内液面高度 3. 调整滴速并记录	未核对床号、姓名,未看腕带各扣1分;输液管下段有空气、茂菲滴管内液面过低扣3分	
故障排除	10	1. 检查、处理故障的方法得当,不浪费药液 2. 对病人态度和蔼,不责怪病人	浪费药液扣3分;责怪病人扣2分	
停止输液	5	1. 揭开胶布动作轻巧 2. 拔针时无滴血、漏液 3. 交代注意事项 4. 输液用物处理得当	动作粗暴,拔针时有滴血、漏液,未交代注意事项,未整理衣被,未按要求处置输液用物等各扣1分	
团队合作	5	1. 角色分工合理,配合默契 2. 充分体现团队精神	团队成员有不合作现象扣2分	
总得分	100	—	—	

注:因查对不严、未遵守无菌技术操作原则,发生差错或严重污染按不及格论处。

1105测试题二维码

(季兰芳、郑丹娟、王亚萍)

情境十二　静脉置管护理

◎ 学习目标

知识目标：

1. 掌握留置针型号、静脉留置针穿刺静脉及封管液的选择。
2. 熟悉静脉留置针输液并发症的观察、处理与预防。
3. 了解经外周置入中心静脉导管术（PICC）护理。

技能目标：

1. 能规范地进行静脉留置针输液全过程（调配药液、病人评估、静脉留置针穿刺、冲管与封管、已封管留置针的启用、拔管）的操作。
2. 静脉穿刺时做到一针见血，有效减轻病人的痛苦。
3. 能识别静脉留置针输液并发症，并做出正确处理。

思政目标：

1. 操作过程中能有效地与病人进行沟通，尽量减轻病人痛苦。
2. 演练过程中假戏真做，严格"三查七对"，杜绝差错。

◎ 情境导入

张某，女，53岁，因突发心绞痛拟"冠心病"入住心血管科5床，已根据医嘱用一次性静脉输液针输注极化液、参麦注射液6d，为保护静脉，避免反复穿刺而带给病人的痛苦，现改为静脉留置针输液。护士按医嘱完成输液备药、病人评估、输液加药、静脉留置针穿刺、冲管与封管、已封管留置针的启用、拔管等静脉留置针输液全过程。

◎ 场景准备

一、角色分配

由学生分别扮演主班护士、治疗护士、责任护士、病人。

二、用物准备

1. 静脉配置中心内备液体配制用物

输液用袋装或瓶装溶液、药物、输液瓶贴、化液用注射器及针头、砂轮、开瓶器、无菌持物钳、消毒液（75%酒精或复合碘棉签）、一次性输液器等。

2. 注射盘内备静脉输注用物

皮肤消毒液（0.5%碘伏、安尔碘、75%酒精）或复合碘棉签、无菌棉签、弯盘、输液敷贴、输液执行单、小垫枕、污物杯等。

3. 治疗车

（1）治疗车上　①消毒物品（0.5%碘伏、无菌棉签或复合碘棉签）1套；②一次性输液器1套、静脉留置针1枚（根据病人病情、治疗、年龄及血管情况分别选择18～24G等型号）无菌透明胶贴1张；③5mL注射器；④垫枕、压脉带、胶布、弯盘、砂轮、无菌纱布、瓶套、启瓶器；⑤药物及液体（按医嘱准备）；⑥输液卡、笔、表、瓶签纸、PDA 扫描仪。

临床常用留置针型号的选择

留置针号	头皮针型号	色标	临床用途
18G	12#	绿色	快速输液、大剂量输液、常规术中输液、常规输血
20G	9#	粉色	常规术中输液、常规输血、常规成人输液
22G	7#	蓝色	常规成人输液、小而脆的静脉输液、常规小儿输液
24G	5#	黄色	小而脆的静脉输液、常规小儿输液

（2）治疗车下　锐器盒、生活垃圾桶、医疗垃圾桶各一，止血带回收盒。

4. 冲管、封管用物

肝素、生理盐水、注射器（5mL、10mL）。

三、病室环境

安静、清洁，光线充足，夜间备台灯。设有输液天轨或备有输液架。

◎ 情境演练

场景一　静脉药物配置中心冲配药液

目前，很多大医院都设有静脉药物配置中心，"医、药、护"联盟共同完成静脉输液全过程：医师开处方→输入医院信息系统→传输至静脉药物配置中心→药师接收处方并审核→打印处方标签→排药→进行冲配→成品核对包装→由专人送至病区→护士接收核对→给病人用药。

1. 医师开处方

各病区医师在医院的信息系统中选择静脉药物配置中心，录入静脉用药医嘱（处方）。

2. 核对医嘱

主班护士核对病人用药信息后确认。

3. 传输至静脉药物配置中心

病区按规定时间将病人次日需要静脉输液的长期医嘱传送至静脉药物配置中心，临时处方按照各医院的规定传入静脉药物配置中心。

4. 药师审方

静脉药物配置中心的药师接收到处方后，逐一核对病人的处方信息，审核处方是否合理、完整无误，予以确认。如果药师审核处方发现临床医师的处方存在错误或不合理，应及时与医师沟通，请其调整并签名。

5. 打印处方标签

药师把审核通过的处方打印成处方标签，标签上标有病区、床号、病人姓名、处方组成、开方日期、自动生成的编号等内容，要留有各个工序签名或盖章的空间，标签需能贴到输液袋（瓶）上。

6. 排药

药师接到审方合格的标签后，应仔细核查标签内容的准确性、完整性，如有错误或不全应告知审方药师校正。药师根据审核后的标签上所列药物的顺序，按照药物的性质、用药时间分批次地将药品放置于不同颜色的容器中，并在标签上签名或盖章，按照病区、药物的不同性质分别放置于不同的配置间内。

7. 冲配药液

【进药物配置室更衣】

冲配药物人员进药物配置室更衣流程：①进第一更衣间，将普通工作服挂在衣钩上→换工作鞋或穿鞋套→按七步洗手法洗手→戴一次性帽子→戴口罩；②进第二更衣间，换洁净防护服→戴棉手套→戴 PE 手套→戴一次性无菌手套→套皮筋；③进入配置室。

【进药物配置室冲配药液】

（1）开仓消毒　打开仓内照明灯，上抬玻璃挡板，取一块清洁的无纺布，将 75% 酒精喷洒在无纺布上后擦拭高效过滤网（酒精不可直接喷洒此网），再用 75% 酒精直接喷洒仓内前壁、侧壁、台面（擦台顺序为从上到下、从里到外），无纺布翻面。插入插销，关闭前窗至安全线 18cm 处，打开风机。

（2）取药物　取小号塑料筐放于台面左前方，取出药物。

（3）核对检查　根据标签核实药物名称、剂量，检查药物有效期、挂钩、瓶盖质量。用"一挤、二照、三倒转、四复照"的流程检查输液袋有无漏液、漏气，溶液有无变色、混浊、沉淀、絮状物。将药液置于离工作台外沿 20cm、内沿 8～10cm 处，不可遮挡回风槽。

（4）消毒瓶口、安瓿　检查药物名称、有效期、溶液质量，打开瓶盖，75% 酒精喷洒消毒瓶口、安瓿，掰开安瓿。

（5）抽吸药液　选择合适的化液用注射器，松开针帽，按规范从安瓿或密封瓶中抽吸药液（抽吸药液距离台面至少 10cm）。抽液完毕，再次核对药名、剂量，排气后注入输液袋或输液瓶中、回抽空气，分离针头，再次核对药液有无混浊、变色、结晶等。

（6）签名　配置人员在冲配完毕的药液标签上签名或盖章，放回框内。

8. 配送

完成冲配的药液经传递窗或传送带等方式传送到成品核对包装区进行再次核对与确认，并按照病区分类附上成品随行单装入密闭的容器中，由专人送至各个病区，病区护士接收并核对，无误后，给病人用药。

静脉药物配置中心简介

静脉药物配置中心是指由医院药剂科提供静脉输注混合药物配置服务的部分。在符合国际标准、依据药物特性设计的操作环境下，由受过培训的专职技术人员进行全静脉营养、细胞毒性药物和抗生素等静脉药物的配制。

静脉药物配置中心通常设有药品储备区、信息传递区、摆药准备区、药物配置间和成品核对区等。配置间为洁净间，洁净级别为万级，按照配置药物的种类不同可分为普通药物与全静脉营养药配置间、抗生素与细胞毒性药物配置间。普通药物与全静脉营养药配置间需配备净化层流台，使配置环境达到百级，从而保证药品不被污染；抗生素与细胞毒性药物配置间主要配制含有抗生素或细胞毒性药物的处方，需配备生物安全柜，使配置环境的洁净级别达到百级，且为负压，从而防止药品对工作人员的伤害。

1201 视频二维码：
静脉药物配置中心
冲配药液

场景二　病人评估

责任护士手拿输液执行单来到病房，一边看着床头墙上的床号一边走到张大妈床旁。

护士："大妈您好，我是您的责任护士，我姓高，一会儿将由我为您进行输液治疗，由于核对需要，请问您叫什么名字？"

病人："我叫张某。"

护士：手拿输液执行单走到床尾再次核对床号、姓名，又返回张大妈身边。"张大妈，让我再核对一下您的腕带"，"张大妈，医嘱开了些营养心肌细胞的药液，您还需要输液十来天，为了保护您的静脉，避免反复穿刺给您增加痛苦，我将选用静脉留置针为您输液，好吗？"

病人："好的。"

护士："那么您觉得哪只手方便呢？"

病人："左手吧。"

护士："好嘞，请伸出您的左手让我看看您的静脉，您这条静脉又粗又直，弹性又好，我这样轻轻地按压，您觉得疼吗？"

病人："不疼。"

如何选择静脉留置针穿刺静脉

静脉留置针穿刺宜选择粗、直、血流量丰富、弹性好、无静脉瓣且远离关节、活动方便、易固定的静脉，避免选择靠近神经、韧带、关节、硬化、受伤、感染的静脉，避免在患侧肢体上进行穿刺。成人常规选择四肢浅静脉，一般选择头静脉、贵要静脉（输注化疗药物时尽量选用上肢贵要静脉，因其对强刺激性药物不敏感，不容易发生静脉炎）、肘正中静脉、前臂浅表静脉，也可选用手背较粗大的静脉。对于可下床活动的病人，不宜选用下肢静脉。

护士："那等会儿就用手臂上的这条静脉了，输液时间比较长，您要上洗手间吗？需要我帮忙吗？"。

病人："好的，我自己可以的。"

护士："好，那我这就去准备用物，请稍等。"

场景三　静脉留置针穿刺输液

责任护士规范洗手后携所需物品，检查药品质量符合要求后推着治疗车来到病房为病人输液。

1. 核对解释

再次核对床号、姓名、床尾牌、腕带。护士拿输液瓶标签与腕带核对，无误，PDA扫描确认：扫描病人腕带条形码，出现病人信息，再按动扫描仪右键扫描药品条码，出现药品信息（PDA语音提示执行成功），向病人解释，取得配合。

2. 输液排气

输液瓶挂于输液架上初次排气至乳头，关闭输液器开关。

3. 消毒皮肤

暴露穿刺部位，在穿刺点上方10cm扎止血带，选择血管，松止血带，选择合适的皮肤消毒剂［可选用2%葡萄糖酸氯己定乙醇溶液（年龄<2个月的婴儿慎用）、复合碘棉签、有

效碘溶度不低于 0.5％的碘伏或 75％酒精进行皮肤消毒〕。消毒时应以穿刺点为中心进行擦拭（顺时针），消毒范围直径应≥8cm。

4. 准备胶贴

准备无菌透明胶贴和输液用胶布，选择合适型号的留置针。

5. 再次消毒

再次扎止血带，逆时针消毒，消毒范围直径应≥8cm。

6. 准备静脉穿刺

取出留置针，左手用拇指和示指握住留置针护翼和 Y 型软管座，取下针尖保护套，检查针尖斜面有无倒钩，导管有无断裂、开叉及起毛边等现象，然后旋转松动外套管，再次排气。

7. 再次查对解释

"张大妈，我准备给您打针了，请您配合我，进针时可能会有一点点痛，请您忍耐一下，千万不要把手缩回，您把手放松。"

8. 进针

转动针芯使针头斜面向上→左手绷紧皮肤，右手持留置针与皮肤呈 15°～30°进针直刺静脉，见回血后降低角度为 10°左右进针，再将留置针推进 0.5～1cm，右手固定导管针、左手回撤针芯 0.5cm，左手将外套管全部送入静脉→撤出针芯→松压脉带→嘱病人松拳。

造成静脉留置针穿刺失败的原因

(1) 穿刺时角度过大，穿透血管。

(2) 见回血后没有压低角度再进针少许，使套管未达到血管。

(3) 见回血后进针太多。

(4) 穿刺前未松动套管，撤针芯时将套管带出而刺破血管壁。

---

9. 固定

用无菌透明胶贴以穿刺点为中心边撕边框边按压无张力粘贴紧密固定穿刺部位，在胶布上写上病人姓名、留置日期和时间固定于无菌透明胶贴上，另用一条胶布固定于三叉接口处（注意肝素帽高于穿刺点并与穿刺血管相平衡，以减少血液回流），再用一条输液敷贴固定输液针头于皮肤上。

10. 核对记录输液执行单

脱手套，再次查对无误后在输液执行单上记录药物名称、剂量、输液时间、滴速，签输液者全名挂在输液架上。

11. 整理

压脉带→拉下衣袖→摆好体位→盖好被子。

12. 交代注意事项

"张大妈，液体给您挂上了，穿刺很顺利的，谢谢您的配合！输液期间不要压着管子；这个滴速是根据您的病情、年龄及药物的性质进行调节的，请您不要随意调节；我把呼叫器放在您的枕边，有事请及时按呼叫器！我会随时来看您的。您现在还有什么需要吗？没什么事的话我先去忙别的了。"

1202 视频二维码：

静脉留置针穿刺输液

场景四　冲管与封管

护士又一次来到病房巡视，发现张大妈液体快滴完，查看输液观察卡的记录已是最后一瓶，给予封管。

1. 冲管、封管液的选择

（1）生理盐水　应使用不含防腐剂的生理盐水进行冲管与封管，尤其是对于凝血功能异常、血液系统疾病及肝功能异常的病人。冲管液宜使用一次性单剂量的生理盐水；特殊情况下使用袋装生理盐水时，应保证有效消毒，并使用一次性注射器抽取溶液，防止交叉感染，严格执行"一人一用一弃"。

（2）肝素钠溶液　也可选用 0～10U/mL 肝素钠溶液封管，有凝血功能异常、血液系统疾病及肝功能异常的病人严禁使用肝素液封管。

2. 10U/mL 肝素钠封管液配制

从 12500U/支（2mL）肝素钠原液中抽吸 0.16mL 加入 100mL 生理盐水瓶中，摇匀即成 10U/mL 肝素钠溶液，贴上标签，写上溶液名称、日期、配制时间、有效使用时间（肝素钠封管液常温下 2h 内有效，若放冰箱内保存可使用 4h）、配制人等信息。

3. 抽吸封管液

一般选择 10mL 注射器或 10mL 管径的预充式导管冲洗器（一次性预充式导管冲洗器可减少导管相关感染和回血率，但不应使用其稀释药物）抽吸生理盐水 5～10mL 或肝素钠封管液 3～5mL（封管液剂量太少，不能冲净局部血管内的药液，滞留的药液对局部血管的刺激可引起局部疼痛、变硬等静脉炎表现）。

4. 冲管与正压封管

护士："张大妈，您今天的液体已经滴完，现在我来封管，这个操作没有痛苦，请您不要紧张。"

（1）冲管　如果前面输入的是 20% 甘露醇、全营养混合液、脂肪乳、氨基酸、能量合剂及缩血管药物等对血管刺激性大的药物，易引起静脉炎，在封管前先用 10～20mL 生理盐水冲管。如输入黏稠度较大的药物，如 20% 甘露醇、脂肪乳等，输入前后均要用生理盐水冲管，一般液体输液速度可稍快。应采用脉冲式冲管，即"推-停-推"方法冲洗导管。

（2）正压封管　护士将抽有封管液的注射器乳头与输液头皮针相连接，以 <10mL/min 速度做脉冲式推注〔封管液注入速度太快（>40mL/min）、用力过猛，可使血管内局部压力骤增，管壁通透性增加，可导致局部血管炎性改变、发硬、红肿等〕。当封管液剩 0.1～0.2mL 时，逐渐退出头皮针，仅使针尖斜面留在肝素帽内，边推注边用留置针上的小夹子卡住硅胶管后将头皮针头迅速拔出，以确保留置针内全是封管液，从而降低堵管率（封管液推注完后再退出针头，会使血液随拔针时的负压倒流入套管内，导致凝血堵管）。也可先将头皮针拔出静脉帽，常规消毒静脉帽，用抽有封管液的针头刺入静脉帽正压封管。采取正压封管方法，可以防止导管内血液返流。

封管液抗凝时间

生理盐水可持续抗凝 6～8h，停止输液后应每隔 6～8h 冲管一次。

肝素液封管抗凝时间可持续 12h 以上。

5. 交代留置期间注意事项

"张大妈，留置针已很顺利地封管，有留置针的手臂要避免过度用力和激烈运动，平时可做适当的活动，像我这样轻轻地搓搓手背、做做手部伸握动作；穿脱衣服时，注意不要将导管勾出或拔出，先穿有留置针的手臂，后脱有留置针的手臂，衣服宜宽松些，尤其是穿刺部位上方的衣袖不要太紧；睡觉时，注意不要压迫穿刺的血管；穿刺处避免被水沾湿；洗澡时，注意防水，可在留置针上覆盖小毛巾后再用塑料纸将局部包裹好；如果被水沾湿了或胶贴失去了黏性，请及时通知我们，我们会随时给您更换的。"

1203 视频二维码：
冲管与封管

场景五　已封管留置针的启用

住院第二天，护士把当天的第一瓶液体接上。

护士："早上好，现在我来给您把今天的液体接上，今天感觉还好吗？让我看看留置针处的局部情况。"护士按输液常规做好查对解释。

1. 评估局部情况

护士检查穿刺部位及静脉走行方向无红肿，在沿导管走向触摸，"我这样轻轻地按压，您有没有疼痛与不适？"如穿刺部位血管红、肿、热、痛，触诊时静脉如绳索般发硬、滚、滑、无弹性，甚至针眼处挤出脓性分泌物，伴有发热等全身症状，应及时拔除导管并作相应处理，并应更换肢体另行穿刺。

2. 更换透明胶贴

穿刺部位在保持清洁干燥的情况下，透明胶贴一般是 2～3d 更换一次，万一穿刺部位有水渗入、透明胶贴污染或失去黏性时宜及时更换。

护士："这透明胶贴已不怎么黏了，现在我给您更换一张。"

病人："那真是太好了。"

1204 视频二维码：
已封管留置针
的启用

护士轻轻揭除透明胶贴→严格消毒穿刺部位（消毒由内向外作圆周状消毒，连续消毒两次，每次消毒后都要待干），更换时勿用手触摸穿刺部位，注意不要让管子滑出（如发现有滑出的可能，应妥善固定，滑出的部分不许再送入静脉内）→换上新的无菌透明胶贴，签上时间及名字。

3. 冲管

护士常规消毒肝素帽，松开夹子，将抽有生理盐水的注射器针头刺入肝素帽内，先抽回血，见到回血后推注 5～10mL 生理盐水（如无回血，冲洗有阻力时，应考虑留置针导管堵管，此时应拔出静脉留置针，切忌用注射器强行推注生理盐水，以免将血凝块推进血管造成栓塞）。

4. 排气、接液体

护士排空气后将输液器头皮针刺入肝素帽内，打开调节器调节滴速进行再次输液。

场景六　并发症的观察与处理

静脉留置针输液并发症的观察、处理与预防，见表 12-1。

表 12-1　静脉留置针输液并发症的观察、处理与预防

并发症	表现	成因	处理	预防
液体渗漏	局部肿胀、疼痛	1. 血管选择不当：组织缺氧、末梢循环不良、静脉壁薄弱等　2. 操作不当：针尖刺破外套管，外套管未完全进入血管内、进针角度过小、穿刺过度损伤静脉后壁等　3. 导管脱出静脉：针头固定不牢、病人躁动不安	1. 拔除导管：选择其他的静脉进行穿刺　2. 局部处理：①普通的无刺激性药物的渗漏可热敷或抬高肢体；②化学药物渗漏可抬高肢体，局部冰敷，必要时行普鲁卡因局部封闭；③高渗性药物渗漏可用 50％硫酸镁湿热敷	1. 合理选择血管：①选择粗直，血流量丰富，弹性较好、无静脉瓣的血管；②避免在末梢循环不良的血管及患侧肢体上进行穿刺。避开靠近神经、韧带关节、手腕、手背、肘窝等部位　2. 提高穿刺技术：穿刺角度为 15°～30°；在血管的正上方直刺血管；针尖退回导管内再送；穿刺速度稍慢　3. 妥善固定：用无菌透明敷贴牢固固定导管。嘱病人留置针肢体勿过度活动，必要时可适当约束肢体；保持输液肢体与心脏平齐或抬高
静脉炎	穿刺部位血管红、肿、热、痛，触诊时静脉如绳索般硬、滚、滑、无弹性，严重者局部针眼挤出脓性分泌物，并可伴有发热等全身症状	1. 化学性静脉炎与药物浓度及刺激有关　2. 机械性静脉炎与导管材料、穿刺技术有关　3. 细菌性静脉炎与无菌观念不强、消毒范围小及不彻底有关　4. 拔管后静脉炎与拔针后针眼没有消毒处理造成感染有关	一旦发现静脉炎，应立即拔管，局部予以消毒、热敷及湿热敷。如在肿胀部位用 50％硫酸镁湿敷 20min/次，4次/d。嘱病人抬高患肢，以促进静脉血回流缓解症状	1. 护理人员严格无菌操作，力争一次穿刺成功。选择静脉尽量从远端开始；尽量选用上肢静脉输液；下肢静脉输液时抬高肢体呈 20°～30°　2. 输注对血管刺激性较强的药物，宜：①选择较粗的血管及血流量丰富的血管穿刺，对输注毒性较大、损伤血管的药物应选用中心静脉直行输注；②减慢输液速度同时应在输液过程的中间输入；③输注前后应用生理盐水冲管；④能静脉推注的药物尽量减少输注；⑤缩短留置时间　3. 外周静脉留置针时较易发生静脉炎，每日用 TDP 灯照射穿刺肢体 2 次，每次 30min；输液过程中，持续热敷穿刺肢体，每次 20min，每日 1 次　长期输注浓度较高、刺激性较强的药物时，应充分稀释，同时有计划地更换注射部位，保护血管
导管堵塞	不能抽回血，无法冲管，有阻力，输液不滴或滴速过慢	1. 静脉输入高营养液体后导管冲洗不彻底　2. 如封管液种类、量及推注速度选择不当导致血液回流形成阻塞　3. 封管后病人过度活动、局部肢体受压或高血压病人静脉压力过高导致血液回流　4. 不同药物混合产生微粒　5. 病人自身的凝血机制异常	一旦发生堵管，禁忌用注射器推注，正确的方法是回抽，以免将凝固的血栓推进血管内导致其他并发症的发生	1. 静脉输入高营养液体后应彻底冲洗管道　2. 选择合适的封管液、用量及正确封管：一般用肝素钠封管液 3～5mL，对肝素钠过敏者，可用 20mL 生理盐水封管。封管时采用正压封管的手法边推注封管液边退针，注意推注速度不可过快；正确使用封管液的浓度及掌握封管液的维持时间　3. 嘱病人留置针肢体勿过度活动，穿刺部位上方衣服勿过紧，避免影响局部血液回流充分冲管；多种药物滴注时，间隔中一定要用生理盐水充分冲管

续表

并发症	表现	成因	处理	预防
局部皮肤过敏	胶贴范围发红,有渗液、局部有痒感	病人出汗多,胶贴不透气及胶贴粘胶物质对皮肤有刺激	如出现胶贴范围发红,有渗液,应立即更换胶贴,严重者更换穿刺部位,局部涂百多邦软膏	应保持皮肤清洁干燥,每日观察局部皮肤情况
静脉血栓形成	血栓多发生于腘静脉、股静脉、髋静脉等大静脉,表现为下肢水肿、疼痛、皮肤颜色改变。血栓脱落可随血流进肺动脉,引起肺栓塞	1. 静脉血流缓慢,久病卧床病人发生在下肢静脉的血栓比上肢静脉的血栓多 2. 血管壁损伤:反复多次在同一部位用留置针进行静脉穿刺	根据医嘱进行溶栓疗法	1. 对长期卧床病人应尽量避免在下肢远端使用静脉留置针,且留置时间不能超过 7d 2. 用药结束后要经常轻轻按摩四肢末梢血管和轻搓手背、足背,做手部伸握动作、局部进行热敷等,可以增加血液循环及血管弹性,降低脆性 3. 避免在同一部位反复多次地进行静脉穿刺

场景七　留置输液拔管

今天是留置输液的第 4 天,输完最后一瓶液体后给予拔管。

护士:"您已经在这条静脉上留置输液 4d 了吧,您今天的液体也已经输完了,为了保护您的静脉,我将给您拔管,明天再另选静脉穿刺,好吗?"

病人:"好的,这管子老放在这里面,我也觉得不是很舒服,也不太方便,拔管后我正好痛痛快快地洗个澡。"

护士一手固定套管针,另一手由外周至中央水平揭除透明胶贴→用消毒液以穿刺点为中心消毒周围皮肤→沿血管走向轻柔地将留置针拔出,拔管同时另一手沿血管纵行方向迅速按压 5min(护士一手按压着穿刺部位,一边交代拔管后注意事项),观察无出血后才离去。

1205 视频二维码:
留置输液拔管

静脉留置针常规留置时间

外周静脉留置针应 72~96h 更换一次,以防药液长期刺激血管造成化学性静脉炎和小的血凝块进入血管引起堵塞。

◎ 能力拓展

经外周置入中心静脉导管术（PICC）护理

经外周置入中心静脉导管术（peripherally inserted central catheter, PICC）是一种经过外周静脉穿刺插入中心静脉导管,为病人提供中、长期的静脉输液治疗(7d 至 1 年)的静脉置管技术。PICC 尖端定位于上腔静脉或下腔静脉,全长可达 55~65cm。可由护士在病人床旁穿刺插管,只需局麻及缝针固定,具有穿刺危险小、成功率高、并发症少、导管维护方便、留置时间长、对病人的活动影响小等优点,因此,临床上有逐步取代部分中心静脉置管的趋势。

一、PICC 适应证

（1）为外周静脉条件差的病人提供中、长期静脉输液治疗。

（2）静脉输注高渗或黏稠性的液体及刺激性较强的药物：如浓度＞10％的葡萄糖、胃肠外营养（PN）、化疗药物等。

（3）需要经常测量中心静脉压力的病人。

（4）23～30 周的早产儿（极低体重儿＜1.5kg）。

（5）家庭静脉输液治疗者。

二、PICC 禁忌证

（1）严重的出血、凝血障碍者。

（2）既往在预插管部位有放射治疗史、静脉血栓形成史、外伤史或血管外科手术史。

（3）上腔静脉压迫综合征者。

（4）已知或怀疑有全身感染或全身感染源的病人。

三、用物准备

（1）无菌物品　PICC 穿刺包（包括垫单、止血带、大单、洞巾、手术衣、无菌手套、棉球、纱布、剪刀、无菌敷贴、镊子、换药碗）、20mL 注射器、1mL 注射器、无菌超声保护套、肝素帽或无针输液接头（必要时）、PICC 导管。

PICC 导管采用硅胶材质，非常柔软，有弹性，有厘米刻度，总长度通常为 65cm，能放射显影。PICC 导管的种类有：①三向瓣膜式 PICC 导管；②末端开放式 PICC 导管。

（2）其他必需品　软皮尺、压脉带、胶布、弹力绷带、静脉炎药膏、生理盐水、利多卡因、弹力绷带、胸片申请单。

四、PICC 的操作过程

1. 评估与准备

（1）询问了解病人的身体状况、出凝血及局部皮肤组织情况　确认病人有 PICC 适应证，无 PICC 禁忌证。向病人介绍 PICC 相关知识及操作过程，征得病人同意并由置管护士与病人或家属签署"知情同意书"。

（2）选择合适的静脉与穿刺点　在预穿刺部位以上扎上压脉带，评估病人的血管状况，选择粗直、充盈、易触及、柔软、有弹性，易固定、无静脉瓣的静脉为预穿刺静脉。首选右侧贵要静脉为最佳穿刺血管（90％以上的 PICC 放置于贵要静脉）；次选肱静脉，后依次选头静脉、大隐静脉、股静脉等。尽量避开肘弯处 1～2cm 处作为穿刺点。

（3）置入长度测量　测量和估计从穿刺部位到导管尖端放在中心静脉（上腔静脉或下腔静脉）内的长度。将上肢从躯干部外展大约 90°，选择肘上穿刺点。

① 上腔静脉测量法。从预穿刺点沿静脉走向量至右胸锁关节再向下至第三肋间。

② 锁骨下静脉测量法。从预穿刺点沿静脉走向至胸骨切迹，再减去 2cm。对下腔静脉的长度测量目前没有明确规定。

（4）测量上臂中段周径（臂围基础值）　以供监测可能发生的并发症，如渗漏和栓塞（如果周长增加 2cm 或以上，可能是发生血栓的早期表现）。新生儿及小儿应测量双臂围。

2. 建立无菌区

（1）自身准备　护士规范洗手→戴圆筒帽及无菌口罩→协助病人戴圆筒帽、无菌口罩及无菌手套。

（2）消毒穿刺点　将一块 4 折无菌治疗巾垫于病人穿刺侧手臂下。按照无菌原则消毒穿刺点及其周围皮肤。消毒方法：以穿刺点为中心进行皮肤消毒，先用75％酒精脱脂3遍，再用5％聚维酮碘或用氯己定（洗必泰）消毒3遍（消毒都是第一遍顺时针、第二遍逆时针、第三遍顺时针），消毒范围为穿刺点上下10cm、两侧至臂缘，每次消毒后均要自然待干。

（3）建立穿刺点无菌区　打开PICC无菌包→穿无菌手术衣→更换无菌无粉手套（如果戴的是无菌粉手套，则用生理盐水冲洗，擦干）→穿刺点处铺洞巾暴露穿刺点→洞巾四周铺治疗巾，保证无菌区足够大。

（4）穿刺用无菌物品准备，预冲导管　助手将注射器、生理盐水、PICC导管、透明敷料贴膜、肝素帽、一次性输液接头等无菌物品用无菌的方法带入无菌区内。穿刺护士应用无菌技术抽吸生理盐水，用生理盐水预冲导管、连接器、一次性输液接头并用生理盐水润滑亲水性导丝，将导管充分浸泡在生理盐水中。

3. 穿刺置管

（1）静脉穿刺　套无菌超声保护套，扎止血带。嘱病人握拳，使静脉充分充盈。穿刺者左手绷紧皮肤（左手持超声探头），右手以15°～30°进针穿刺静脉，见回血后压低角度，再进针1～2mm，确保导引套管的尖端也处于静脉内。右手保持钢针针芯的位置，左手轻柔地将鞘向前推进（注意勿过猛过快）。见回血，明确穿刺针在血管内，左手接过穿刺针，右手予以送入导丝。

（2）撤出穿刺针针芯　松开止血带，嘱病人松拳。在穿刺点处予以局麻，扩皮后予以送入导管鞘，操作者左手拇指固定鞘，示指和中指按压在鞘尖端处的静脉，以减少血液流出，右手撤出穿刺针针芯。

（3）置入PICC管　左手固定好鞘，右手将PICC导管自鞘内缓慢、匀速地推进。当导管进到肩部（插入15～20cm）时，嘱病人向静脉穿刺侧转头以防止导管误入颈静脉。

（4）拔出支撑导丝　导管送至预定长度后，明确导管未进入颈内静脉，在鞘的末端处用纱布压迫止血并固定导管，然后拔出鞘。将导管与导丝的金属柄分离，按压穿刺点以保持导管的位置，缓慢将导丝撤出。

（5）修剪导管长度　体外留5cm导管，以无菌剪刀剪断导管，前端修剪式导管在撤销导丝前予以修剪。注意：①导管最后的1cm一定要剪掉；②修剪导管时不要剪出斜面。

4. 安装输液附件并固定

（1）安装连接器　末端修剪式导管先将减压套筒套到导管上，再将导管连接到连接器翼行部分的金属柄上。注意：①一定要推到底，导管不能有皱褶，将连接器锁定；②连接器一旦锁上就不能再拆开重新使用。

（2）确定回血和封管　用20mL注射器抽吸生理盐水，抽回血，用生理盐水进行脉冲式冲管，连接肝素帽。

（3）安装固定翼　将穿刺点周围的血迹擦干净，用输液贴压纱球固定于穿刺点上。

（4）固定导管，覆盖无菌敷料　将体外导管放置呈"S"或"U"状弯曲（可有效防止导管移动）后用无菌胶布固定PICC导管的连接器→覆盖透明贴膜在导管及穿刺部位及连接器，加压粘贴→在衬纸上标明穿刺的日期。

5. 交代注意事项

（1）嘱病人保持局部清洁干燥，避免置管部位污染。

（2）PICC一侧手臂避免过度活动。

（3）不要擅自撕下贴膜，贴膜有卷曲、松动或贴膜下有汗液时，应及时为病人更换。

6. 确定导管尖端位置

通过 X 射线拍片确定导管尖端位置，最佳位置为上腔静脉与右心房的交界处或横膈以上的下腔静脉。

7. 置管后记录

记录 PICC 穿刺导管的类型、型号、导管尖端位置、插入长度及外露长度、所穿刺静脉名称、穿刺过程是否顺利、固定情况、胸片结果、穿刺过程中病人情况、穿刺日期及穿刺者姓名。

五、PICC 导管维护

（一）冲管与封管

1. 冲管

每次输液前后宜用生理盐水冲管；需要输注较长时间的高营养液期间，至少每隔 8h 用冲管 1 次；治疗间歇期每周冲管 1 次。在给予溶质浓度高的药物，如脂肪乳或血及血制品后，应给予 SAS 冲管（S—生理盐水、A—药物注射）。

（1）生理盐水用量　常规输液或给药前后、治疗间歇期冲管，10mL；输注高营养液、脂肪乳后、输血或采血后冲管，20mL；儿童病人常规维护，3mL；儿童病人输血或取血后，6mL。

（2）冲管　常规消毒肝素帽，用 10～20mL 注射器（严禁使用小于 10mL 注射器，否则如遇导管阻塞可以导致导管破裂）。抽好生理盐水，使用小号针头插入肝素帽行脉冲式冲管（推一下停一下，在导管内造成小漩涡，加强冲管效果，避免药物刺激局部血管）。

2. 封管

（1）封管液的选择

① 生理盐水。

② 肝素液。选用 10U/mL 稀释肝素液：用一支 12500U 肝素加入 100mL 生理盐水瓶中，摇匀即成 10U/mL 肝素液。

③ SASH 封管。SASH（S—生理盐水、A—药物注射、H—肝素溶液）封管在给予肝素不相容的药液前后使用生理盐水冲洗，以免药物配伍禁忌，而最后用肝素溶液封管。

（2）封管液量　生理盐水 5～10mL，肝素液 3～5mL。

（3）正压封管　在注射器内还有最后 0.5～1mL 封管液时，以边推注药液边退针的方式拔出注射器的针头，在封管后以保证管内正压。在封管时不要抽回血，并使用正压封管技术，以防止血液回流入导管尖端，导致导管阻塞（当导管发生堵塞时，可使用尿激酶边推边拉的方式溶解导管内的血凝块，严禁将血块推入血管）。

（二）更换输液连接器和透明贴膜

1. 物品准备

5％聚维酮碘、75％酒精、无菌棉签、输液胶贴、垫巾、纸胶布、输液接头 1 个、抽好生理盐水 10mL 的注射器 1 个并连接肝素帽、10cm×12cm 透明贴膜料 1 张、6cm×7cm 无纺布敷料 1 张。

2. 操作步骤

（1）洗手、戴口罩、铺垫巾。

（2）更换正压接头和肝素帽　每周更换一次正压接头和肝素帽。

① 揭开固定接头的胶布，清洁皮肤。

② 检查接头有效期，用 10mL 生理盐水注射器预冲接头备用。

③ 卸下旧接头或肝素帽，消毒导管接头外壁及横截面连接新接头和肝素帽。

（3）冲洗导管

① 用 10mL 生理盐水注射器脉冲式冲洗导管。

② 当封管液剩余 0.5～1mL 时边推边撤，实行正压封管。三向瓣膜式 PICC 导管用生理盐水封管即可；尖端开口式 PICC 导管需用肝素盐水 3～5mL 正压封管。

（4）更换透明贴膜　透明贴膜应在导管置入后第一个 24h 更换，以后每周更换 1 次或在发现贴膜被污染或可疑污染、有卷边、松动、潮湿、穿刺点感染、出血、渗血时及时更换。

① 按压穿刺点，自下而上拆除原有透明贴膜，以免将导管拔出。

② 仔细观察导管周围皮肤有无渗血、渗液、发红、分泌物等感染的征象，检查管子有无脱出（导管脱出＜3cm 可继续使用，脱出＞3cm 应考虑拔除）。

③ 先用 75% 酒精以穿刺点为中心由内向外螺旋式消毒 3 遍，注意酒精不能触及导管。

④ 用 5% 聚维酮碘消毒 3 遍（按顺时针、逆时针、顺时针顺序），待干。

⑤ 贴透明贴膜。透明贴膜下缘对齐翼形部分胶贴的下缘，并用一条纸胶布打两折后蝶形交叉固定。注意，贴透明贴膜时先沿导管边缘捏压贴膜，使导管与贴膜贴紧无张力粘贴，再将整片敷料压紧。

⑥ 调整导管位置、重新固定。胶布固定时第一条胶布反折两次后交叉固定连接器翼型，第二条横向固定连接器，第三条胶布注明穿刺日期、维护日期、导管置入深度、操作者签名。

⑦ 消毒导管连接器，用酒精棉片包裹导管末端的接口用力旋转摩擦 10 次，用时大于 15s，擦净接头上的污物、血迹等。

⑧ 用脉冲手法冲管，遇阻力不可强行推注。

⑨ 正压封管。以生理盐水封管，用边推注药液边退针的方法拔出针头，夹闭导管夹。

⑩ 洗手、宣教、整理用物、记录。每次换膜后在 PICC 置管维护登记表上记录。

六、拔管

（1）病人取仰卧位，穿刺侧上肢外展 90°。

（2）去除敷料，常规消毒。

（3）嘱病人做深呼气动作，从穿刺点部位轻轻地缓慢拔出导管，如感觉有阻力，停止拔管，热敷 20～30min 再继续拔管；如果仍有阻力，进行 X 射线检查或彩超检查并通知医生。

（4）拔管后测量导管长度，观察导管有无损伤或断裂。按压穿刺点不少于 5min，并用无菌纱布覆盖穿刺点 24h。嘱病人拔管后 24h 内尽量减少穿刺肢体活动，以防止出血。

（5）记录拔管情况。

七、PICC 并发症的观察与处理

PICC 并发症的观察与处理，见表 12-2。

表 12-2　PICC 并发症的观察与处理

并发症	症状	原因	处理	预防
渗血、水肿	穿刺点渗血、疼痛、肿胀、麻木、皮肤发冷、花斑	导入针型号过大，留置导管过细；穿刺不当或创伤性穿刺；选择血管不当；病人有出血倾向者或处于抗凝治疗；穿刺部位活动过度	加压止血；加压敷料固定；避免过度活动；停服抗凝剂；必要时给予止血剂	选择合适的导管型号及穿刺血管，熟练穿刺技术

续表

并发症	症状	原因	处理	预防
送管困难	阻力感,无法送管,导管皱起或蛇样弯曲	病人情绪紧张,体位不当;在头静脉或远端静脉上穿刺,所选血管小、静脉瓣多、静脉分叉、有疤痕;病人血管变异或受压	等待,放松,热敷。在腋窝处扎止血带后送管,一边推注生理盐水一边送管,必要时重新穿刺	尽量不在头静脉穿刺;穿刺前应充分评估病人的血管情况,向病人进行宣教避免不必要的紧张
导管堵塞	给药时感觉有阻力、输注困难、无法冲管、无法抽到回血、输液速度减慢或停止	药物配伍禁忌,药物之间不相溶,未经生理盐水冲管就用肝素封管;未正压封管致使血液返流,采血后未彻底冲管;脂肪乳剂沉淀引起导管腔阻塞;导管顶端贴到静脉壁,因病人体位导管打折;病人剧烈咳嗽等胸腔压力增大使血液返流至导管内	检查导管是否打折,病人体位是否恰当;确认导管尖端位置是否正确;用10mL注射器缓慢回抽,血凝块是否能抽出(不可用暴力推注清除凝块,可致导管破裂或栓塞);利用特殊技术冲洗导管使导管再通,尿激酶溶栓,导管无法再通时酌情拔管	采用正确的冲管、封管技术;注意药物间配伍禁忌;输注脂肪乳剂或血制品时应定时冲管,病人咳嗽明显等胸腔压力较大时可增加冲封管频率
导管移位	输液泵频繁报警、无法抽血、穿刺点外导管长度增加、局部肿、痛,病人有"异样"感觉、牙痛或下颌痛	固定不牢固、剧烈运动、移位、导管头端在右心房	观察导管状况、及时发现症状,X射线确认导管开口位置,调整导管置入长度,拔管或重新置管	正确固定导管,早期X射线确定导管位置
导管破裂(漏液)	导管漏液、可见的破裂、导管移位至血管	过大的压力,导管固定不当,不小心剪破导管	评估病人并移管,如导管完全断裂,需由介入医生帮助,条件允许予以修剪导管	冲管时用10mL及以上注射器,不要用力冲管;不要将胶布粘在导管表面,避免使用剪刀,导管固定时避免明显的折角
机械性静脉炎	置管后72h内出现疼痛、红肿	导管规格不当,导管上附有颗粒物质或手套的滑石粉,置管速度太快,反复送管	湿热敷,休息时上举肢体,暂停3～7d后再输液	选择适当的血管和导管,避免反复送管,指导病人避免举重物或重体力活动,送管速度不要太快
化学性静脉炎	输液2h内出现疼痛、红肿,PICC中少见,大多在中等长度导管发生	刺激性药物在外周血管快速输注,导管头端的位置不正确,导管破损致使化疗药渗透至局部组织	湿热敷,调整导管位置,休息时上举肢体,暂停3～7d后再输液,必要时予以局封	刺激性药物输注不宜过快,导管头端置入上腔静脉下1/3段,输注化疗药前确认导管的通畅和完整性
感染相关的静脉炎	发生较慢,局部红、肿、热、痛,穿刺点处有脓液,发热	无菌操作不严,皮肤准备不充分,敷料被污染,由机械性/化学性静脉炎演变而来	湿热敷,抗炎治疗,休息时上举肢体,暂停3～7d后再输液	置管、导管维护各环节均严格无菌操作,定期并及时更换敷料
血栓及血栓性静脉炎	置管部位的肿胀、发麻、刺痛,有渗液,形成侧支循环,不能抽血或冲管,滴速缓慢,头颈部不适,心动过速、气短	血管壁破坏,导管太粗、太硬,置管太快,导管头端移位,留置时间长,静脉流速下降,病人处于高凝、脱水状态,自体免疫反应	行血管彩超检查,明确血栓后血管外科会诊,输入肝素、溶栓治疗,外科或介入血栓切除术,无别的输注途径不要拔管(导管功能良好的情况下暂不拔管)	选择合适的血管和导管,避免反复送管,确定导管开口位置,低剂量抗凝治疗,适当运动或进行肢体活动
导管相关性血源性感染	寒战、发热、胃部不适、疲乏、精神不振、白细胞增高、血培养阳性、导管培养阳性	皮肤细菌、导管内外的细菌及其他原因发生的感染;不注意导管周围皮肤护理	对症、抗炎治疗,拔管	严格无菌操作,加强导管维护

◎ 学习评价

1. 操作时认真执行查对制度，无菌观念强，操作熟练轻巧、规范。操作全程无差错、无污染。

2. 各项操作熟练、规范，排气一次成功、穿刺一针见血，无医源性并发症发生。

3. 态度认真，爱护病人，经解释、病人或家属理解、愿意合作，建立安全感。

4. 角色分工合理，配合默契，充分体现团队精神。

5. 静脉留置输液质量标准及其评分细则，见表12-3。

表 12-3　静脉留置输液质量标准及其评分细则

项目	分值	质量要求	评分细则	扣分值
准备工作	5	1. 护士着装整洁、符合护士角色要求 2. 用物准备齐全，摆放有序 3. 环境整洁，符合无菌操作要求	衣服、鞋、帽不整洁或头发不符合要求、浓妆、戴装饰品各扣1分；用物缺一件扣0.5分	
输液备药	5	1. 按医嘱备药，两人核对 2. 合理安排输液顺序	未检查药名、药质及有效期等每缺一项扣1分；输液顺序不合理扣2分	
病人评估	5	1. 核对床号、姓名、腕带 2. 问候、解释、说明到位 3. 查看注射部位局部皮肤及血管情况、选择静脉方法正确 4. 告诉病人做好输液准备	未核对姓名，未看床号、腕带，未做解释，未说明穿刺目的，未嘱排便等各扣1分	
输液配药	10	1. 护士洗手、剪指甲、戴口罩进入配液室 2. 仔细检查输液溶液及药液 3. 抽吸药物、加药手法正确，剂量准确	未洗手或未戴口罩各扣2分；未检查药名、药质、有效期等每缺一项扣1分；瓶盖消毒不当，手法不对各扣1分，药液抽吸不净或滴漏扣3分	
留置针穿刺	30	1. 注意三查七对，向病人说明配合要求及注意事项 2. 一次排气成功 3. 消毒注射部位皮肤方法正确 4. 穿刺手法正确，做到一针见血 5. 根据病人年龄、病情、药物性质调节滴速 6. 无菌透明胶贴、胶布固定正确、牢固	未核对姓名，未看床号、腕带，未交代注意事项，消毒范围太小，消毒液未待干，消毒方法不合理等各扣1分；排气一次不成功扣3分；穿刺时退针一次扣5分；重新穿刺扣10分；胶贴固定不牢固，未根据病情、年龄、药物性质调节滴速各扣3分；滴速每±5滴扣2分	
冲管与封管	10	1. 输注刺激性强的药物前后均要冲管 2. 使用脉冲式正压封管，边推边退针 3. 封管液选择正确、剂量合适	输注刺激性强的药物前后未冲管扣3分；封管液选择不正确、剂量太少各扣2分；封管失败扣5分	
故障排除	10	1. 检查、处理故障的方法得当，不浪费药液 2. 对病人态度和蔼，不责怪病人	浪费药液扣3分；责怪病人扣2分	
并发症的观察与处理	10	1. 能说出常见静脉留置针输液并发症的种类、成因及预防方法 2. 能正确识别并发症，处理方法正确、熟练	每少一项扣1分；处理方法不当每处扣3分	

续表

项目	分值	质量要求	评分细则	扣分值
拔管	10	1. 揭开胶贴动作轻巧 2. 拔针时无滴血、漏液 3. 交代注意事项 4. 输液用物处理得当	动作粗暴,拔针时有滴血、漏液,未交代注意事项,未整理衣被,未按要求处置输液用物等各扣1分	
团队合作	5	1. 角色分工合理,配合默契 2. 充分体现团队精神	团队成员有不合作现象扣2分	
总得分	100	—	—	

注:因查对不严、未遵守无菌技术操作原则,发生差错或严重污染按不及格论处。

1206 测试题二维码

（季兰芳、吴霞云、张亚当）

情境十三　静脉输血综合护理

◎ 学习目标

知识目标：

1. 掌握采血、取血、输血过程中的查对内容，血液质量检查内容，取血后血液的保存方法。

2. 熟悉真空采血管的选择及要求，多种血液输注顺序，输血反应的类型、症状、处理及预防。

3. 了解成分输血分类、保存方法及保存时间、输血要求及输血护理。

技能目标：

1. 能正确实施静脉输血综合护理全过程（输血前的准备、输血中的操作及观察、输血反应的处理及输血后护理等）。

2. 能够正确、规范、安全、有序地进行静脉采血及静脉输血操作。

3. 通过对情景分析，能够发现病人存在的问题，并能综合运用所学的知识安全、有效地解决输血过程中的实际问题。

思政目标：

1. 根据情景与病人沟通有效，体现爱护、关心、体贴、尊重病人，具备爱伤、尊伤的情感。

2. 演练过程中具有强烈的责任感，严格查对制度，杜绝安全隐患。

◎ 情境导入

病人张某，男，54岁，在干活过程中，从3m高的梯子上摔下，表现为头痛、恶心、呕吐。急送入院后CT显示："左侧颞叶出血"，需立即在全麻下行"颞叶血肿清除术"，术前医嘱：血型及交叉配血试验，出凝血时间检测，输血前五项检查。病人术后第三天，遵医嘱给予输入全血400mL、血浆400mL，但在输血后期出现了胸闷、心慌、呼吸急促，四肢及前胸瘙痒等表现，经过医护人员的及时处理，病人很快脱离了危险。

输血前五项传染病指标检测

1. "乙肝二对半"：乙型肝炎病毒表面抗原（HBsAg）、表面抗体（Anti-HBs）、e抗原（HBeAg）、e抗体（Anti-HBe）、核心抗体（Anti-HBc）。

2. 谷丙转氨酶（ALT）。

3. 丙型肝炎病毒抗体（Anti-HCV）。

4. 艾滋病病毒抗体（Anti-HIV1/2）。

5. 梅毒螺旋体抗体（Tp-Ab）。

传染病指标的检测有利于病人的治疗和医护人员的自身保护，减少因输血而引起的医疗纠纷。

◎ 场景准备

一、角色分配

由学生分别扮演主班护士、治疗护士、责任护士、病人、家属。

二、用物准备

1. 操作用物

① 静脉采血用物：真空采血针、真空采血管或备 5mL 或者 10mL 的一次性注射器，化验单（标明科别、病室、床号、姓名、检验项目及检验目的）、不同盖头的标本容器。

② 间接输血用物：输血器（滴管内有滤网，9 号静脉留置针）、血制品、生理盐水、输血单、交叉配血化验单等。

2. 注射盘内备静脉输注用物

皮肤消毒液（碘伏、安尔碘或 2％碘酊、70％酒精）、棉签、弯盘、输液敷贴、输液观察卡、小垫枕、污物杯等。

3. 治疗车上备

速干手消毒液、输液器、消毒桶、毛巾、止血带、一次性治疗巾、一次性手套、生活/医用垃圾桶、锐器盒、PDA。

三、病室环境

安静、清洁，光线充足，夜间备台灯。设有输液天轨或备有输液架。

◎ 情景演练

场景一　血标本的采集

【查对备物】

主班护士：处理采集标本医嘱→核对检验单→交给责任护士。

责任护士：将检验单与医嘱重新核对→根据检验项目将标有科室、病室、床号、姓名、检验项目、送检日期的标签贴于合适的标本容器上，选管分别为：血型及交叉配血试验选紫色管、凝血试验选蓝色管、谷丙转氨酶选红色管、输血其他四项选红色管。（注：做血型鉴定及交叉配血试验的采血标本应血样采集后在床边给标本容器贴标签。）备齐静脉采血用物，责任护士来到病人床前。常用血标本真空采血管的选择及采集要求，见表13-1。

表 13-1　真空采血管的选择及采集要求

检查项目		头盖颜色	试管添加物	采集要求	采血量/mL
生化	血黏度、红细胞变形性、肾功能、肝功能	绿色	肝素抗凝管	采血后立即颠倒 8 次混匀	5
	血糖、血酮、乳酸等	灰色	血糖试验管	采血后立即颠倒 8 次混匀	2
	血型及交叉配血试验、儿茶酚胺等	紫色	EDTA（乙二胺四乙酸）抗凝管	采血后立即颠倒 8 次混匀	2
血清生化、免疫检测（艾滋病及梅毒抗体等）、某些临床分子检查		黄色	分离胶促凝管	混匀促凝	4

续表

检查项目	头盖颜色	试管添加物	采集要求	采血量/mL
电解质、血清学相关检验、肾功能、肝功能、酶的测定、尿素、血氨	红色	普通血清管	不需混匀	2~7
急诊血清生化	橘红色	快速血清管	混匀促凝	2
血沉试验	黑色	枸橼酸钠血沉试管	采血后立即颠倒 8 次混匀	2.4
凝血试验	蓝色	枸橼酸钠凝血试管	采血后立即颠倒 8 次混匀	1.8

【评估病人】

护士：（看床尾牌）"大爷，您好！我是您的责任护士小王，现在需要给您做术前化验及配血检查，目的是了解您的身体状况，保证手术顺利进行，因检查项目比较多，中间要更换几个试管，请您配合也请您放心，我会准确采集血量的。为了保证准确，我和刘护士共同核对一下化验单，您能告诉我们您的名字吗？"

病人："你好，王护士，我是张某。"

护士："您好，张某。麻烦您手腕带给我看一下好么？嗯，对的。您现在感觉怎么样了？刚才吃午饭了吗？"

病人："我现在有点头晕，入院时就不让吃东西，我水都没喝。"

护士："谢谢您的配合，一来手术要求不能吃东西、喝水，二来对于化验更加准确。我来看一下您的血管好吗？您这儿疼吗？不疼啊，好，我们就用这根血管，您看可以吗？"

病人："可以，听你的安排。"

两位护士核对病人的科别、床号、姓名、床尾牌、输血申请单、检验单的目的、采血项目、对选择的采血管及采集方法进行了认真核对。

【操作过程】

责任护士规范洗手、戴上口罩及一次性手套携所需物品推着治疗车来到病床旁，将治疗车放于妥当位置后，两位护士又按照以上方法重新进行了认真核对。

护士："张大爷您好，我现在来为您静脉采血，让我核对一下您的腕带，请问您叫什么名字？"

病人："我叫张某。"

护士："是张某张大爷噢，请您躺好了，我马上就给您采血了，您不要紧张，我动作会轻柔些的。"用 PDA 扫描病人手腕带上条形码和采血试管上的条形码，进行床号、姓名、登记号、采血项目的核对。PDA 提示执行成功。

1. 选择静脉：选择粗直、弹性好、易于固定的静脉，避开关节及静脉瓣，对长期静脉用药的病人，为保护血管，要有计划地自远心端到近心端选择血管，以手指探明静脉方向及深浅，在穿刺部位的肢体下放置小垫枕，如采用真空采血针，此时可备好医用输液胶贴。

2. 扎止血带：在穿刺部位上方（近心端）约 6cm 处扎紧止血带，末端向上。

护士："请您握拳。"

3. 消毒皮肤

护士："消毒时稍有点凉，请忍耐一下。"

第一次消毒皮肤，待干。进行第二次消毒，待干。

4. 采集标本

(1) 真空采血器采血　手持真空采血器，针头斜面向上与皮肤呈 $20°\sim45°$，由静脉正上方快速刺入皮下、血管，见回血后再进 $0.5\sim1cm$，将真空采血针固定，采血针另一针头先刺入第一红色输血四项管抽取 5mL，反折标本容器处针管→拔出针头再刺入第二红色谷丙转氨酶管抽血 3mL，反折标本容器处针管→拔出针头再刺入蓝色凝血试验管抽取试管标示的刻度，反折标本容器处针管→拔出针头再刺入紫色管血型及交叉配血试验抽取 5mL。最后一管即将采集完毕时，松开止血带。常用血标本采集顺序，见表 13-2。

表 13-2　血标本采集顺序对比

有血培养时	无血培养时
1. 血液培养(厌氧瓶优先,其次需氧瓶)	1. 红(黄)头管(生化、免疫学检测)
2. 蓝头管(凝血试验检测)	2. 蓝头管(凝血试验检测)
3. 红(黄)头管(生化、免疫学检测)	3. 绿头管(生化、免疫学检测)
4. 绿头管(生化、免疫学检测)	4. 紫头管(血细胞分析)
5. 紫头管(血细胞分析)	5. 灰头管(血糖检测)
6. 灰头管(血糖检测)	6. 黑头管(血沉检测)
7. 黑头管(血沉检测)	

护士："请您松拳。"以干棉签按压穿刺点，迅速拔出针头，使采血针内血液被采血管剩余负压吸入管内。

护士："请您像我一样用拇指顺血管方向按压 $3\sim5min$ 并屈肘，不要按揉，以防出血，损伤血管。"

(2) 注射器采血　一手绷紧静脉下端皮肤，使静脉固定；一手持注射器，示指固定针栓，针尖斜面向上，与皮肤呈 $15°\sim30°$ 自静脉上方或侧方刺入皮下，再沿静脉走向潜行刺入静脉，见回血，可再顺静脉进针少许，固定针头，抽取所需的血量，松开止血带，嘱病人松拳（同前），将无菌干棉签放于穿刺点上方，快速拔出针头，嘱病人屈肘按压片刻（同前），取下针头，将血液分别注入标本瓶内。

┌───┐
静脉采血注意事项

做生化检验时，宜清晨空腹采血，并提前通知病人做好准备；不宜在病人正进行静脉输液、输血的同侧手臂上采血；需要抗凝的血标本，采血后立即轻轻转动试管，使血液与抗凝剂混匀；应用真空试管采血时，真空试管与采血针头不可提前相连，以免试管内负压消失而影响采血。在门诊采血时应当病人面更换一次性垫巾，在病人面前边洗手、边沟通；穿刺前要得到病人同意，询问病人有无不适，引导到导诊台了解化验结果出来的时间。
└───┘

5. 操作后交流："张大爷您好，血已经为您抽好了，抽血的这个肢体暂时不要下垂，以免局部出血和青紫。请再说一下您的名字，张×，对的。谢谢您的配合，结果出来后我会及时通知您的。"

6. 整理记录：两位护士再次核对，协助病人取舒适卧位，整理床单位，清理用物，脱手套洗手，记录。

1301 视频二维码：
静脉血标本采集

7. 送检标本：抽取的血检验标本打包送往检验科，配血标本在输血系统内扫描条码后送往血库做血型鉴定和交叉配血试验。

场景二　取　　血

病人术后第三天，出现了大量呕血，考虑可能是应激性溃疡引起，医嘱：输入全血

400mL，新鲜冰冻血浆 400mL。

【取血中查对】

　　王护士拿着取血单来到血库，见到血库工作人员。

　　护士："您好，我是神经外科护士，我要取 3 病室 1 床张×的库存血，这是取血单"。

　　血库同志拿着单子，到冰箱将血取出，"这是从 4℃ 的冰箱中取出的 400mL B 型血液，这是输血装置。"

　　护士分别检查血液的质量。此血分为两层，上层为血浆呈淡黄色，半透明；下层为血细胞呈均匀暗红色，两层界限清楚；血袋及标签完好。输血装置无漏气，在有效期内。"好，我们一起进行两袋血查对。"

　　两人一起查对第一袋血的相关信息：科室（神经外科）、病房（3 病房）、床号（1 床）、病人姓名（张某）、性别、住院号（231453）、血型（B 型）、交叉配血结果（直接交叉及间接交叉配血试验都没有凝集反应）、血袋号、血卡号、血液种类、血量及有效期、血液质量、血袋完整性。合格后两人在配血单上签全名，护士与血库工作人员道别。

发现血袋有下列情形之一的，一律不得取用

　　1. 标签破损。

　　2. 血袋有破损、漏血。

　　3. 血液中有明显凝块。

　　4. 血浆呈乳糜状或暗灰色。

　　5. 血浆中有明显气泡、絮状物或粗大颗粒。

　　6. 未摇动时血浆层与红细胞的界面不清或交界面上出现溶血。

　　7. 红细胞层呈紫红色。

　　8. 过期或其他须查证的情况。

【取血后运送】

　　在血袋运送中，护士把血袋放在胸前稳步行进，勿剧烈震动，以免红细胞破坏引起溶血。

【取血后保存】

1302 视频二维码：
血库取血

　　取血护士将血拿到治疗室，放在室温下 15～20min。库存血不得加温，以免血浆蛋白凝固变形，放置时间不能过长（不能超过 30min，取回的血不允许再送回），以免引起污染。通知医生开输血医嘱及输血前用药。

有关血液加温问题

　　一般输血不需要加温。如输血量较大，可加温输血的肢体以消除静脉痉挛。需要加温的情况为：①大量快速输血，成人＞50mL/（kg·h），儿童＞15mL/（kg·h）；②婴儿换血；③病人体内有高效价冷凝集素。血液加温应使用专用血液加温器，不得在装有热水的容器中加温。

场景三　评估病人

　　护士（看床尾牌）："张大爷您好，我是您的责任护士王英，由于您失血较多，我遵医嘱给您输两袋血，一袋是 400mL 全血，一袋是 400mL 血浆。您的配血结果都没有问题，一会儿我准备给你输血。为了便于观察，保证输血安全，我现在为您测量一下体温、脉搏、呼吸、血压好吗？"

病人："好的。"

护士先将口表放于病人舌下热窝处，测完血压、脉搏、呼吸后拿出了体温计。记录生命体征。

护士："张大爷，您的体温、脉搏、呼吸、血压值我都记下了，输血期间及输血后我还要再测量，通过几次的测量值对比来发现有无输血的不良反应。您知道自己的血型吗？"

病人："B 型。"

护士："您以前输过血吗？"

病人："输过，是在前几天做手术的时候输过。"

护士："您有不舒服的感觉吗？"

病人："没有。"

护士："那好，那您想在哪只手进行输血呢？"

病人："右手。"

护士："我能看一下您的血管吗，这根血管粗、直、有弹性，疼吗？"

病人："不疼。"

护士："那就在这条血管进行静脉穿刺好吗？"

病人："好。"

这时另一输血护士用车携输血用物推至病人床前，两人共同查对（查对内容与取血时查对内容相同）。

护士："大爷，我和小刘共同为您输血，（看床尾牌）为保证输血安全。您再告诉我们一下您的名字好吗？"

病人："张某。"

护士："1 床张某对吗？手腕带请给我看一下。""嗯，对的。"

护士："您的血型是？"

病人："B 型。"

护士："现在就准备给您静脉输入第一袋 B 型血 400mL，可以吗？"

病人："好的。"

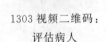

1303 视频二维码：
评估病人

两护士核对配血报告单上的各项信息如：病人姓名、性别、床号、住院号、血型、交叉配血结果（直接交叉及间接交叉配血试验都没有凝集反应）、血袋号、血卡号、血液种类、血量、有效期、血液质量、血袋完整性，确认无误后在交叉配血单上双人签全名。用 PDA 扫描病人手腕带上的条形码和血袋上的条形码及交叉配血单上的出库单号、进行床号、姓名、登记号、血袋信息、交叉配血结果的核对，双签名。

病人："需要输多长时间啊？"

护士："我们争取在 5h 内将 800mL 血输完，为保证输血顺畅，减少血管穿刺的次数，我们建议您做静脉留置针，但此针价格比较贵，您同意用吗？"

病人："只要对我好，我同意。"

护士："好的，您去卫生间吗？这样的卧位可以吗？我们准备一下东西，请稍等。"

场景四　静脉留置针穿刺生理盐水诱导输液

【用物准备】

除了准备生理盐水 250mL、输血器、静脉留置针及无菌透明敷贴外，其他用物同周围静脉输液用物。

【连接排气】

规范洗手、戴口罩、一次性手套。用静脉输液的方法，生理盐水第一次排气成功后，取出静脉留置针，将输血器上的针头前部（不要完全进入）插入留置针的肝素帽内，将留置针内的气体排尽，然后将针头全部插入肝素帽内，关闭调节器。选择静脉、皮肤消毒、再次核对同静脉输液。用 PDA 扫描病人手腕带上的条形码和输液瓶签上的条形码，进行床号、姓名、登记号、液体的名称及剂量的核对，签名，PDA 提示执行成功。

【静脉穿刺】

取下针套，旋转松动外套管，再次排气→嘱病人握拳绷紧皮肤，固定静脉→一手持留置针针翼，针尖与皮肤呈 15°～30°进针→见回血后放平针翼，压低角度，沿静脉走行再进针 0.2cm→一手固定针翼，一手将外套管全部送入静脉，随即退出针芯。

【三松固定】

松开止血带，松开调节器，嘱病人松拳→输液通畅后用无菌透明敷贴固定留置针→再用输液贴固定静脉留置针的延长管及输血器针头及输血器管。

1304 视频二维码：
静脉留置针穿刺
生理盐水诱导输液

【记录时间】

用一胶贴记录留置针的日期、时间并贴于留置针旁，留置时间为 72～96h。

【输入生理盐水】

调节滴数，顺利输入少量生理盐水。再次查对病人姓名及瓶签，用 PDA 扫描病人手腕带上的条形码和输液瓶签的条形码，提示执行中。脱去手套，洗手。

场景五 输 全 血

【输入血液】

两位护士再次认真、细致、全面核对输血信息，确认无误后，用 PDA 扫描病人手腕带上的条形码和血袋上的血袋号条形码，核对床号、姓名、登记号、血袋号、血卡号、血液种类、血量及有效期，记录生命体征，双签名，PDA 提示执行成功。一护士轻轻摇匀血液，打开储血袋封口，将输血器针头从输液瓶上拔下，垂直插入血袋塑料管内，将血袋倒挂于输液架上。

【调速观察】

开始速度宜慢，15min 内不超过 20 滴/min。

护士："现在我们给您输血，滴数已调到每分钟 20 滴，15min 后没有异常情况我们再将速度调快些，活动的时候要注意防止针头脱出呀，我在这里陪您一会儿，您不要紧张。"

护士（15min 后）："您有不舒服的感觉吗?"

病人："没有啊!"

护士："好，现在我再为您测量一次生命体征，如果与刚才所测的值没有什么改变的话，我会为您调快些的。"

护士测量生命体征，观察穿刺点皮肤情况，用 PDA 扫描病人手腕带上条形码和血袋上的血袋号条形码，核对床号、姓名、登记号、血袋号、血卡号、血液种类、血量及有效期，记录生命体征，签名，PDA 提示执行中。

护士："大爷，这两次生命体征没有什么改变，说明输血顺利，现在我将速度调到每分钟45滴，请您及您的家人不要自行调节，否则会引起不适的，按照这个速度大约2h输完，在这期间您放心休息，我会经常来看您的，并给您换另一袋血，请您放心。呼叫器我就放在您的枕边了，如果你输血的过程中有什么不适，您就按呼叫器叫我，我很快就会赶到的，请问您还有什么需要帮助的吗?"

1305 视频二维码：
输全血

病人："没有。"

护士："那好，请您好好休息吧。"

场景六　输　血　浆

【生理盐水冲洗输血器】

护士在巡视过程中发现张大爷的第一袋血即将输完，就通知另一个护士去血库取血浆。自己停在床前，等候血袋内血全部流入输血器后，消毒生理盐水瓶盖，拔下血袋内针头刺入生理盐水瓶内继续输入。护士又一次为病人测量了生命体征，没有发现异常的变化，并观察穿刺点皮肤情况。这时取血护士取回了400mL新鲜冰冻血浆，此血浆已由血库工作人员置入37℃（温度不能超过38℃）专用恒温水浴中快速融化。用PDA扫描病人手腕带上的条形码和血袋上的血袋号条形码，核对床号、姓名、登记号、血袋号、血卡号、血液种类、血量及有效期、交叉配血结果等信息，并记录生命体征，双签名。

【输入血浆】

两位护士按照第一袋血查对的方法。对血袋及输血病人重新进行了确认（血浆呈半透明、淡黄色，输注不需要交叉配血，ABO同型相输）。并在输血单上签了字。这时输血器内的血液全部输入体内，输血管内充满了生理盐水。

护士："大爷，您现在有不舒适的感觉吗?"

病人："没有。"

护士："那好，现在我和刘护士已将这一袋血浆确认完了，这血没有问题，请您放心。"

观察穿刺点皮肤情况，用PDA扫描病人手腕带上条形码和血袋上的血袋号条形码，核对床号、姓名、登记号、血袋号、血卡号、血液种类、血量及有效期，双签名，PDA提示执行成功。

护士用同样的方法将血挂在输液架上，开始速度慢些，观察15min，再一次测量生命体征，观察穿刺点皮肤情况，用PDA扫描病人手腕带上条形码和血袋上的血袋号条形码，核对床号、姓名、登记号、血袋号、血卡号、血液种类、血量及有效期，并记录生命体征，签名，PDA提示执行中。无异常后，将速度调到了45滴/min，并再次嘱咐病人不能自行调节滴数。嘱其好好休息，护士继续巡视病房。

多种血液输注顺序

当病人需要输注几种血液时，要根据病人当时失血、贫血、凝血功能紊乱中哪个是主要矛盾再进行输注；全血与成分血同时输注时，应首先输入成分血尤其是浓缩血小板，其次为新鲜血，最后为库存血。为保证血液质量，临床1次取回的血液不要太多，可根据输血速度确定取血时间和次数；对于同时领回不同成分血液制品（红细胞、血浆、血小板）时，一般输血顺序为：①血小板；②冷沉淀；③新鲜冰冻血浆；④红细胞。

场景七　输血反应观察与处理

【输血反应的类型、症状、处理及预防】

输血反应的类型、症状、处理及预防，见表13-3。

表13-3　输血反应的类型、症状、处理及预防

输液反应类型	症状	处理	原因分析	预防
发热反应	一般发生在输血后的1～2h内，有畏寒或寒战，继而高热，体温可达38～41℃，伴有皮肤潮红、头痛、恶心、呕吐和肌肉酸痛等全身症状	1. 反应轻者减慢输血滴速，反应严重者，立即停止输血，给予等渗盐水静脉滴入，以维持静脉通路 2. 对症处理，发冷者给予保暖，高热时给予物理降温，并密切观察生命体征的变化 3. 遵医嘱给予退热药、抗过敏药或肾上腺皮质激素 4. 将输血器、贮血袋及剩余血液一同送血库进行检验	血液、保养液、贮血器或输血器被致热原污染；违反无菌技术操作原则；多次输血后，受血者血液中产生抗体所致的免疫反应	严格管理血液保养液和输血用具，有效去除致热原，输血过程中严格执行无菌操作，防止污染
过敏反应	轻者出现皮肤瘙痒、局部或全身出现荨麻疹、轻度血管神经性水肿（眼睑、口唇水肿明显）；重者因喉头水肿出现呼吸困难，两肺可闻及哮鸣音，甚至发生过敏性休克	1. 轻者减慢输血速度，给予抗过敏药物，密切观察病情变化 2. 重者立即停止输血，遵医嘱皮下注射0.1%肾上腺素0.5～1mL或静脉注射地塞米松等抗过敏药物 3. 呼吸困难者给予氧气吸入，严重喉头水肿者行气管切开；循环衰竭者给予抗休克治疗，如发生过敏性休克，立即配合抢救	病人为过敏体质，易引起过敏反应；输入血液中含有使病人致敏的蛋白质或药物；多次输血，病人体内产生了过敏性抗体；供血者的变态反应性抗体传给受血者所致	勿选用有过敏史的献血员的血液；献血员在采血前4h内不宜吃高蛋白和高脂肪食物，宜用清淡饮食或饮糖水；对有过敏史的病人，在输血前给予抗过敏的药物
溶血反应	一般在输血10～15mL后发生，临床表现可分为三个阶段。第一阶段：头胀痛、四肢麻木、腰背部剧痛、胸闷、恶心、呕吐等症状；第二阶段：黄疸和血红蛋白尿，同时伴有寒战、高热、呼吸困难、血压下降等症状；第三阶段：少尿或无尿，尿内出现蛋白和管型，尿素氮滞留，高血钾症和酸中毒，严重者可导致死亡	1. 立即停止输血，维持静脉输液通道，通知医生给予紧急处理 2. 保护肾脏，双侧腰部封闭，并用热水袋敷双侧肾区 3. 遵医嘱用药，静脉滴注5%碳酸氢钠溶液 4. 密切观察生命体征和尿量，做好病情动态记录 5. 出现休克症状，立即配合抢救，对少尿、无尿者按急性肾衰竭处理，控制入水量，纠正水、电解质紊乱，必要时行透析疗法 6. 保留余血和抽取血标本送血库重新鉴定	输入异型血：由于ABO血型不相容引起 输入变质血：输血前红细胞已经变质溶解 输入Rh因子不同的血	认真做好血型鉴定和交叉配血试验；输血前认真查对，杜绝差错；严格执行血液保存制度，不使用变质血液

续表

输液反应类型	症状	处理	原因分析	预防
出血倾向	皮肤、黏膜淤点或瘀斑,穿刺部位可见大块淤血或手术伤口渗血	在短时间内大量输入库存血时,应密切观察病人意识、血压、脉搏等变化,注意皮肤、黏膜或手术伤口有无出血倾向	长期反复输血或短时间内输入大量库存血	遵医嘱间歇输入新鲜血或血小板悬液,以补充足够的血小板和凝血因子
枸橼酸钠中毒反应	病人手足抽搐、出血倾向、血压下降、心率缓慢、心室纤维颤动、甚至出现心搏骤停	严密观察病人反应,出现症状及时通知医生紧急处理,根据医嘱给药,配合医生采取治疗	由于未氧化的枸橼酸钠和血中游离钙结合而使血钙下降,导致凝血功能障碍、毛细血管张力减低、血管收缩不良和心肌收缩无力等	输库存血1000mL以上时,遵医嘱静脉注射10%葡萄糖酸钙或氯化钙10mL

【过敏反应处理】

第二袋血输入35min后,病人出现了呼吸急促,向家属诉说胸闷、心慌、喘气费劲,四肢及前胸瘙痒,家属马上按下呼叫器,护士及时赶到病人床前。

护士:"张大爷,您怎么了?"

病人:"我感到气不够用,身上还痒。"

护士:"大爷,您放松,我们马上会帮助您的。"

护士查:病人神志清醒、脸色苍白,呼吸急促36次/min,心率108次/min,前臂、前胸及腰部出现大片风团样皮疹。

护士:"大爷,您不用紧张,我现在把血换下来,医生很快就过来看您。"边说边停止输血→输血器针头拔下静脉帽→生理盐水瓶口消毒后接上输液器排气→消毒静脉帽→将头皮针头插入静脉帽内,保持输液通畅。报告值班医师及护士长。

遵医嘱给予皮下注射0.1‰肾上腺素0.5mL;地塞米松10mg静脉注射;即刻吸氧3L/min。几分钟后,病人症状好转,继续观察。

护士轻轻走到病人床前,将示指、中指和无名指指端轻按于桡动脉处测量脉搏,手仍保持诊脉姿势,观察病人胸、腹部起伏的次数及其呼吸节律。护士微笑着说:"大爷,现在感觉怎样了?"

病人:"啊,我好多了,我刚才怎么了?"

护士:"您刚才是对血过敏而引起的,经过我们及时用药,现在您已经平稳了,不用担心,我会经常来看您的,有什么需要帮助的,就按枕旁的呼叫器,我会马上过来的。"

病人:"好,谢谢护士。"

继续加强巡视,做好抢救记录,密切观察病情变化。保存血袋及剩余血送输血科,必要时取病人血样一起送输血科,以备查明原因;填写输血报告卡上报医务科、护理部。

过敏反应相关知识

在输血反应中以发热和过敏反应最常见，据国外文献报道，反应发生率为4%～37%。血浆引起的过敏反应比较多见，大多数都仅仅表现为荨麻疹症状。

过敏反应多见于有过敏史的受血者，各种血液成分，尤其是新鲜冰冻血浆在制备及储存过程中，白细胞活化产生生物活性物质，如白三烯、组胺、嗜酸性趋化因子、髓细胞过氧化物酶等，这些物质的释放可引起过敏反应。此外，受血者有IgA、IgM介导的依赖补体系统所产生的过敏素或激肽类炎性细胞因子，如IL-1、IL-8、IL-6等也可导致过敏反应；血液成分在储存过程中也可导致补体连锁反应的激活，使过敏毒素释放而引起过敏反应。

场景八　停止输血

【输血完毕】

当血袋内血全部流入输血器时，消毒生理盐水瓶盖，拔下血袋内针头刺入生理盐水瓶内继续输入，将输血器内的血液全部输入体内。再次测量病人的生命体征变化，观察穿刺点皮肤情况。用PDA扫描病人手腕带上条形码和血袋上的血袋号条形码，核对床号、姓名、登记号、血袋号、血卡号、血液种类、血量及有效期，并记录生命体征，签名，PDA提示执行结束。

护士（输全血结束15min后）："您有不舒服的感觉吗？"

病人："没有啊！"

护士："好，现在我再为您测量一次生命体征。"

护士按照刚才的方法，为病人测量生命体征，观察穿刺点皮肤情况，用PDA扫描病人手腕带上条形码和血袋上的血袋号条形码，核对床号、姓名、登记号、血袋号、血卡号、血液种类、血量及有效期，记录生命体征，签名。

【封管液封管】

当血液全部冲入体内后，护士将生理盐水冲洗过的输血器针头拔出肝素帽，常规消毒肝素帽，用注射器向肝素帽内注入稀释肝素溶液0.4～0.6mL（肝素100mg稀释成4mL），使导管与肝素帽充满，并以边推药液边退针的方法，使针头完全退出为止（当再次输液时，常规消毒肝素帽，先推注5～10mL生理盐水冲管，再将头皮针刺入肝素帽内完成输液）。

【嘱咐要点】

留置针肢体不能剧烈活动，肢体不能下垂，局部不能沾湿，注意观察有无红、肿、热、痛及静脉硬化，谢谢病人合作。

【整理记录】

输血完毕，两人再次核对无误后将血袋扫描打包（打开输血系统、找到血袋回收，找到该血袋并打印出条形码打包）送回输血科（血库）封存24h。输血器及针头按要求放入医用垃圾袋中统一处理，操作者规范洗手。

 能力拓展

成分输血护理

通过表13-4认识成分输血的分类、保存方式、保存时间、适用范围、输血要求及输血护理。

表 13-4　成分输血护理

成分输血分类		保存方式	保存时间	适用范围	输血要求	输血护理
红细胞	浓缩红细胞（CRC）	4℃±2℃	ACD:21d CPD:28d CPDA:35d	①各种急性失血的输血 ②各种慢性贫血 ③高钾血症、肝、肾、心功能障碍者输血 ④小儿、老年人输血	交叉配合试验	①常温下输注 1U 红细胞应在 4h 内输注完毕，洗涤红细胞必须在制备后 24h 内输完 ②选用 Y 形标准输血器，一个接头连接血袋，另一个接头连接静脉注射用生理盐水，以备随时冲洗输血器和稀释红细胞 ③输血开始后，关闭盐水通道放开血袋调节器，先每分钟 15 滴，无反应后可加快 ④1U（200mL）浓缩红细胞输注时间最长不超过 4h，洗涤红细胞制成后在 6h 内输完；冰冻红细胞输注应于去甘油后 24h 内输完 ⑤如遇悬浮红细胞输注不畅时，可能因红细胞沉积于血袋下端所致。可将血袋从挂钩上取下，平放于手掌上，以上下 30°夹角、每分钟 60 次频率摇摆血袋，使红细胞与液体充分混匀后继续输注，不得强行挤压
	红细胞悬液（CRCs）					
	洗涤红细胞（WRC）		24h 内输注	①血浆蛋白有过敏反应的贫血病人 ②自身免疫性溶血性贫血病人 ③阵发性睡眠性血红蛋白尿症 ④高钾血症及肝肾功能障碍需要输血者	主侧配血试验	
	冰冻红细胞（FTRC）	解冻后4℃±2℃	24h 内输注	①同 WRC ②稀有血型病人输血 ③新生儿溶血病换血 ④自身输血	加原血浆悬浮红细胞要做交叉试验；加生理盐水悬浮只做主侧配血试验	
	少白细胞红细胞（LPRC）	4℃±2℃	24h	①由于输血产生白细胞抗体，引起发热等输血不良反应的病人 ②防止产生白细胞抗体的输血（如器官移植的病人）	与受血者 ABO 血型相同，需主测配血试验	
血小板	手工分离浓缩血小板（PC-1）	22℃±2℃轻振荡	24h（普通袋）或 5d（专用袋制备）	①血小板减少所致的出血 ②血小板功能障碍所致的出血	需做交叉配合试验；ABO、Rh 同型输血；一次足量输注	①病人耐受情况下，一般为 80～100 滴/min，1 个治疗量单采血小板输注时间不超过 20min ②护士要全程观察，以免因输注速度快而发生输血不良反应 ③从血库（输血科）领取血小板，动作要轻，不宜过多振荡。血小板不可冷藏，在运送及输注过程中要注意保温 ④同时输多种成分血，应先输血小板
	机器单采浓缩血小板（PC-2）					
白细胞	机器单采浓缩白细胞悬液（GRANs）	22℃±2℃	24h 内输注	提高机体抗感染能力适用：中性粒细胞低下，并发细菌感染，抗生素治疗 48h 无效者	必须做交叉配合试验，ABO 血型相同	①在输注前应做交叉配血、ABO、Rh 同型相输 ②有效期仅为 1d，制备后应尽快使用，8h 输完 ③控制输液速度以减少不良输注反应，尤其确诊体内含有 HLA 的同种免疫输血反应者，更应缓慢。因白细胞制品输注给病人会带来不良反应已越来越得到医学界的认可，目前国内外已很少将白细胞作为血液成分用于临床，偶尔使用单一的粒细胞成分

续表

成分输血分类		保存方式	保存时间	适用范围	输血要求	输血护理
血浆	新鲜液体血浆（FLP）	4℃±2℃	24h 内输注	①补充全部凝血因子（包括不稳定的凝血因子Ⅴ、Ⅷ）②大面积烧伤、创伤	与受血者 ABO 血型相同或相容	①血浆输注不需要做交叉配血试验，最好同型血 ②冰冻血浆输注前需用冰冻血浆解冻箱或37℃水浴箱融化 ③融化后的血浆立即输注，不可再冻存，可在4℃环境下暂时存放，须在24h内输注，未输完的剩余血浆不可再输用 ④输注速度一般为200mL血浆在20min内输完
	新鲜冰冻血浆（FFP）	−20℃以下	1 年	①补充凝血因子②大面积创伤、烧伤	与受血者 ABO 血型相同或相容；37℃摆动水浴融化	
	普通冰冻血浆（FP）		4 年	①主要用于补充稳定的凝血因子缺乏，如Ⅱ、Ⅶ、Ⅸ、Ⅹ因子缺乏②手术、外伤、烧伤、肠梗阻等大出血或血浆大量丢失	与受血者 ABO 血型相同	
冷沉淀（Cryo）		−20℃以下	1 年	①甲型血友病②血管性血友病（vWD）③纤维蛋白原缺乏症	不必做交叉配血试验与受血者 ABO 血型相同或相容	①输注时用解冻箱或37℃水浴箱在10min内融化 ②融化后的1U冷沉淀应在10min内输注 ③需大量输注冷沉淀时，护士不能离开，及时更换待输注的冷沉淀

◎ 学习评价

1. 无菌观念强，严格查对制度，操作全程无差错、无污染。
2. 各项操作熟练，静脉采血及输血操作规范，能迅速判断输血反应并能给予及时处理。
3. 态度认真，爱护病人，有爱伤观念，解释得当，沟通有效，病人满意。
4. 角色分工合理，配合默契，充分体现团队精神。
5. 静脉采血及静脉输血质量标准及其评分细则，见表 13-5。

表 13-5　静脉采血及静脉输血质量标准及其评分细则

项目	分值	质量要求	评分细则	扣分值
准备工作	5	1. 护士着装整洁、仪表端庄，符合护士角色要求 2. 用物准备齐全，摆放有序 3. 环境整洁，符合无菌操作要求	衣服、鞋、帽不整洁或头发不符合要求，浓妆、戴装饰品各扣1分；用物缺一件扣0.5分	
病人评估	5	1. 询问、了解病人的身体状况 2. 评估病人血管情况，选择适宜的采血及输血部位 3. 问候、解释操作目的，取得病人配合，嘱排便，并做好采血及输血前的准备	未评估扣4分；评估不全扣2分；未做解释、未嘱排便等各扣1分	
静脉采血	15	1. 两人核对，能正确选择标本容器 2. 静脉采血针穿刺一次成功 3. 血量准确，采集顺序正确 4. 操作娴熟、规范 5. 交叉配血试验标本采集后贴标签	未核对、未正确选择标本容器每项扣2分；未穿刺成功扣8分；穿刺时退针一次扣4分，重新穿刺6分；采集血量及顺序不正确扣3分，血交叉标本未贴标签扣3分，不符合要求每项扣2分	

续表

项目	分值	质量要求	评分细则	扣分值
取血	10	1. 取血时两人核对认真,内容全面,严格查对,两人在配血单上签名 2. 取血后运送及取血后保管符合要求	不核对扣8分,检查遗漏一处扣2分,一处不符合要求扣1分,未签名扣2分;取血后运送及保管不符合要求分别扣2分	
静脉留置针	20	1. 留置针连接规范,排气彻底 2. 静脉穿刺一次成功 3. 留置针固定符合要求 4. 记录留置日期和时间 5. 调节滴数,生理盐水能顺利输入	有污染每发生一次扣3分;排气一次不成功扣3分;穿刺时退针一次扣5分,重新穿刺扣8分;无菌透明膜及胶布固定不牢固、未记录留置日期和时间、未调节滴数各扣3分	
换袋输血	15	1. 两人严格查对,并在输血单上签字 2. 输血前后测量生命体征 3. 在无菌操作下,将输血器针头插入血袋内 4. 滴数调节要先慢后快 5. 输血前后及输入两袋血液之间要输入生理盐水,管内血液全部冲入体内	未查对及签字每项扣3分,查对每缺失一项扣1分;输血前后未测生命体征,缺失一项扣2分,不规范扣1分;换袋中未严格无菌操作扣3分;输血前后未输入生理盐水扣5分,未调节调数扣3分,不符合要求每项扣2分	
输血反应的处理	15	1. 病情观察及时准确 2. 处理方法正确、熟练,有条不紊乱 3. 解释得当,病人接受	判断失误扣3分;处理不当每项扣2分;未做解释扣2分,解释不当、慌乱扣1分	
输血结束	10	1. 生理盐水再次冲洗,输血后再次查对,血袋条码粘贴在输血单上 2. 能正确对静脉留置针封管 3. 能耐心交代留置管的注意事项 4. 输血用物处理得当	未冲洗、查对、贴条码每项扣3分;未留置针封管扣5分,不符合要求扣3分;未交代注意事项、未整理衣被、未按要求处置输血用物等每项扣1分	
团队合作	5	1. 角色分工合理,配合默契 2. 充分体现团队精神	团队成员有不合作现象扣2分	
总得分	100	—	—	

注:因查对不严、未遵守无菌技术操作原则,发生差错或严重污染按不及格论处。

1306 测试题二维码

（范晓江、吴霞云、季兰芳）

情境十四　过敏性休克抢救配合

◎ 学习目标

知识目标：

1. 掌握过敏性休克的临床表现及病情变化特点。
2. 熟悉过敏性休克常用抢救用药的临床应用特点。
3. 了解心电监护技术操作流程、日常维护、常见故障原因及排除方法。

技能目标：

1. 能熟练地进行体位安置、氧气吸入、心电监护、抢救用药、双人心肺复苏等救护。
2. 能规范地做好气管插管、气管切开准备与配合工作。

思政目标：

1. 抢救过程中，具有争分夺秒、忙而不乱、机智果断的急救意识。
2. 演练过程中，角色分配合理、团队战斗力强。

◎ 情境导入

病人，马某，女，20岁，诊断为"肺炎球菌肺炎"，医嘱给予青霉素抗炎治疗，皮试的结果是阴性，遵医嘱给予 10% GS 250mL＋青霉素 480 万 U，静脉滴注。5min 之后，病人出现了胸闷、气急、出冷汗，护士初步判断为青霉素过敏性休克，立即给予体位安置、吸氧、急救用药等基本抢救措施。抢救过程中，出现反应性痉挛窒息，医生根据需要给予经口腔明视气管插管术。针对有可能发生喉头水肿的情况，护士做好了气管切开术切开的准备。当病人出现心搏骤停时，立即进行心肺复苏术。

◎ 场景准备

一、角色分配

由学生分别扮演医生、责任护士、治疗护士、病人及家属。

二、操作前的准备

1. 护士自身准备

衣帽整洁，修剪指甲，洗手，戴口罩。

2. 用物准备

（1）注射盘内备用物　1mL 注射器、2～5mL 注射器、消毒溶液、棉签、留置针、输液器等。

（2）抢救车上备用物　抢救用物（0.1% 盐酸肾上腺素及常用抢救用药）、吸氧管、吸痰管、简易呼吸皮囊、气管切开包等。

（3）气管插管用物　备气管插管包、弯型喉镜、气管导管和管芯（F32～36）、内装麻醉药的喷雾器、插管钳、吸引装置、牙垫、胶布、消毒凡士林等。

（4）气管切开用物　气管切开包、无菌手套、消毒物品、麻醉药、生理盐水、吸引器、吸痰管、照明灯等。

（5）院内心肺复苏用物　治疗盘（内放听诊器、血压计、除颤器）。纱布数块、木板（多功能床不用备木板）、脚踏凳、简易呼吸器（必要时备人工呼吸机）。

（6）其他抢救物品　多功能心电监护仪、吸引器、吸氧装置、微量注射及延长管、多用插头等。

3. 环境准备

安静、整洁、安全，温度、湿度及光线适宜。

◎ 情境演练

场景一　紧急救治

马某出现胸闷、气急、出冷汗，赶紧按起呼叫铃。

护士站内，呼叫器铃声急速响起。

甲护士迅速赶到病房，询问马某："您哪里不舒服吗？"

马某面色苍白，无力地说："我感觉，胸口憋得厉害，喘气费劲，出汗，很难受。"

甲护士发现马某呼吸急促，脉搏细数，初步分析马某发生了青霉素过敏性休克，于是紧急呼救，医生护士纷纷赶到病房。医生判断马某发生了青霉素过敏性休克，护士立即准备抢救车及其他抢救物品，实施急救。

过敏性休克临床表现

1. 呼吸道阻塞症状：表现为胸闷、气促伴濒死感。
2. 循环衰竭症状：表现为面色苍白、冷汗、发绀、脉细弱、血压下降、烦躁不安等。
3. 中枢神经系统症状：表现为头晕眼花、面部及四肢麻木、意识丧失、抽搐、大小便失禁等。
4. 其他过敏反应表现：可有荨麻疹、恶心、呕吐、腹痛与腹泻等。

一、体位安置

甲护士协助马丽取平卧位，立即就地抢救。

二、氧气吸入

乙护士快速把氧气表安装在中心供氧装置上，连接吸氧管道，并检查马某的鼻腔是否通畅，用棉签蘸温开水清洁鼻腔，选择无分泌物的鼻孔，调节氧流量至 6L/min，湿润鼻导管，将鼻导管插入马某双侧鼻孔 1cm，为防止引起黏膜损伤，乙护士的动作轻柔敏捷，并固定好。

三、心电监护

丙护士打开监护仪，检查监护信号，快速暴露并清洁病人皮肤，连接电极片与导线，正确安放电极片位置，避开除颤位置（左臂电极，左锁骨中线锁骨下；右臂电极，右锁骨中线锁骨下；左腿电极，左锁骨中线第 6~7 肋间或左髋部；右锁骨中线第 6~7 肋间或右髋部；胸部电极，心电图胸导联的位置）；连接血压袖带及血氧饱和度探头。

连接多功能心电监护仪后，各参数显示：心率，150 次/min；血压，102/68mmHg；动脉血氧分压，80%。医护人员密切观察病情变化中。

四、抢救用药

医生口头医嘱："0.1%盐酸肾上腺素 1mg，皮下注射！"

甲护士复述："0.1％盐酸肾上腺素 1mg，皮下注射！"甲护士立即从抢救车上取出该药，经两名护士核对药物无误后消毒药瓶→抽吸药物→再次口头复述医嘱，无误后，立即皮下注射。

医生口头医嘱："地塞米松 5mg，静脉推注！"

乙护士复述："地塞米松 5mg，静脉推注！"并选择四肢较粗静脉立即用留置针建立静脉通路，并实施静脉推注。

医生口头医嘱："苯海拉明 40mg，肌内注射！"

甲护士："苯海拉明 40mg，肌内注射！"并快速实施肌内注射。

马某呼吸抑制，医生下口头医嘱："尼可刹米 0.5g，肌内注射！"

乙护士复述："尼可刹米 0.5g，肌内注射！"并快速实施肌内注射。

此时心电监护仪显示马某血压为 92/66mmHg。

医生口头医嘱："中分子右旋糖酐 500mL，静脉滴注！"

甲护士："中分子右旋糖酐 500mL 静脉滴注！"并快速接上液体。

医生口头医嘱："多巴胺 120mg 加入 5％ 葡萄糖液 50mL，微泵注射！"

1401 视频二维码：
紧急救治

乙护士复述："多巴胺 120mg 加入 5％葡萄糖液 50mL，微泵注射！"立即用留置针建立第二条静脉通路，接上微泵。

过敏性休克常用抢救用药的临床应用特点

1. 盐酸肾上腺素是抢救过敏性休克的首选药物，具有收缩血管、升高血压、兴奋心肌、增加心排出量以及松弛支气管平滑肌等作用。药品的规格是 1mL：1mg，成人常用的剂量是 0.5～1mg，进行皮下注射或者静脉注射，如症状不缓解，可重复使用，直至脱离危险期。

2. 地塞米松属于肾上腺皮质激素类药，具有抗炎、抗过敏、抗休克的作用，药品的规格是 1mL：5mg，成人常用的剂量是 5～10mg，用法是静脉注射或静脉滴注。

3. 尼克刹米适应证为中枢性呼吸抑制及各种原因引起的呼吸抑制。药品的规格是 1.5mL：0.375g，成人常用的剂量是 0.375～0.5g，用法是静脉注射或肌内注射。

4. 多巴胺是一种常用的血管活性药物，一支 20mg，小剂量的多巴胺起利尿作用，中剂量的多巴胺可以增强心肌的收缩力，增加心输出量，大剂量的多巴胺可以起到升压作用，因此多巴胺 120mg 用 5％的葡萄糖液稀释至 50mL，进行微泵注射。速度一般从 5mL/h 开始，根据血压情况及时调整，密切观察疗效和副作用。

马某病情未缓解，抢救继续进行并密切关注病情变化。

用完的空安瓿要集中放置，以便统计和查对。

场景二　气管插管配合

马某出现了反应性痉挛窒息，医生根据需要给予经口腔明视气管插管术。

一、解释安慰

护士着装整齐，戴口罩、帽子，洗手。向马某进行解释，安慰病人并消除紧张心理。

二、安置体位

给病人安置仰卧位，把肩部垫高 8～10cm，使头后仰，口、咽、气管在一轴线上，操作者位于病人头侧，用右手拇指推开病人的下颌，示指抵住上门齿，使嘴张开。

三、暴露会厌

待病人口完全张开时，操作者左手持弯式喉镜，使喉镜呈直角倾向喉头，沿右侧口角置入，轻柔地将舌体推向左侧，使喉镜片移到正中，见到悬雍垂-会厌。

四、暴露声门

将喉镜片置入会厌与舌根交界处，上提镜片，会厌翘起，显露声门。

五、插入导管

右手持已润滑好的导管，将其尖端斜口对准声门，在病人吸气末顺势将导管沿弧形弯度插入气管内，过声门 1cm 后应将导管芯拔出，以免损伤气管，将导管继续插入气管 4～5cm。确认后立即塞入牙垫，然后退出喉镜，进一步检查确认导管在气管内。

六、确认并固定

证实导管已准确插入气管后，妥善固定导管和牙垫。

检查导管在气管内的方法

1. 当病人有自主呼吸时，可将耳凑近导管外端，感觉有无气体进出。

2. 当病人无自主呼吸时，可用嘴对着导管吹入空气或用呼吸囊挤压，观察其胸部有无起伏运动，听诊器听诊双肺呼吸音对称。

七、气囊充气并吸引

向导管前端的气囊注入 3～5mL 空气（用气囊压力表监测气囊压力在 25～30cmH$_2$O），以气囊恰好封闭气道且不漏气为宜。连接吸痰管，吸引气道分泌物。

安置好马某，用非语言方式和马某沟通，给予安慰。整理好床单位，清理好用物，记录置管时间、方法，置管后马某的反应，气囊的充气量，以及气管导管外露部分的长度。

场景三　气管切开准备

过敏性休克病人有可能发生喉头水肿，为以防万一，护士做好了气管切开的准备。

一、物品准备

气管切开包、麻醉药、生理盐水、吸引器、吸痰管、照明灯等。

二、铺气管切开无菌盘

（1）取无菌治疗巾　检查：无菌治疗巾在有效期之内，3M 胶带上色条已由黄色变成黑色，包布无潮湿、破损；开包，注意勿跨越无菌区，在即将打开外层包布最后一个角，即靠近我们身体的那角（内角）前先取镊子，取出一块无菌巾后还原包布，先将外层包布内角折回去后再将镊子放回泡镊筒里；还原后注明开包日期及时间，24h 内有效。

（2）铺无菌巾　注意后退一步，双手捏住上层外面两角，轻轻抖开，将其双折平铺于治疗盘中，将上层扇形折叠至对侧，开口向外，手勿接触无菌巾内层。

（3）将气管切开所需物品放入无菌巾内。

（4）取无菌治疗碗　检查无菌治疗碗，在有效期内，包装无潮湿破溃，在手上打开，放于无菌盘一侧。

（5）倒无菌生理盐水

① 检查溶液。翻转，倒转，0.9%氯化钠 250mL 在有效期内，瓶盖无松动，瓶体没有裂缝，溶液无沉淀、混浊、变色、絮状物。

② 碘酊消毒。由外至内，待干。

③ 瓶口酒精脱碘：取纱布打开瓶盖，冲洗瓶口（适当旋转），倒适量于治疗碗中，盖上瓶盖。

④ 生理盐水标签上注明开瓶日期时间，24h 内有效，将倒溶液用物全部归回原位。

1402 视频二维码：
铺无菌盘连贯操作

（6）盖无菌盘 取三叉钳将治疗碗推到无菌盘中央，双手捏住反折治疗巾两角外面，向下覆盖，将无菌治疗巾边缘对齐，开口处向上反折两次，两侧边缘向下反折一次。

（7）记录 取纸片记录，如气管切开无菌盘，注明日期时间并签名，4h 内有效。

（8）戴无菌手套 一次性灭菌手套，规格 7 号，在有效期内，包装无漏气膨胀，取出手套，一手捏住两只手套的反折部分（手套内面），另一手对准五指戴上；未戴手套的手掀起另一只袋口外层，再以戴好手套的手指插入另一只手套的反折内面（手套外面），检查手套无破损后使用。

三、体位准备

给病人安排仰卧，在肩下垫一小枕，下颌须对准颈静脉切迹，保持正中位。呼吸困难不能仰卧可采取坐位或半坐卧位。

四、操作步骤

消毒→铺洞巾→麻醉→纵向切开→分离组织→确认气管→切开气管→插入气管套管→固定气管插管→用纱布覆盖伤口（以上步骤由医生来完成。）

场景四 院内双人心肺复苏

抢救 15min 后，玛丽出现了呼吸骤停、心脏骤停，立即进行心肺复苏术。

呼吸、心搏停止判断的方法

1. 意识：轻拍病人面颊并大声呼叫马丽，无反应，为意识丧失。
2. 在气道开放的情况下，观察病人胸腹部有无起伏，如果都没有，说明呼吸停止。
3. 循环体征：用示指、中指检查颈动脉有无搏动，触摸时间 5～10s，不超过 10s。

一、病人准备

护士给马某摆好体位，解开衣领扣，使头后仰，保持气道通畅，在其肩下垫一心脏按压板，保证按压效果。

二、胸外按压术

抢救者站在马某一侧，左手的掌根部放在胸骨中下 1/3 交界处，手指翘起不接触胸壁，双肘关节伸直，有节律地垂直施加压力，使胸壁下陷 5～6cm，按压频率为 100～120 次/min，然后迅速放松，解除压力，使胸廓完全回弹，按压与放松时间之比为 1:1，放松时手掌不离开胸壁。

三、开放气道

清除口腔内、气道内分泌物，取下马丽的义齿，用仰头抬颈法打开气道（也可用仰头抬颔法）。

四、人工呼吸

用简易呼吸器给予辅助呼吸，抢救者站于马丽头顶部，托起下颌，使用 CE 手法扣面罩，扣紧口、鼻部不漏气，有节律地挤压呼吸囊，使空气及氧气通过吸气活瓣进入马丽的肺部，6s 进行一次辅助呼吸，每次挤压的空气量为 400～600mL，挤压频率为 10～12 次/min，并观察病情变化。如若病人已建立高级人工气道，皮囊送气频率为 10 次/min。

注意：人工呼吸及胸外按压应协同进行，同时观察心肺复苏是否有效。

心肺复苏注意事项

1. 快速有效判断呼吸、心跳停止，主要看病人的反应、呼吸，确认后呼救同时尽早进行基础生命支持。分秒必争地进行抢救。

2. 胸外按压部位要迅速、准确，按压中手不能离开按压部位。

3. 操作要准确，避免并发症。

4. 密切观察心肺复苏的有效指征：按压时可触及颈动脉搏动及肱动脉收缩压≥60mmHg；有知觉反射、呻吟或出现自主呼吸。

1403 视频二维码：
院内双人心肺复苏

经过医护人员半个多小时一系列的用药治疗与各种抢救护理，马某的青霉素过敏性休克抢救成功。甲护士、丙护士与主治医生核对用药空瓶，主治医生补开用药医嘱并改为一级护理；甲护士把住院病人一览表及病人床尾牌上的护理级别标志改为"一级护理"的标志，并且详细记录抢救药物和过程。护士将"青霉素阳性"的醒目标志挂在输液架上，并在该病人手腕带、床头卡、一览表、门诊病历等处注明青霉素阳性。

1404 视频二维码：
抢救后处置

◎ 能力拓展

心电监护技术

心电监护技术是临床上指导医疗护理、评价医疗护理效果及发现并发症的重要技术。其目的是动态监测病人生命体征，了解病情变化，为诊断、治疗提出依据。

一、操作流程

（1）自身准备　着装整齐，规范洗手。

（2）仪器及用品准备　心电监护装置、监护导联线、监护电极、电极片 3～5 片、酒精棉球数个、记录单。

（3）病人准备　若病人清醒，解释操作目的，取得合作，安置病人平卧位。评估病人病情、意识状态、既往史（如血压、心律）、酒精过敏史；评估病人胸前皮肤情况、手指末梢循环、肢体活动（有无 PICC、乳腺手术、血管神经性水肿、肩颈肘关节等）情况。

（4）开机　检查仪器各部件性能是否良好，正确连接导联线，接通电源，打开主开关。

（5）连接导联并设置参数　清洁放电极片部位的皮肤，粘贴电极片，将电极片与电极导线相连，解开上衣纽扣，正极相连的电极片粘贴在右锁骨下，接地电极贴在负极下的任何位置，打开心电监护仪，选择能触发心率计数的心电波形，并调整心率上下报警界限、心电波形大小、贮存时间等。五个电极安放位置见表 14-1。

表 14-1　五个电极安放位置

五个电极	颜色	放置位置
右上（RA）	白色	胸骨右缘锁骨中线第一肋间
右下（RL）	绿色	右锁骨中线剑突水平处
中间（C）	棕色	胸骨左缘第四肋间
左上（LA）	黑色	胸骨左缘锁骨中线第一肋间
左下（LL）	红色	左锁骨中线剑突水平处

（6）测血氧饱和度　连接血氧饱和度监测指夹，灯亮传感器安放在病人身体合适部位（四肢指趾、耳垂），与测血压不在同一侧肢体，观察SPO_2数值。

（7）测血压　缠绕并固定血压袖带，袖带放置正确，松紧适宜，手动测量首次血压。

（8）观察与报警处理　密切观察心电图的波形，及时处理干扰和电极脱落。

（9）整理用物、洗手　为病人扣好衣服，盖好被子，整理床单位，整理用物，妥善固定好电极和导线，记录监护仪开始及结束的时间。密切观察心电监护参数变化。

（10）关机　遵医嘱停心电监护，向病人说明情况，取得合作后关机，断开电源，清洁监护仪器，监护线妥善存放，同时用清水清洁粘电极处的皮肤。告知病人有需要可以按床边的呼叫器。洗手，记录停止时间及心电监护的参数。

二、心电监护技术注意事项

（1）放置心电监测电极时必须避开伤口，留出心前区，以备紧急执行除颤电极板使用。

（2）检测仪导联应选择心电示波清晰、易判断正常与异常、能触发心率计数的导联。

（3）调整有实际意义的报警界限，根据病情设置报警限，设定血压、心率、心律失常、SPO_2、呼吸等报警范围（报警范围参考正常值上下限；特殊疾病或血压异常者，报警范围根据病情、所使用药物或遵医嘱合理设置）。监测仪报警时一定要查明原因。不能关闭报警声音。

（4）为病人翻身时，注意不要将电极拉脱。对躁动病人应固定好电极和导线，避免电极脱位以及导线打折缠绕。

（5）每日检查电极处的皮肤，建议每日更换电极片，有松脱、过敏及时更换。

（6）停机时，先向病人说明，取得合作后关机，断开电源。

（7）注意指导病人及家属正确配合，不能自行移动或摘除电极片或传感器，不能在附近使用手机，以免引起干扰。

（8）操作中注意为病人保暖。

（9）血压连续监测的病人，每1~2h更换测量部位或放松袖带。尽量避免在偏瘫肢体测量血压，两侧肢体均瘫痪需严格监测血压者固定一侧肢体测，尽量避免在严格控制输液速度侧肢体测量血压。

（10）观察病人局部皮肤及指（趾）甲情况，定时更换传感器位置，避免压痕。

三、心电监护仪的日常维护

1. 心电监护仪主仪器的日常维护

（1）洁净度维护及保养　表面应用无绒布或海绵浸湿于适当清洁溶液后进行擦拭。在擦拭过程中，机壳内部不能进入任何液体，表面避免划痕。清洁剂的选择最好在制造商的指导下稀释使用，避免使用乙醇基、丙酮基等清洁剂。

（2）监护仪的安放条件　应放在避免振动受潮及阳光直接暴晒、表面不受尘土污染的通风干燥处。

2. 心电监护仪线束的日常维护

使用后的备用心电导联线束应弯曲成圆圈扎起妥善放置固定好，勿折叠受压以免线束在不经意之间折断。监护仪如果有风扇过滤网，应经常性清洗，将过滤网取出放在自来水中漂清，甩掉网上水，用干布擦干再装回仪器内。

四、心电监护仪常见故障原因与排除措施

心电监护仪常见故障原因与排除措施，见表14-2。

表 14-2　心电监护仪常见故障原因与排除措施

报警显示	常见故障原因	处理方法
屏幕无显示，指示灯不亮	1. 在仪器接通交流电的情况下，检查电源插座是否有 220V 的交流电输出 2. 在仪器没通交流电的情况下，检查仪器中的充电电池是否电量耗尽	将所有连接部位连接好，接通交流电供电
心电波形严重干扰	1. 有外电磁场干扰 2. 屏蔽线没起作用 3. 监护仪的地线没接好 4. 导联线有交叉在一起的	1. 尽量避开强电磁场控制范围 2. 检查屏蔽线 3. 经常检查地线，确保其可靠，必要时增加辅助接地线 4. 检查导联线是否导通
无心电波形	1. 电极片与人体接触不好 2. 导联线断路	1. 检查电极片是否失效，是否粘牢在皮肤上 2. 心电波形显示无信号，需要检修
心电波形出现非极限报警，波形杂乱无章	信号采集通道有故障	1. 检查导联线和心电模块间的连接处是否接好 2. 检查病人身上的电极片是否松动、脱落，如有需要重新固定或更换

现场心肺复苏

现场心肺复苏，又称基础生命支持（BLS）或初期复苏处理，其主要环节包括：①迅速、准确判断心跳呼吸的停止；②立即实施现场心肺复苏术，从体外支持病人的循环和呼吸功能；③通过至少能维持人体重要脏器的基本血氧供应，延续到建立高级生命支持或病人恢复自主循环、呼吸活动，或延长机体耐受临床死亡时间。关键步骤包括：立即识别心搏骤停和启动急救反应系统、早期心肺复苏、快速除颤终止室颤。

一、现场心肺复苏的基本程序

心肺复苏的基本程序是"C—A—B"，即 C—循环支持、A—开放气道、B—人工呼吸。基础生命支持（BLS）具体的操作流程如下。

1. 快速判断

在评估环境安全、做好自我防护的情况下，快速识别和判断心搏骤停。

（1）综合分析判断环境　在眼睛看、耳朵听、鼻子闻等综合分析的基础上，判断环境是否安全。环境安全可以进入现场救人；若环境不安全，先解除不安全因素或将病人脱离危险环境，同时根据现场条件尽可能做好自身防护。

（2）成人及儿童通过"轻拍重喊"判断病人反应　采取轻拍病人双肩，靠近耳边大声呼叫，观察病人有无反应判断意识，婴儿通过拍击足底判断反应。

（3）启动急救反应系统　若病人无反应，需立即启动急救反应系统，向他人快速求救并获取体外自动除颤仪（automatic external defibrillator，AED）。

（4）置病人于复苏体位　即仰卧于硬质平面上，头、颈部应与躯干保持在同一轴面上，将双上肢放置在身体两侧，解开衣服，暴露胸壁。急救人员位于病人的一侧，近胸部部位。

（5）同时判断大动脉搏动和呼吸　成人检查颈动脉，方法是并拢右手的示指和中指，从病人的气管正中部位向旁滑移 2～3cm，在胸锁乳突肌内侧轻触颈动脉搏动。儿童可检查股动脉，婴儿可检查肱动脉或股动脉。在触摸大动脉搏动的同时，通过观察口唇、鼻翼和胸腹部起伏等情况判断有无呼吸或是否为无效呼吸，时间控制在 5～10s。评估后如果不能触及大动脉搏动，呼吸停止或无效呼吸则立即实施 CPR。

2. 循环支持（circulation，C）

该项是指用人工的方法挤压心脏产生血液流动，目的是为心脏、脑和其他重要器官提供血液灌注。

胸外心脏按压：是对胸骨下段有节律地按压，产生的血流能为大脑和心肌输送少量但至关重要的氧气和营养物质。

（1）按压部位的确定　成人和儿童的按压部位在胸部正中、胸骨的下半部、两乳头连线中点的胸骨处；婴儿按压部位在两乳头连线中点下一指处。

（2）胸外按压方法　操作者一只手的掌根部紧贴病人两乳头连线中点胸骨处，另一只手掌根叠放其上，两手手指交叉相扣，手指尽量向上，避免触及胸壁和肋骨。按压者身体稍前倾，双肩在病人胸骨正上方，肩、肘、腕关节呈一条直线，按压时以髋关节为支点，应用上半身的力量垂直向下用力快速按压。儿童可用单手按压，婴儿用两个手指进行按压。

（3）按压的频率和深度　成人按压频率每分钟 100～120 次，胸骨下陷 5～6cm；儿童及婴儿病人按压深度达到胸廓前后径的 1/3，儿童大约为 5cm，婴儿大约为 4cm，按压频率和成人一样，为每分钟 100～120 次。

（4）按压和放松时间　按压和放松所需时间相等，要保证每次按压后胸部回弹到正常位置，按压者不能倚靠在病人身上，且手掌根部不能离开胸壁。

（5）尽量减少胸外按压间断，或尽可能将中断控制在 10s 以内，或按压分数值不低于 60%。

（6）在现场连续给予 30 次胸外按压后进入下一环节开放气道。

3. 开放气道（airway，A）

首先检查并清除口腔中的分泌物、呕吐物、固体异物、义齿等，然后按照以下手法打开气道。

（1）仰头抬颌法　适于没有头和颈部创伤的病人。方法是将左手肘关节着地，小鱼际置于病人前额，使头后仰，右手的示指与中指置于下颌角处，抬起下颌使下颌角和耳垂的连线与地面成一定角度（成人 90°，儿童 60°，婴儿 30°）。

（2）托下颌法　此法用于疑似头、颈部创伤者，操作者站在病人头部处，肘部放置在病人头部两侧，双手同时将病人两侧下颌角托起，将下颌骨前移，使其头后仰。

4. 人工呼吸（breathing，B）

如果病人没有呼吸或无效呼吸，应立即做口对口（鼻）、口对面罩、口咽通气管等人工呼吸方法。无论采用何种方法，每次通气应维持 1s 以上，使胸廓明显隆起，保证有足够的气体进入肺部。

口对口（鼻）人工呼：①采取口对口人工呼吸时，注意应用合适的通气防护装置，既能保证通气效果又能有效保护施救者；②施救者用按于病人前额一手的拇指和示指捏紧病人的鼻孔，另一手在下颌角处，抬起病人的头部保持气道通畅；③施救者张开口紧贴病人口部，以封闭病人的口周围（幼儿可连同鼻一块包住，不能漏气）；④正常呼吸 1 次，缓慢吹气 2 次，不必深呼吸，每次吹气至病人胸部上抬后，即与病人口部脱离，轻轻抬起头部，同时放松捏紧病人鼻部的手指，让病人胸廓顺着其弹性而回缩导致气体呼出；⑤当病人属口周外伤或牙关紧闭、张口困难者，可用口对鼻呼吸，吹气时要使上下唇合拢。

《2015年美国心脏协会心肺复苏及心血管急救指南》中指出，单人复苏时成人、儿童和婴儿胸外心脏按压和人工呼吸的比例为 30∶2；如有 2 名医护人员配合施救时成人比例仍为 30∶2，儿童和婴儿比例为 15∶2。持续完成 5 个循环或 2min 后对病人进行评估。

5. 早期除颤（defibrillation，D）

目睹发生院外心脏骤停且现场有 AED，施救者应从胸外按压开始心肺复苏，并尽快在 3～5min 内使用 AED，在等待除颤仪过程中持续进行心肺复苏。AED 是一种便携式医疗设备，它可以诊断特定的心律失常，并且给予电击除颤，是可被非专业人员使用的用于抢救心源性猝死病人的医疗设备。AED 的使用步骤如下。

（1）打开电源开关，按语音提示操作。

（2）AED 电极片安置部位　心尖部电极安放在左腋前线第五肋间外侧，心底部电极放置胸骨右缘，锁骨之下。婴儿及儿童使用 AED 时，应采取具有特殊电极片的 AED，安放电极片的部位可同成年人，也可在胸前正中及背后左肩胛处。电极片安放时避开皮肤破损处、皮下起搏器等，如病人胸毛过多导致电极片不能和皮肤紧密贴合时则需先去毛。

（3）救护员用语言告知周边人员不要接触病人，等候 AED 分析心律是否需要电除颤。

（4）救护员得到除颤信息后，等待充电，确定所有人员未接触病人，且病人胸前两电极片之间无汗、水，则准备除颤。

（5）按键钮电击除颤　电极片在除颤后不去除，直至送到医院。

（6）继续 CPR 2min 后，AED 将再次自动分析心律，医护人员可根据 AED 上显示的心电图决定下一步操作。

二、心肺复苏效果的判断

（1）神志复苏有效时，可见病人有眼球运动、睫毛反射与对光反射出现，甚至手脚开始抽动，发出呻吟等。

（2）面色及口唇复苏有效时，可见面色及口唇由发绀转为红润。如若变为灰白，则说明复苏无效。

（3）颈动脉搏动按压有效时，每一次按压可以产生一次搏动，若停止按压，搏动亦消失，此时应继续进行心脏按压。若停止按压后，脉搏仍然存在，说明病人已恢复心跳。

（4）心肺复苏有效时，可见瞳孔由大变小，同时出现对光反应。若瞳孔由小变大、固定，则说明复苏无效。

（5）自主呼吸出现　病人出现较强的自主呼吸，说明复苏有效，但如果自主呼吸微弱、仍应坚持人工辅助呼吸。

三、注意事项

1. 按压者的更换

多个按压者，可每 2min 更换，换人时间应在 5s 内完成，尽量减少按压中断的时间，对于没有高级气道接受心肺复苏的心脏骤停病人，要提高心脏按压在整个复苏中的比例，目标为至少 60%。

2. 预防胃胀气

防止胀气的发生，吹气时间要长，气流速度要慢，从而降低最大吸气压。如果病人已发生胃胀气，施救者可用手轻按上腹部，以利于胃内气体的排出，如有返流或呕吐，要将病人头部偏向一侧防止呕吐物误吸。也可放置鼻胃管，抽出胃内气体。

3. 院前心肺复苏的终止

（1）恢复有效的自主循环和自主呼吸。

（2）由更专业的生命支持抢救小组接手。

（3）医生确认病人已死亡，临床死亡判断标准：①病人对任何刺激无反应；②无自主呼吸；③无循环特征，无脉搏，血压测不出；④心肺复苏 30min 后心脏自主循环仍未恢复，心电图呈一条直线（3 个以上导联）。

（4）施救者如果继续复苏将对自身产生危险或将其他人员置于危险境地时。

◎ 学习评价

1. 严格遵守操作原则，无菌观念强。

2. 各项操作熟练、规范。

3. 态度认真，处处体现学生的职业情感及人文关怀精神，解释合理，沟通有效，病人满意。

4. 角色分工合理，配合默契，充分体现团队精神。

5. 过敏性休克抢救质量标准及其评分细则，见表 14-3。

表 14-3　过敏性休克抢救质量标准及其评分细则

项目	分值	质量要求	评分细则	扣分值
准备工作	5	1. 护士着装整洁、符合护士角色要求 2. 各种用物包括抢救物品准备齐全，摆放有序 3. 环境整洁，安静，光线适宜	衣服、鞋、帽不整洁或头发不符合要求，浓妆、戴装饰品各扣 1 分；用物缺一件扣 1 分；未洗手或未戴口罩各扣 2 分	
评估病人	10	1. 判断意识并呼救 2. 判断脉搏与呼吸	1. 未立即终止输液扣 2 分 2. 判断意识方法错误扣 2 分；未呼救扣 2 分 3. 评估脉搏位置错误扣 2 分；评估时间 5～10s，时间小于 5s 或超出 10s 扣 2 分	
体位安置	5	病人取平卧位，身体无扭曲	体位错误扣 5 分；身体有扭曲扣 2 分；双手未放身体两侧扣 2 分	
氧气吸入	5	1. 选择正确的吸氧方式 2. 调节合适的氧流量	1. 吸氧方式选择错误扣 2 分 2. 氧流量设置错误扣 2 分	
多功能心电监护仪使用	15	1. 打开监护仪，检查监护信号，暴露并清洁皮肤 2. 连接电极片与导线，正确安放电极片位置，避开除颤位置 3. 观察心电波形，选择合适的导联 4. 设置心率、血压、氧饱和度的正确报警范围，根据监护波形设置合适的心律失常报警	未检查仪器、未清洁皮肤各扣 1 分；电极片位置、导联连接错误为操作否定项；心律波形判断错误扣 2 分；报警参数设置错误扣 2 分/模块❶；袖带缠绕错误扣 2 分；报警开关未打开扣 2 分	

---

❶ 模块，指心电监护仪上的 ECG、BP、SPO_2、R、T 等功能项。

续表

项目	分值	质量要求	评分细则	扣分值
抢救用药	20	1. 严格执行医生口头医嘱 2. 给药过程中执行"三查七对"原则 3. 遵守操作过程中的无菌原则 4. 抢救用药三部曲：一推二冲三抬高	1. 口头医嘱执行时，未复述核对医嘱，扣4分 2. "三查七对"未执行到位，扣2分 3. 操作过程中，违反无菌操作原则项，为操作否定项	
院内双人心肺复苏	30	1. 按压部位、深度、频率及按压后的回弹 2. 开放气道前清理口腔，再打开气道 3. 皮囊通气有效，胸廓有起伏	1. 按压部位错误1分/次；深度错误0.1分/次；频率错误0.1分/次；回弹错误0.1分/次 2. 口腔未清理扣2分 3. CE手法固定错误0.5分/次 4. 送气量不足，胸廓未见明显隆起1分/次，送气频率错误1分/次	
整理用物	5	1. 抢救成功后，病人脱离危险，协助病人穿好衣服，恢复舒适体位 2. 整理用物	未再次查对，未恢复舒适体位，未整理用物，各扣2分	
团队合作	5	1. 角色分工合理，配合默契 2. 充分体现团队精神	团队成员有不合作现象扣2分	
总得分	100	—	—	

注：因查对不严、未遵守无菌技术操作原则，发生差错或严重污染，抢救中程序忙乱按不及格论处。

1405测试题二维码

（陈桂园、于　倩、庞　璐）

情境十五　急性肺水肿抢救配合

◎ 学习目标

知识目标：

1. 掌握急性肺水肿病因、临床表现与急救措施。

2. 熟悉急性肺水肿抢救用药的特点与使用方法。

3. 了解输液泵使用技术。

技能目标：

1. 能熟练地完成急性肺水肿病人抢救全过程。

2. 能快速识别急性肺水肿的临床表现。

思政目标：

1. 抢救过程中，具有争分夺秒、沉着应对、紧张有序的急救意识。

2. 抢救成员分工合理，具有实战意识与团队合作精神。

◎ 情境导入

张某，女，53岁，因突发心绞痛拟"冠心病"入住心血管科5床，医嘱：10％GS（葡萄糖）500mL＋RI（胰岛素）8U＋10％KCl 10mL，ivgtt，qd；5％GS 250mL＋参麦注射液 40mL，ivgtt，qd。住院第二天输入第二瓶液体后，病人擅自加快输液速度，半小时后突然发生呼吸困难、胸闷、剧烈咳嗽而被迫坐起，咳粉红色泡沫痰等急性肺水肿症状，经医护人员给予体位安置、氧气吸入、紧急用药、四肢轮流三肢结扎等一系列紧张有序的抢救后转危为安。

◎ 场景准备

一、角色分配

由学生分别扮演主班护士、治疗护士、责任护士、病人、医生、家属。

二、用物准备

1. 液体配制用物

输液用袋装或瓶装溶液、药物、输液执行单、输液瓶贴、注射器2个、砂轮、开瓶器、消毒液（0.5％碘伏棉签、75％酒精）、一次性输液器等。

2. 注射盘内备静脉输注用物

皮肤消毒液（0.5％碘伏棉签、75％酒精）、无菌棉签、弯盘、输液敷贴、输液执行单、小垫枕、污物杯等。

3. 治疗车上备用物

上层：注射盘、速干手消毒液、压脉带、一次性治疗巾、一次性手套等，PDA扫描仪。

下层：锐器盒、生活垃圾桶与医疗垃圾桶各一、回收止血带盒。

4. 急性肺水肿抢救用物

抢救车上备有常用抢救药物〔吗啡、硝酸甘油、去乙酰毛花苷（西地兰）、呋塞米（速尿）、多索茶碱、硝普钠等〕、吸氧装置、20%～30%乙醇、心电监护仪、止血带及衬垫各3个。

5. 微量注射泵、延长管、20mL或50mL注射器。

三、病室环境

安静、清洁，光线充足，夜间备台灯。设有输液天轨或备有输液架。

◎ 情境演练

场景一　病情识别

住院第二天输入第二瓶液体后，张大妈因想着早点去做动态心电图，便自行调快输液速度，30min后突然发生呼吸困难、胸闷、剧烈咳嗽而被迫坐起，咳粉红色泡沫痰，同病房室友发现其症状，立即拉响了呼叫器。

甲护士来到病房，见张大妈面色青灰，唇、皮肤黏膜明显发绀，剧烈咳嗽，咳粉红色泡沫痰，大汗淋漓，看着输液滴速已被加快，"张大妈，您是不是把输液滴速调快了？"

病人："是……是的，我……我想早点去……去拍胸片，半小时前我……我就把液体调快了。"张大妈上气不接下气地说。

甲护士初步判断病人发生急性肺水肿，紧急按铃呼叫："快来人啊！5床病人出现急性肺水肿！"

> **急性肺水肿病因与临床表现**
> 1. 病因：急性肺水肿（循环负荷过重）与输液速度过快、短时间内输入过多液体有关。
> 2. 临床表现：输液过程中，病人突然出现呼吸困难、气促、咳嗽、咳粉红色泡沫样痰，严重时泡沫痰液从口鼻涌出，两肺可闻及湿啰音。

场景二　紧急处置

医生、护士纷纷赶到。

一、体位安置

甲护士立即停止输液，保留针头，摇高床头70°～80°，两腿下垂床边。

二、氧气吸入

乙护士经面罩给予高流量（6～8L/min）、高浓度氧气吸入，湿化瓶内加入20%～30%乙醇（降低泡沫的表面张力使泡沫破裂，改善肺通气功能）。

1501视频二维码：紧急处置

> **急性肺水肿吸氧方式**
> 一般情况下可用鼻导管供氧，严重缺氧者采用面罩高浓度、高流量吸氧，必要时给予无创正压通气或气管插管呼吸机辅助呼吸，以利于肺泡和肺间质液回流入血管腔，改善肺泡内和间质水肿。
> 氧气通过20%～30%乙醇湿化后吸入，有利于消除泡沫，改善通气功能。用1%硅酮溶液代替乙醇或用二甲基硅油喷雾吸入，抗泡沫作用更好。

场景三　急救用药

主治医生听诊双肺布满湿啰音，心率 128 次/min，又见病人烦躁不安，当即下口头医嘱："吗啡 10mg，皮下注射！"

甲护士：（复述）"吗啡 10mg，皮下注射！"并快速抽取药液，经乙护士核对确认后立即给予皮下注射。

主治医生："硝酸甘油 10mg，加生理盐水 40mL，微泵泵入！"

丙护士：（复述）"硝酸甘油 10mg，加生理盐水 40mL，微泵泵入！"并快速抽取药液，乙护士核对确认，接上微泵调节了推注速率泵入药液。

乙护士：打开监护仪，检查监护信号，快速暴露并清洁病人皮肤，连接电极片与导线，正确安放电极片位置，避开除颤位置（左臂电极，左锁骨中线锁骨下；右臂电极，右锁骨中线锁骨下；左腿电极，左锁骨中线第 6～7 肋间或左髋部；右锁骨中线第 6～7 肋间或右髋部；胸部电极，心电图胸导联的位置）；连接血压袖带及血氧饱和度探头。

连接多功能心电监护仪，各参数显示：心率 150 次/min，血压 102/68mmHg，动脉血氧分压 80%。

丁护士：做好气管插管、人工机械通气准备。

主治医生："西地兰 0.3mg，加 5% GS 20mL，静脉缓慢推注！"

甲护士：（复述）"西地兰 0.3mg，加 5% GS 20mL，静脉缓慢推注！"并快速抽取药液，乙护士核对确认后给予静脉缓慢推注（推注时间不少于 5min）。

主治医生："速尿 40mg，静脉缓慢推注！"

丙护士：（复述）"速尿 40mg，静脉缓慢推注！"并快速抽取药液，经乙护士核对确认后给予静脉缓慢推注。

使用速尿宜注意监测利尿效果和不良反应

监测利尿效果：速尿注射后 30min 发挥利尿作用，通过利尿可以减少血容量，改善肺水肿症状。使用后应准确记录尿量，一般用药后 1～2h 排 300mL 以上尿量，心衰症状有所减轻。

观察不良反应：使用后应抽血监测电解质，观察有无低钾血症、低钠血症、代谢性碱中毒等药物不良反应。低钾血症表现为软弱无力、恶心、呕吐、腹胀、肠蠕动减弱或消失、心率早期增快并有心律失常；心电图示 T 波低平、倒置，可出现 U 波。低钠血症主要表现为肌无力、肌痉挛、口干、眩晕、胃肠功能失常等；代谢性碱中毒主要表现为易激动、神经肌肉过度兴奋，严重者可有强直性痉挛。

主治医生："多索茶碱 0.3g，加生理盐水 100mL，静脉缓慢滴注！"

甲护士：（复述）"多索茶碱 0.3g，加生理盐水 100mL，静脉缓慢滴注！"复述无误后给予静脉缓慢滴注。

丁护士行四肢轮流三肢结扎法：加止血带于除输液侧肢体之外的三肢体，轮流结扎三个肢体，每 5min 换一肢体，平均每肢体扎 15min，放松 5min，以保证肢体循环不受影响。

主治医生："硝普钠 10mg，加 5% GS 100mL，静脉缓慢滴注！"

丙护士：（复述）"硝普钠 10mg，加 5% GS 100mL，静脉缓慢滴注！"或用微量输液泵以 10 滴/min 的速率滴入。

1502 视频二维码：
急救用药

静脉滴注硝普钠须知

硝普钠水溶液遇光不稳定，宜严密避光，使用时必须现配现用，并在 4h 内滴完，速度可按每分钟每千克体重 3μg 持续滴入。用药过程中应严密观察血压、心率、心律变化，随时调整速度，使血压控制在 90/60mmHg 以上。如果病人血压升高，应使血压控制在 140/90mmHg 以下为好。

乙护士：采集动脉血气分析、电解质等血标本，尽快送检。注意临时尿量，随时了解病情发展。

场景四　抢救后处置

经上述及时抢救，1h 后病人症状改善，脉搏 96 次/min，血压 112/66mmHg，心律齐，发绀减轻，咳少量白色泡沫痰，动脉血氧分压 96%。改常规低流量吸氧。

病人："我刚才这是怎么了？"

甲护士："由于您自行加快了输液滴速，您的心脏负荷过重而出现了急性肺水肿，还好抢救及时，现在已经不碍事了，不过您可一定要吸取教训，以后千万不要擅自加快输液滴速了。"

病人："有了这次深刻的教训，以后我再也不会随意加快滴速了，谢谢你们了！"

丙护士："不客气，这是我们应该做的，能吸取教训就好。"

甲护士、丙护士与主治医生核对用药空瓶，主治医生补开用药医嘱并改为"一级护理"；甲护士把住院病人一览表及病人床尾牌上的护理级别标志改为"一级护理"的标志，并且详细记录抢救药物和过程。

1503 视频二维码：
抢救后处置

◎ 能力拓展

输液泵使用技术

输液泵因其能够准确控制输液流速或输液滴数、每小时滴入量可控制在 0.1～2000mL、速度均匀、药量准确等优点，广泛应用于输注升压药、抗心律失常药、抗凝血类等药物及婴幼儿静脉输液或静脉麻醉时，也可用于抢救休克需快速补充血容量时。

一、仪器准备

1. 检查输液泵的性能。

2. 根据输液泵和所输药液选择输液泵管，输液泵管在有效期内。

二、开机使用

1. 固定输液泵：用输液泵背面的固定夹将输液泵稳妥固定于输液架，或置于其他合适处，接通电源（勿用湿手接触电源插头）。

2. 正确安装输液泵管

① 连接输液泵管，将药液瓶（袋）倒挂于输液架，排尽空气，关闭调速夹。

② 开启电源，打开泵门，将输液泵管软管部分按从上往下方向正确固定在输液泵管道槽中，关闭泵门。

③ 将滴数监测传感器夹在滴壶上，用固定架固定。

3. 开机自检：按压开关键，仪器开始仪器自动检查（仪器自检时，不可按动任何按键，以免干扰仪器自检）。同时观察声、光警报功能是否正常。

4. 设定输液泵各参数：按压输液泵面板上的数字键正确设定输液速度（mL/h）和输液总量（mL），若参数设定后需要修改时可按［C］键清除数据。

5. 静脉穿刺：输液泵管与穿刺针相接，选择静脉进行穿刺、正确固定。

6. 启动输液：按压［START］键开始输注液体。

7. 嘱咐病人

① 告知病人使用输液泵的目的、输入药物的名称、输液速度。

② 嘱咐病人及家属不要随意搬动或者调节输液泵速度。

③ 嘱咐病人输液肢体不要进行剧烈活动。

④ 告知病人及其家属有不适感觉或者机器报警时，应及时通知医护人员。

三、变更输液速率

1. 按压［开始/停止］键，绿色操作指示灯灭。

2. 按压［C］（清除）键，显示屏复位至 000.0。

3. 输入新的输液速度和输液总量。

4. 按压［开始/停止］键，重新开始输液。

四、故障排除

护士应随时查看输液泵的工作状态，及时排除报警、故障，防止液体输入失控。输液泵常见故障报警原因与排除，见表 15-1。

表 15-1　输液泵常见故障报警原因与排除

报警显示	常见故障原因	处理方法
气泡报警	1. 管路中有气泡 2. 溶液瓶或袋内液体已空	1. 打开仓门取出泵管，排出气泡 2. 更换新输液瓶
滴数报警	1. 输液瓶或袋内液体已空 2. 流速调速夹未打开、排气时未打开针头小帽 3. 传感器放置错误、传感器损坏 4. 滴壶不稳、有摆动、滴壶有水雾、滴壶液面过高	1. 更换新输液瓶 2. 打开流速调速夹、打开针头小帽 3. 正确放置传感器并夹紧于滴壶、更换传感器 4. 固定输液滴壶，保持稳定，摇动滴壶去除水雾，降低滴壶液面，使滴壶内液面不超过滴壶高度的 1/2
压力、阻塞报警	1. 流速调速夹未松开 2. 输液管打折或受压 3. 血凝块阻塞静脉通路 4. 近心端血管压力过大	1. 松开调速夹 2. 解除输液管打折或受压 3. 清除血凝块 4. 松解止血带，穿宽袖口衣服，避免输液肢体侧测血压
电池低电压报警	1. 电池/蓄电池电量不足 2. 电池充电无效	立刻接上交流电

五、结束步骤

1. 停止输液：按压停止键停止输液（输注毕，输液泵可自动停机，并报警提醒）。

2. 取出输液泵管：关闭输液泵管调速夹；按下门锁，开启泵门，由下至上摘除输液泵管；按开关键 2s，关闭输液泵。

3. 登记使用情况。

六、日常维护

1. 泵体清洁消毒：输液泵外壳用微湿干净软布擦拭；滴速传感器用无水乙醇清洁；定

期用5％洗必泰、2.25％戊二醛等消毒液擦拭仪器。

2. 输液泵存放：输液泵不使用时，存放于阴凉干燥处，避免剧烈震动、阳光直射或紫外线照射。禁止存放在被风扇、空调、电炉、暖气、加湿器等冷湿（热）气流直接吹拂处。

3. 专人管理、定期检查、保养维修：每周1次对输液泵进行开机检查，检测输液泵性能，流量、容量和堵塞压力测试。若在首次使用或长时间不用后再次使用时，应先将电池充满电后再开始使用。充电时先将电源开关关闭后才能充电。

◎ 学习评价

1. 无菌观念强，认真执行三查七对，操作全程无差错、无污染。

2. 各项操作熟练、规范，排气一次成功、穿刺一针见血，遇输液故障能迅速排除。

3. 态度认真，爱护病人，经解释、病人或家属理解、愿意合作、建立安全感。

4. 角色分工合理，配合默契，充分体现团队精神。

5. 急性肺水肿抢救质量标准及其评分细则，见表15-2。

表15-2　急性肺水肿抢救质量标准及其评分细则

项目	分值	质量要求	评分细则	扣分值
准备工作	5	1. 护士着装整洁，符合护士角色要求 2. 各种用物包括抢救物品准备齐全，摆放有序 3. 环境整洁，安静，光线适宜	1. 衣服、鞋、帽不整洁或头发不符合要求、浓妆、戴装饰品各扣1分 2. 用物缺一件扣1分 3. 未洗手或未戴口罩各扣2分	
评估病人	10	正确判断病情并呼救	1. 未立即终止输液扣2分；拔出输液针头扣2分 2. 判断病情结果错误扣10分；未呼救扣2分	
体位安置	5	病人取合适体位	未摇高床头70°～80°、两腿下垂床边，各扣3分	
氧气吸入	10	1. 选择正确的吸氧方式 2. 调节合适的氧流量 3. 操作迅速、熟练(1min内完成)	1. 吸氧方式选择错误扣2分；湿化液中未加入20％～30％乙醇扣2分 2. 氧流量设置错误扣2分 3. 吸氧操作时间过长，每超过30s扣2分 4. 氧流量改变时，调节流量方法错误扣2分	
多功能心电监护仪使用	15	1. 打开监护仪，检查监护信号，暴露并清洁皮肤 2. 连接电极片与导线，正确安放电极片位置，避开除颤位置 3. 观察心电波形，选择合适的导联设置心率、血压、氧饱和度的正确报警范围，根据监护波形设置合适的心律失常报警	1. 未检查仪器、未清洁皮肤各扣1分 2. 电极片位置、导联连接错误为操作否定项 3. 心律波形判断错误扣2分；报警参数设置错误扣2分/模块；袖带缠绕错误扣2/分；报警开关未打开扣2分	
抢救用药	30	1. 严格执行医生口头医嘱 2. 给药过程中严格执行"三查七对" 3. 操作过程中遵守无菌原则 4. 抢救用药三部曲：一推二冲三抬高；抢救用药使用正确，注意药物禁忌	1. 口头医嘱执行时，未复述核对医嘱，扣4分 2. "三查七对"未执行到位，扣4分 3. 操作过程中，违反无菌操作原则项，为操作否定项 4. 药物使用时，如出现使用方法、剂量错误时，根据错误项，每项扣2分	

续表

项目	分值	质量要求	评分细则	扣分值
心理护理	5	1. 与病人沟通良好 2. 善于运用心理暗示技巧 3. 病人情绪稳定、镇定	抢救过程中，未与病人及家属进行语言交流，此项为否定项	
记录	5	记录及时、正确	记录内容：少记、错记各扣3分	
抢救效果	5	1. 抢救程序正确、有效 2. 提问回答正确	1. 流程错误，抢救无效为本次操作否定项 2. 提问回答错误扣3分	
整理用物	5	1. 抢救成功后，病人脱离危险，协助病人穿好衣服，恢复舒适体位 2. 整理用物	未再次查对，未恢复舒适体位，未整理用物，各扣2分	
团队合作	5	1. 角色分工合理，配合默契 2. 充分体现团队精神	1. 团队成员有不合作现象扣2分 2. 团队配合不熟练，扣2分	
总得分	100	—	—	

注：因查对不严，未遵守无菌技术操作原则，发生差错或严重污染，抢救中程序忙乱按不及格论处。

1504 测试题二维码

（季兰芳、于　倩、吴霞云）

情境十六　出院护理（以产妇出院为例）

◎ 学习目标

知识目标：

1. 掌握出院健康指导的主要内容及出院病历排列顺序。

2. 熟悉母乳喂养的优点及乳母的膳食构成。

3. 了解新生儿沐浴、脐部护理的注意事项。

技能目标：

1. 能熟练地进行出院健康指导、床单位的消毒处理与铺备用床的操作。

2. 能正确进行医疗文件处理。

思政目标：

1. 护理过程中与病人沟通良好，服务细致周到。

2. 演练过程中，分工明确、团队合作力强。

◎ 情境导入

产妇王某，女，36岁，已婚，产后第四天，母婴情况正常，医嘱出院，护士小朱指导产妇家属办理出院手续，同时给产妇进行了出院后母婴营养、新生儿照护（新生儿沐浴、新生儿脐部护理、新生儿抚触）、产后康复等健康指导及床单位的消毒处置与出院后医疗文件的处理。

◎ 场景准备

一、角色分配

由学生分别扮演责任护士小朱、产妇、产妇家属。

二、用物准备

1. 新生儿沐浴用物

新生儿衣服、尿不湿、小毛巾、浴巾、无刺激性新生儿浴液（皂）、护臀霜、沐浴盆、清洁包被。

2. 新生儿脐部护理用物

消毒棉签、75％酒精或酒精棉签、污物袋。

3. 铺备用床、用物

大单、被套、枕套，按使用顺序叠放于治疗车上。

三、病室环境

安静、整洁，无人进餐或做治疗，床单位有幕帘或屏风。

◎ **情境演练**

场景一 办理出院手续

护士小朱来到产妇床旁通知产妇办理出院手续。

护士："王某，您好，这两天感觉怎么样？"

产妇："恢复得挺好的！"

护士："那就好，医生刚刚来查房也都看过了，您也恢复得差不多了，今天可以带着宝宝出院了。等会儿我会给您出院小结，您可以让家属带着就诊卡、准生证、医保或农保复印单、收款凭据到住院部一楼收费大厅结账。"

产妇："谢谢！"

> **出院的分类**
>
> 1. 同意出院：指病人经治疗和护理后，疾病好转或痊愈，医生认为可出院回家休养者；或由病人提出，经医生同意出院者，由医生主动开出出院医嘱。
>
> 2. 自动出院：指疾病尚未痊愈仍需住院治疗，而病人或亲属因经济、家庭等因素主动要求出院者，须在病案上签署"自动出院"，然后由医生开出"自动出院"医嘱，方可出院。
>
> 3. 转院：指病人需转往其他医院继续诊治，经病人及家属同意后，医生开出出院医嘱。

场景二 出院健康指导

出院健康指导是出院护理的重要环节，病人出院前，护士必须对病人进行详细的出院健康指导。对于产妇的出院健康指导，重点是要做好母婴营养、母乳喂养、新生儿照护、产褥期保健与康复等方面的指导。

> **出院健康指导的主要内容**
>
> 1. 饮食和营养指导。
> 2. 活动和休息指导。
> 3. 自我保健和自我照护指导。
> 4. 心理健康指导。
> 5. 功能锻炼指导。
> 6. 出院用药指导。
> 7. 复诊时间告知。

护士："恭喜您今天要带着宝宝出院了，现在我给您介绍一些母婴营养、母婴照护等方面的知识与技能。"

一、母婴营养指导

【母乳喂养优点】

护士："您知道坚持母乳喂养对您和宝宝来说都有哪些优点吗？"

产妇："我不是很清楚呀！"

护士："母乳喂养的优点分为两个方面。对宝宝来说，它的优点有：

①母乳营养丰富，纯母乳喂养能满足婴儿 6 月龄以内所需要的全部能量和营养素；②母乳容

1601 视频二维码：
出院健康指导

易消化、吸收；③母乳喂养有助于预防婴儿腹泻、呼吸道感染；④还可促进婴儿的智力发育，且有利于母婴之间的感情交流。对于母亲来说，坚持母乳喂养也有好处：①有利于母亲产后康复，通过婴儿对乳房的吮吸可促进子宫收缩，减少阴道出血，预防产后出血；②有利于母亲保持良好身材，母乳喂养可以消耗母亲多余脂肪，避免母体产后体重的增加；③有助于推迟再一次妊娠；④降低母体乳腺癌、卵巢癌和 2 型糖尿病的风险。母乳喂养有助于母婴亲密接触，增进母婴感情，全面促进母婴身心健康。"

　　护士："听了这么多好处一定心动了吧！您回家以后没有特殊情况的话请一定要坚持纯母乳喂养 4～6 个月，这样对您和新生儿来说都是非常有益的哦！"

　　产妇："好的，谢谢您详细的介绍，我一定坚持母乳喂养！"

【乳母营养指导】

　　护士："要实现纯母乳喂养，您要十分重视整个哺乳期营养。接下来我给您介绍一下哺乳期膳食安排的具体方法：①首先要供给充足的优质蛋白质，如鱼、禽、蛋、肉类等动物性食品，大豆及豆浆、豆腐、腐竹、腐皮等大豆制品，每天选用 3 种以上，数量适当，合理搭配；②摄入含钙丰富的食物，每日至少摄入牛乳 400～500mL，再摄入豆制品、小鱼、虾皮、深绿色蔬菜等富钙食物，并每日补充钙剂 300mg，同时必须补充充足的维生素 D，或多晒太阳，以促进钙的吸收和利用；③摄入充足的富含维生素的食物，每周增加 1～2 次猪肝（85g）或鸡肝（40g），多吃深色蔬菜与水果；④乳母应摄入充足的水分，多吃鱼汤、猪蹄汤、鸡汤、菜汤、豆腐汤、排骨汤等带有汤水的食物；⑤保持心情愉悦，充足睡眠，也可以促进乳汁分泌，尽量做到生活规律，每天保证 8h 以上睡眠时间，避免过度疲劳。"

乳母每日膳食构成

1. 水 1700～1900mL。
2. 蔬菜类 300～500g（每周至少一次海藻类蔬菜）、水果类 200～400g。
3. 乳类 300～500g、大豆 20g、坚果 10g。
4. 谷薯类共 300～350g，其中全谷物和杂豆 75～150g，薯类 75～100g。
5. 鱼肉禽蛋类共 200～250g，其中瘦畜禽肉 75～100g（每周 1～2 次动物血或肝脏）、鱼虾类 75～100g、蛋类 50g。
6. 食用油 25～30g。
7. 加碘食盐＜6g。

　　产妇："好的好的，谢谢您的耐心指导。"

【喂奶指导】

　　护士："接下来我来教您正确的喂奶姿势，喂奶时您可以坐着或者侧躺着，全身一定要放松，以感觉舒适为宜。坐着喂奶时，两肩要放松。如果您坐椅子，座椅要有靠背。宝宝的头及身体应呈一直线，让宝宝的脸对着乳房，嘴巴对着乳头。您抱着孩子贴近自己，不只托宝宝的头部，还应托着宝宝的臀部。基本的姿势准备好了，接下来就可以开始喂奶了。请您用一只手握住乳房，将拇指放在上面，其他手指在下面，然后用乳头轻触新生儿的下唇，诱使他张开小嘴。宝宝嘴张开了，移动宝宝让他靠近乳房，当宝宝张大嘴的瞬间，将乳头及乳晕送入口中，他的嘴自然就能含住乳头和大部分乳晕了。"

　　产妇："怎样才能判断宝宝吃奶时含接姿势是正确有效的呢？"

　　护士："含接姿势的要点包括①宝宝嘴张得很大；②下唇向外翻；③舌头呈勺状环绕乳

晕；④面颊鼓起呈圆形；⑤宝宝口腔上方有较多的乳晕；⑥慢而深地吸吮，有时突然暂停；⑦能看或听到吞咽。"

护士："出院后请坚持纯母乳喂养4～6个月，每天让宝宝频繁吸吮，可以促进泌乳反射，增加乳汁分泌，6个月以后再科学地添加辅食。"

产妇："好的，非常感谢您的指导！"

二、新生儿照护指导

【新生儿沐浴】

护士："现在我来给您的宝宝洗个澡，您可以在旁边学习一下，这样回家后可以自己给宝宝洗澡。"

（1）调节温度　调节室温至26～28℃，水温38～42℃，用手腕内侧测温，感觉较温暖即可。

（2）准备工作　系上围裙，取下首饰，修剪指甲，洗净双手，解开宝宝包被。

（3）抱起宝宝　将宝宝头枕在操作者左手腕上，并用左侧手臂将宝宝身体夹在腰侧，防止宝宝掉落。

（4）洗脸　将小毛巾拧至半干，洗净脸部（先洗眼睛，由内眦洗向外眦）。

（5）洗头　用左手拇指和中指按压宝宝双耳屏，防止洗头时水流入耳孔。先湿润头发，再将沐浴露挤到手中，揉搓头发后再用水洗净、擦干。

（6）洗身子　脱衣服、解尿布，检查全身情况。以左前臂托住宝宝头颈，左手握住宝宝左肩部，右手伸入宝宝双腿之间托住臀部，将宝宝放入浴盆中，右手持小毛巾自上而下分别洗净宝宝的颈部、上肢、躯干、下肢、腹股沟及外生殖器。然后右手托住宝宝胸部及左肩部，使宝宝背朝上，清洗背部和臀部，注意洗净皮肤皱褶处。

（7）擦干身体　迅速将宝宝抱至浴巾上，用浴巾轻轻沾干全身。

（8）进行脐部护理（见下文）。

（9）检查宝宝臀部皮肤，必要时涂抹护臀霜。给宝宝穿好尿不湿及衣服，用清洁包被包裹宝宝，放回小床。

（10）整理用物，洗手。

新生儿沐浴的注意事项

① 沐浴时应注意观察新生儿全身情况，注意皮肤是否红润、干燥，有无紫绀、斑点、皮疹、脓疮、黄疸；脐部有无红肿、分泌物及渗血，发现异常情况及时到医院就诊。

② 保持室温、水温恒定，沐浴环境必须舒适、无风无尘。

③ 沐浴时间应在新生儿吃奶后1h或两次喂奶之间。

④ 沐浴露不要直接倒在新生儿皮肤上。

⑤ 动作轻柔，注意保暖，避免损伤或着凉。

⑥ 沐浴时勿使水进入新生儿耳、鼻、口、眼内。

1602视频二维码：
新生儿沐浴

【新生儿脐部护理】

护士："宝宝的脐带脱落有一个过程，出院后每天要做好脐部护理，现在我来教您怎样做脐部护理。"

（1）用棉签蘸75%酒精或直接用酒精棉签。

（2）一只手提起脐带的结扎线，另一只手用酒精棉签仔细分离脐窝和脐带根部的粘连部分。

（3）周边都分离开后，换新的酒精棉签从脐窝中心向外转圈擦拭。

（4）擦拭干净后再把提过的结扎线用酒精棉签涂擦消毒。

（5）整理用物，洗手。

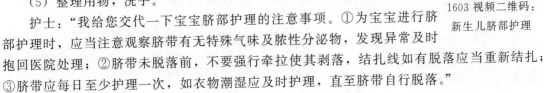

1603 视频二维码：新生儿脐部护理

护士："我给您交代一下宝宝脐部护理的注意事项。①为宝宝进行脐部护理时，应当注意观察脐带有无特殊气味及脓性分泌物，发现异常及时抱回医院处理；②脐带未脱落前，不要强行牵拉使其剥落，结扎线如有脱落应当重新结扎；③脐带应每日至少护理一次，如衣物潮湿应及时护理，直至脐带自行脱落。"

三、产后康复指导

产后康复指导包括产褥期注意事项的指导、产褥期锻炼等。产褥期锻炼包括产褥期保健操、盆底肌训练、散步、慢跑等。顺产产妇一般可在产后第 2 天开始做产褥期保健操，6 周后可选择其他有氧运动（如散步、慢跑等）。

【产褥期注意事项】

产妇："我回家后自我保健方面还应该注意什么问题呢？"

护士："回家后要注意以下几个方面：①观察阴道出血量，如出血量超过月经量或持续半个月以上，请来院就诊；②1 个月内避免吃油腻、活血的食品，如红糖、桂圆等，保持大便通畅；③顺产 3 个月、剖腹产 6 个月后可放环，产后 2 个月内避孕（此期如不慎怀孕，由于子宫软，子宫内膜创面未完全愈合，再次剖宫产时易造成子宫穿孔）；④回家后如有不适，请及时就诊，有任何疑问可拨打医院咨询热线。"

产妇："好的，谢谢！"

【产褥期保健操】

护士："回家后除了上述的注意事项之外，还应进行一些产后的康复锻炼，下面让我来教您做产褥期保健操。"

> **产褥期保健操的目的**
> 1. 促进腹壁、盆底肌肉张力恢复和加强，防止尿失禁、膀胱或直肠膨出、子宫脱垂。
> 2. 促进子宫复旧、机体复原。
> 3. 促进血液循环，预防血栓性静脉炎。
> 4. 促进肠蠕动、增进食欲、预防便秘。

1. 准备工作

（1）自身准备　排空膀胱，穿着宽松、舒适。

（2）用物准备　将与产妇身长相适的垫子平铺于地面（或准备一张床）。

（3）环境准备　室温适宜，活动场所较宽敞，运动时播放轻松舒缓的音乐。

2. 操作步骤

第一节　深呼吸运动

产妇仰卧位，双臂伸直置于身体两侧，双手掌心向下，深吸气，收腹部，然后再呼气。

第二节　缩肛运动

产妇仰卧位，双臂伸直置于身体两侧，双手掌心向下，做缩肛与放松的动作。

第三节　举腿运动

产妇仰卧位，双臂伸直置于身体两侧，双手掌心向下，双腿轮流上举或并举，上举的腿与上身成直角。

第四节　抬臀运动

产妇仰卧位，髋与腿放松，双腿分开稍屈膝，脚底蹬在垫子上（或床上），双臂伸直置于身体两侧，双手掌心向下，尽量抬高臀部和背部，停留5s，复位。

第五节　仰卧起坐运动

产妇仰卧位，两下肢伸直，两足并拢，两手放头后，依靠腰部和腹部力量坐起，使肘关节尽量接近膝关节。

第六节　腰部运动

产妇取跪姿，两膝分开，肩肘垂直，两手与前臂平放于垫子上（或床上），腰部带动臀部先向左侧缓慢转动，然后再向右侧缓慢转动。

第七节　全身运动

产妇两膝跪于垫子上（或床上），两手掌支撑垫面（或床面），两臂伸直，左右腿交替向后上方高抬，同时头部尽量向后仰。

产褥期保健操的注意事项

1. 运动项目由简到繁，依身体状况逐渐增加，以免劳累。
2. 持之以恒，肌肉张力2～3个月才可能恢复。
3. 活动时出现出血或其他不适感则停止活动。
4. 剖宫产妇女可先做深呼吸运动，以促进血液循环，伤口好后再做其他动作。
5. 可在产后第二天开始，每1～2天增加一节，每节8～16次，每次≤30min。

【盆底肌训练】

产妇："现在盆底肌训练越来越提倡，大家也越来越重视了，为什么要进行这个训练呢？"

护士："绝大多数女性在妊娠晚期即可出现尿道解剖结构的改变，无论是剖宫产或阴道顺产，产后这种改变的恢复非常缓慢，甚至持续终生。妊娠和分娩也是中老年妇女发生尿失禁和子宫阴道脱垂的重要原因。研究也发现孕期没进行盆底训练的妇女，盆底肌肉的收缩力量在产后8个月尚不能恢复到产前的水平。"

产妇："原来是这样呀！那么，如何让我在享受为人母幸福的同时能尽快恢复盆底功能呢？"

护士："我可向你介绍盆底肌训练的两种方法。第一种是Kegel运动，俗称缩肛运动。训练方法是：收紧肛门周围可以中断尿流的肌肉，这个动作将阴道和直肠推向上方和后方，保持10s，然后放松；重复这个动作10～20次，一天做2～3次。训练时确保没有收紧自身的腹部、大腿或臀部的肌肉。在做这些训练时，还应该避免屏气。明白了吗？"

产妇："好的，明白了。"

护士："第二种方法是生物反馈训练，需借助生物反馈治疗仪来做，这个仪器能检测到正确的收缩骨盆底肌肉，为每个产妇制订个性化的治疗程序，指导产妇训练。研究表明，比单纯的Kegel运动（缩肛运动）的疗效更佳。盆底生物反馈训练治疗，每周2次，8～12次为一个疗程。"

产妇："好的，感谢您的耐心指导！"

【出院用药指导】

　　护士："因您是自然分娩，没有特殊的情况，所有没有特别要带回去的药品。不过您的宝宝要做好预防接种，宝宝出生 24h 内我们已经给他注射了第一针乙肝疫苗，请在宝宝出生 1 个月后带预防接种证及出生医学证明，在户口所在地或居住地的社区医院注射第二针乙肝疫苗，半岁注射第三针乙肝疫苗。宝宝出生时我们已经给他注射了卡介苗，三个月后请到防疫站或结核病所复查卡介苗接种是否成功。为了宝宝的健康，请一定要按时预防接种哟！"

　　产妇："好的，谢谢！"

【复诊时间告知】

　　产妇："出院后我还需要到哪里去做健康检查吗？"

　　护士："您需要在产后 42d 带上宝宝到妇幼保健院做母婴健康检查。"

　　产妇："好的，谢谢！"

场景三　床单位消毒处理

　　护士小朱送产妇出院后，回到病房进行床单位消毒处理。

【消毒处置】

　　（1）首先将污被服撤下，放入污衣袋内，送洗衣房清洗。

　　（2）床垫、床褥、枕芯、棉胎放入被服消毒机中进行臭氧消毒，若没有床单位消毒机也可用紫外线灯照射消毒或在日光下暴晒 6h。

床单位臭氧消毒机使用方法

　　消毒方法：使用臭氧消毒机前应检查机器性能是否良好，接通电源，按下电源总开关，彩色触摸显示屏点亮进入待机状态。用消毒专用床罩罩住棉被、床垫和枕头，并将床罩的四边压在待消毒的床垫下，每边不小于 15cm；将床单位臭氧消毒器的气管连接床罩气嘴，点击触摸屏选定工作模式，点击开机启动。消毒完成后点击完成，关总开关，断开电源。消毒结束后，撤离臭氧消毒器，开窗通风 30min。

1604 视频二维码：
床单位臭氧消毒机
使用方法

　　（3）病室内床头柜、床旁椅、床上小桌、床档、墙壁等可用浸有消毒液的毛巾擦拭。用病室专用的浸有消毒液的拖把拖地。

　　（4）病室开门窗通风。

场景四　铺备用床

【操作前准备】

　　（1）护士清洁双手，戴口罩，备齐用物，携至床旁。

　　（2）用物包括：床、床垫、床褥、棉胎、枕芯、大单、被套、枕套、床旁桌、床旁椅、床刷及湿布套（以不滴水为宜）、护理车。

　　（3）护士评估环境后，开始铺备用床。

【操作程序】

　　1. 移开床旁桌椅

　　推车入病室至床尾，移开床旁桌 20cm，移床旁椅至不影响操作处。

1605 视频二维码：
床单位消毒处理

2．翻转床垫

用纵翻法或横翻法翻转床垫。

3．扫床垫铺床褥

用带湿布套的床刷自床头至床尾清扫床垫，以肘部力量为轴心，尽量减少走动。将床刷置治疗车下层，铺床褥于床垫上。

4．铺大单，折床角

（1）将已折叠好的大单放于床上，纵横中线与床纵横中线对齐，展开大单。护士采用"稍息"姿势，弓箭步，有助于扩大支面、降低重心，增加身体稳定度。

（2）为求节力，先铺近侧床头，面向床角，两脚前后分开，成弓步，一手将床头床垫托起，一手伸过床头中线，将大单上端平整折于床垫下。

（3）在距床头约30cm处，向上提起大单边缘，使其同床边垂直，呈一等边三角形，以床沿为界，将三角形分为两半。

（4）将上半三角覆盖于床上，下半三角平整地塞于床垫下，再将上半三角翻下塞于床垫下。

（5）至床尾拉平拉紧大单，同法铺近侧床尾角。

（6）拉紧大单中部，双手掌心向上，将大单平塞于床垫下。

（7）转至床对侧，同法铺对侧大单。

5．套被套

（1）将已折叠好的被套置床上，被套头端齐床头，被套纵中线与床纵中线对齐，分别向床尾、近侧、对侧展开（被套正面向外，开口端朝床尾）。

（2）将被套开门端的上层约1/3部分打开。

（3）将折好的棉胎置于被套开口处，底边与被套开口边平齐。将棉胎上缘中部拉至被套封口处，棉胎上端与被套封口紧贴，将竖折的棉胎向两侧展开，棉胎侧边与被套边平齐，盖被上缘平齐床头。

（4）至床尾，逐层拉平被套及棉胎，系好带子。

（5）将盖被两侧向内折叠与床沿平齐，折成被筒，将盖被尾端向内折叠齐床尾或塞于床垫下。

6．套枕套

于床尾处或护理车上套好枕套，四角要充实，拍松枕芯。平放于床头，枕套开口处背门。

1606 视频二维码：
铺备用床

7．移回床旁桌椅

移回床旁桌椅，检查抽屉、柜内有无杂物等。推护理车出病室，处理用物，洗手。

场景五　医疗文件处理

产妇出院后，责任护士进行医疗文件处理。

1．停止一切医嘱，用红笔在各种执行卡或单上写上"出院"二字，注明日期并签名。

2．撤去诊断卡、床头卡。

3．在当日体温单40～42℃之间的相应时间栏内，用红笔纵行填写出院时间。

4．用蓝色笔在出院病人登记本上填写出院病人的基本信息。

5．按照护理程序书写出院护理小结。

6．整理出院病历，按出院病历排列顺序排列病历。

出院病历排列顺序

① 住院病历首页。

② 出院记录（或死亡记录及死亡病例讨论记录）。

③ 入院记录。

④ 病史及体格检查记录。

⑤ 病程记录。

⑥ 特殊诊疗记录单（包括术前小结、麻醉记录、手术记录、特殊治疗记录等）。

⑦ 会诊单。

⑧ 特殊检查报告单。

⑨ 检验报告单。

⑩ 护理病历（包括入院评估单、住院病人健康指导单、临床护理记录单、危重病人护理计划单等）。

⑪ 医嘱单。

⑫ 体温单。

7. 审核签名：管床医生、责任护士、护士长各自审核签名后交病案室保管。

出院电子病历处理方法

1607 视频二维码：
出院病历排列方法

　　首先应登陆护理信息管理系统，点击屏幕上"护士站"图标，进入护理信息管理系统的操作界面。输入操作人员的职工代码，按"回车键"，显示相应职工姓名，然后输入工作密码。进入病区事务操作界面，在下拉菜单中点击"病人出区"，实现病人出区操作。该界面分三个部分：①病人信息显示区，此处显示病人的床位号、住院号、病人姓名、性别、出生年月、入院诊断、入区时间、住院医生；②出区数据录入区，在此处录入出区日期、出区时间、出区方式、诊断时间、出院诊断和辅助诊断；③控制区，包括确定和退出按钮。

　　将计算机里的住院病历首页、病程记录、化验单、报告单、医嘱单、护理记录等全都打印出来以后，按住院病历顺序排列。

◎ 能力拓展

新生儿抚触

　　新生儿抚触是经过科学指导的、有技巧的抚摸和接触。通过抚触者的双手对新生儿的皮肤各部位进行有次序、有手法技巧的抚摩，能增进母婴情感交流，有利于纯母乳喂养率的提高，促进新生儿的健康成长。

一、操作前准备

1. 用物准备

毛巾、换洗的衣物、尿不湿、新生儿润肤油等。

2. 环境准备

（1）温馨的环境　房间温暖、宁静，播放一些柔和的音乐，有助于母婴彼此放松。

（2）时间选择　选择适当的时机抚触，新生儿不宜太饿或太饱，一般选择：①沐浴前后、午睡及晚上睡觉前；②两次进食中间；③新生儿不疲倦、不饥饿、不烦躁时；④新生儿清醒时。

（3）取下手上饰品，修剪指甲，温暖双手，先在掌心倒一些润肤油，轻轻抚触新生儿。

二、操作方法及步骤

新生儿仰卧，自上而下依次进行按摩。

1. 前额

双手拇指放在眉心，其余四指放在新生儿头两侧，拇指指腹由眉心滑动至太阳穴，3～5次。

2. 下颌

两拇指放在下颌中央，其余四指放在新生儿脸颊两侧，双手拇指指腹由下颌中央向外上方滑动至耳后下方，画出微笑状，3～5次。

3. 头部

两手指尖相对，手心向下放在前额上，示指与发际相平，双手同时抚过头顶至脑后，3～5次。

4. 胸部（顺畅呼吸循环）

双手放在新生儿胸前两侧肋缘，四指拉拢，右手向上滑向新生儿的右肩，复原，左手以同样的方法滑向新生儿的左肩，注意避开乳头，动作轻柔，3～5次。

5. 腹部（有助于肠胃蠕动）

左手放在新生儿的右下腹向上、向左、向左下腹按顺时针方向划半圆；右手紧跟着左手以相同方法按摩腹部，注意避开脐部，动作轻柔，3～5次。

6. 手部

（1）一手捏住新生儿的胳膊，从上臂轻轻挤捏到手腕部，然后手指按摩手腕，用同样的方法按摩另一只手，3～5次。

（2）双手夹住新生儿的胳膊，自上而下搓滚至手腕并轻捏新生儿的手腕，在确保手部不受伤害的前提下，用拇指从手掌心按摩至手指，3～5次。

7. 腿部

（1）从新生儿的大腿部轻轻挤捏至踝部，然后按摩脚踝及足部，3～5次。

（2）双手夹住新生儿的大腿，自上而下搓滚至脚踝并轻捏新生儿的脚踝。在确保脚踝不受伤害的情况下，用拇指从脚后跟按摩至脚趾，3～5次。

8. 背部

助新生儿俯卧，母亲一手平放，自颈部经背部向下按摩，双手交替进行，3～5次。然后将双手拇指放于骶部脊柱两侧，自下而上，边向两侧滑动、复原，边向上移动至肩部，3～5次。

三、注意事项

（1）抚触不仅仅是皮肤的接触，更是视觉、听觉、触觉、动觉、平衡觉的综合信息传递。

（2）注意室温，注意保暖，抚触结束后及时通风，保持空气清新。

（3）防止噪音影响新生儿的注意力。

（4）注意室内照明，避免刺激性光源。

◎ 学习评价

1. 有高度的责任心和人文关怀精神，爱护病人，有爱伤观念。

2. 健康教育得当，针对性强，产妇接受效果理想并对护理服务满意。

3. 掌握整体出院流程：能规范处理医疗文件，病人用物及环境消毒彻底，能规范地进行铺备用床操作。

4. 出院护理质量标准及其评分细则，见表16-1。

表 16-1　出院护理质量标准及其评分细则

项目	分值	质量要求	评分细则	扣分值
出院前的准备	5	1. 根据医嘱通知病人及家属出院日期 2. 协助其做好出院准备	未及时通知病人或家属者扣3分，内容不全扣2分	
办理出院手续	5	1. 教会病人如何办理出院手续 2. 必要时遵医嘱领取出院病人要带的药品	未交代清楚者扣4分 未给病人带药者扣1分	
出院健康指导	20	1. 指导病人在出院后注意休息、饮食、用药、功能锻炼和定期复查等 2. 必要时为病人提供促进康复的书面资料及有关的护理知识和技能	休息、饮食、用药、功能锻炼和定期复查等宣教不到位，少一项扣2分	
医疗文件处理	20	1. 停止一切医嘱，用红笔在各种执行卡或单上写上"出院"二字，注明日期并签名，撤去诊断卡、床头卡 2. 在体温单40～42℃横线之间的相应时间栏内，用红笔纵行填写出院时间 3. 填写出院病人登记本 4. 按出院病历顺序排列病历，交病案室保管	注销错误扣5分 出院时间、格式填写错误扣5分 出院登记填写错误扣5分 排列出院病例顺序错误扣3分 未送病案室扣2分	
病人用物及环境的处理	30	1. 紫外线照射空气消毒 2. 含氯消毒剂进行墙面、地面消毒 3. 用含氯或碘消毒液擦拭床旁桌、椅 4. 用含氯或溴消毒液擦拭器具 5. 无价值污物烧毁处理；有价值污物先消毒、后清洗 6. 臭氧消毒床单位	一项消毒不规范扣5分	
床单位处置（铺备用床）	10	1. 用物准备合理，移开床旁桌椅 2. 翻转床垫，扫床垫、铺床褥 3. 铺大单，折床角 4. "S"式套被套 5. 套枕套 6. 床旁桌椅归位	用物不全或未移桌椅者扣1分 声音大或未扫床垫者扣1分 大单及床角不平整、紧实扣3分 被套不平整、被头空虚扣3分 枕套不充实，方向错误扣1分 未归位扣1分	

续表

项目	分值	质量要求	评分细则	扣分值
操作 评价	10	1. 病人对护理工作满意，出院办理顺畅 2. 病房消毒彻底，能迅速迎接新病人入院	病人不满意扣 4 分 消毒不合格者扣 6 分	
总分	100	—	—	

1608 测试题二维码

（莫敏玲、刘小玲、季兰芳）

测试题答案

测试题答案二维码

参 考 文 献

[1] 季兰芳. 临床护理情境模拟演练 [M]. 北京：化学工业出版社，2012.

[2] 李小寒，尚少梅. 基础护理学 [M]. 6版. 北京：人民卫生出版社，2019.

[3] 章晓幸，邢爱红. 基本护理技术 [M]. 2版. 北京：高等教育出版社，2018.

[4] 姜安丽，钱晓璐. 新编护理学基础 [M]. 北京：人民卫生出版社，2018.

[5] 张连辉，邓翠珍. 基础护理学 [M]. 4版. 北京：人民卫生出版社，2018.

[6] 邱志军，罗小萌. 基础护理技术 [M]. 2版. 上海：同济大学出版社，2018.

[7] 王静芬，黄秋杏. 基础护理学笔记 [M]. 北京：人民卫生出版社，2018.

[8] 周更苏. 基础护理学 [M]. 2版. 北京：中国协和医科大学出版社，2016.

[9] 刘雪娟，王丽娟，肖东玲，等. 基本护理技术 [M]. 天津：天津科学技术出版社，2016.

[10] 季兰芳. 营养与膳食 [M]. 4版. 北京：人民卫生出版社，2019.

[11] 胡爱玲，郑美春，李伟娟. 现代伤口与肠造口临床护理实践 [M]. 2版. 北京：中国协和医科大学出版社，2018.

[12] 胡爱招，王明弘. 急危重症护理学 [M]. 4版. 北京：人民卫生出版社，2018.

[13] 福建省护理质量控制中心. 静脉治疗护理技术操作标准化程序 [M]. 北京：化学工业出版社，2017.

[14] 罗先武，王冉. 护士执业资格考试轻松过 [M]. 北京：人民卫生出版社，2017.

[15] 周芸. 临床营养学 [M]. 4版. 北京：人民卫生出版社，2017.

[16] 崔焱，仰曙芬. 儿科护理学 [M]. 6版. 北京：人民卫生出版社，2017.

[17] Sharon Baranoski, Elizabeth A. Ayello. 伤口护理实践原则 [M]. 蒋琪霞，主译. 3版. 北京：人民卫生出版社，2017.

[18] 张玉侠. 实用新生儿护理学 [M]. 北京：人民卫生出版社，2015.

[19] 孙红，陈利芬，郭彩霞，等. 临床静脉导管维护操作专家共识 [J]. 中华护理杂志，2019，54（9）：1334-1342.

[20] 李杏王，玉晨，王玉杰. 盆底功能康复对阴道松弛产妇盆底肌功能、阴道松弛度改善 [J]. 中国计划生育学杂志. 2019，27（9）：1239-1242.

[21] 李晓桐，翟所迪，王强，等. 《严重过敏反应急救指南》推荐意见 [J]. 药物不良反应杂志，2019，21（2）：85-91.

[22] 郭淑秋. 剖宫产术气囊导尿管囊内注水与注气对产妇舒适度的影响 [J]. 医疗装备，2019，32（8）：171-712.

[23] 晏妮. 规范化护理联合复方聚乙二醇电解质散在结肠镜检查前肠道准备中的应用效果 [J]. 临床合理用药，2018，18：152-153.

[24] 褚万立，郝岱峰. 美国国家压疮咨询委员会 2016 年压力性损伤的定义和分期解读 [J/CD]. 中华损伤与修复杂志（电子版），2018，13（1）：64-68.

[25] 国家卫生计生委抗菌药物临床应用与细菌耐药评价专家委员会. 青霉素皮肤试验专家共识 [J]. 中华医学杂志，2017，97（40）：1343-1345.

[26] 黄玉凤，刘义秀. 延时 10min 观察对定向药透仪皮试结果准确性的影响 [J]. 中国当代医药，2017，8（24）：158-160.

[27] 饶恕，邱淑萍，田珊. 医用双温双控电子降温套件在重型颅脑损伤病人中的应用 [J]. 国际护理学杂，2017，36（5）：707-710.

[28] 许青春，刘尧萍，刘明燕，等. 3M 弹力胶带在留置尿管中的运用 [J]. 临床医药实践，2017，26（5）：391-392.

[29] 司马海娟，宋晓征，程月起，等. 利用移动护理信息规范输血流程 [J]. 中国数字医学，2016，11（10）：98-99，116.

[30] 郑玉婷，缪学勤，孔结慧，等. 无痛电子结肠镜检前肠道准备护理参数优选研究 [J]. 护理实践与研究，2016，13（8）：28-29.

[31] 冯艳霞，张洁，张月，等. 产后盆底康复治疗研究进展 [J]. 中国计划生育和妇产科，2016，8（8）：3-6.

[32] 霍晓溪，尚丽新. 产褥期保健 [J]. 人民军医，2016，59（06）：637-639.

[33] 孙静. 探讨冰毯机的降温效果及护理要点 [J]. 实用临床护理学杂志，2016，1（5）：175-177.